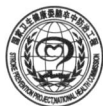

脑卒中防治系列丛书

总主编 王陇德

U0725929

脑卒中介入治疗

Endovascular Intervention of Stroke

主 编 刘建民 缪中荣

编 委（以姓氏笔画为序）

于 瀛	方亦斌	左 乔	刘建民	吕 楠
许 奕	吴一娜	张 磊	张小曦	张永巍
张永鑫	张洪剑	李 莉	李 强	李子付
李司司	杨鹏飞	邢鹏飞	周 宇	尚成浩
段国礼	洪 波	赵 瑞	赵开军	黄清海
缪中荣	戴冬伟			

人民卫生出版社

·北 京·

图书在版编目（CIP）数据

脑卒中介入治疗 / 刘建民，缪中荣主编 . —北京：
人民卫生出版社，2022.8（2023.8 重印）
（脑卒中防治系列丛书）
ISBN 978-7-117-32835-7

Ⅰ.①脑⋯ Ⅱ.①刘⋯②缪⋯ Ⅲ.①脑血管疾病 —
介入性治疗 Ⅳ.①R743.05

中国版本图书馆 CIP 数据核字（2022）第 021986 号

人卫智网	www.ipmph.com	医学教育、学术、考试、健康，
		购书智慧智能综合服务平台
人卫官网	www.pmph.com	人卫官方资讯发布平台

脑卒中防治系列丛书
脑卒中介入治疗
Naocuzhong Fangzhi Xilie Congshu
Naocuzhong Jieru Zhiliao

主　　编：刘建民　缪中荣
出版发行：人民卫生出版社（中继线 010-59780011）
地　　址：北京市朝阳区潘家园南里 19 号
邮　　编：100021
E - mail：pmph @ pmph.com
购书热线：010-59787592　010-59787584　010-65264830
印　　刷：廊坊一二〇六印刷厂
经　　销：新华书店
开　　本：850×1168　1/32　　印张：12
字　　数：230 千字
版　　次：2022 年 8 月第 1 版
印　　次：2023 年 8 月第 2 次印刷
标准书号：ISBN 978-7-117-32835-7
定　　价：38.00 元

打击盗版举报电话：**010-59787491**　E-mail：WQ @ pmph.com
质量问题联系电话：**010-59787234**　E-mail：zhiliang @ pmph.com
数字融合服务电话：**4001118166**　E-mail：zengzhi @ pmph.com

《脑卒中防治系列丛书》

编　委

总主编　王陇德

编写专家委员会 （以姓氏笔画为序）

马　林	王　硕	王　强	王拥军	毛　颖
白玉龙	邢英琦	华　扬	刘建民	刘晓丹
许东升	李　强	李明子	杨　莘	杨鹏飞
沈　英	宋为群	张　辉	张永巍	张鸿祺
陆建平	陈　敏	岳　伟	周生来	单春雷
胡昔权	胡瑞萍	施海彬	娄　昕	顾宇翔
徐　运	常　红	崔丽英	康德智	梁建姝
彭　亚	惠品晶	焦力群	曾进胜	游　潮
蒲传强	蔡卫新	樊东升		

出版说明

心脑血管疾病等慢性非传染性疾病严重危害民众健康，特别是脑卒中，是我国居民致残、致死的首要原因，给居民家庭和社会带来沉重负担。为应对脑卒中防治的严峻形势，国家卫生健康委于2009年启动脑卒中防治工程，组织各级卫生健康行政部门、疾控机构、医疗机构等共同开展脑卒中防治工作，建立了覆盖全国的脑卒中防治体系，为我国心脑血管病防治工作开展了大量有益探索。

为推进各级医疗机构脑卒中防治工作的规范化，国家卫生健康委脑卒中防治工程委员会办公室（后简称"办公室"）组织专家充分借鉴国际先进经验，结合我国医疗机构对脑血管病的医疗实践，组织编写了《脑卒中防治系列丛书》，该系列丛书于2016年正式出版，得到广大医务工作者的欢迎。2020年，办公室根据国内外相关指南的更新及临床工作发展需要，再次组织专家对《脑卒中防治系列丛书》进行修订。

修订后的丛书有如下特点：

1. 丛书分册设置按照脑卒中各相关专业构成和业务能力发展的要求作了调整。本版丛书分为《脑卒中外科治疗》《脑卒中内科治疗》《脑卒中介入治疗》《脑卒中影像学评估》《脑卒中健康管理》《脑卒中血管超声》《脑卒中康复治疗》《脑卒中专科护理》8本。

2. 丛书内容的学术水平进一步提升。全套丛书均由来自全国大型综合三级甲等医院的知名专家和临床一线的中青年优秀专家直接参与编写工作。

3. 丛书内容的权威性进一步增强。参考文献来源于国内外各相关专业委员会制定的指南、规范、路径和教材。

4. 丛书内容在保持先进性的同时，更侧重于临床适用，利于脑卒中防治规范化培训工作的开展。

丛书除适合于各级医院脑卒中相关临床工作者阅读之外，还适合综合性医院临床型研究生规范化培训使用。希望本套丛书的出版为提高我国脑卒中防治的综合能力、遏制脑血管疾病的高发态势、维护广大人民群众的健康权益做出应有的贡献。

由于编纂时间仓促，丛书中难免有疏漏之处，敬请广大读者不吝赐教，提出宝贵意见。

国家卫生健康委脑卒中防治工程委员会办公室

2020 年 11 月 10 日

防治卒中

健康中国

题赠国家卫生计生委

脑卒中防治工程

陈竺 二零一五年四月二十八日

前　言

　　脑卒中具有发病率高、致死率高、致残率高、复发率高的特点，是严重危害我国国民健康的重大慢性非传染性疾病之一。自 2005 年以来，脑卒中一直是我国国民第一位疾病死亡原因，也是我国 60 岁以上人群肢体残疾的首要原因。我国每年新发脑卒中患者达 350 余万人，给患者家庭及社会造成了巨大负担。

　　自 2009 年国家启动脑卒中防治工程至今，始终秉承"关口前移、重心下沉，提高素养、宣教先行，学科合作、规范诊治，高危筛查、目标干预"的防治策略开展防治工作。各级卫生健康行政部门认真组织，医疗机构和广大专家学者积极参与，以脑卒中筛查与防治基地医院和卒中中心建设为抓手，在推进区域脑卒中急救体系建设、推行多学科协作、推广脑卒中防治适宜技术、提升脑卒中筛查与干预质量及探索慢性病防治模式等方面取得了一定成效，搭建了全国统一的中国脑血管病数据库，基本建立了涵盖"防、治、管、康"一体化的脑卒中防治工作体系。

　　广大医务人员是脑卒中防治的中坚力量，树立科学的防治理念和具备过硬的技术能力直接关系到脑卒中防治水平的提升。为此，国家卫生健康委脑卒中防治工程委员会于 2016 年组织国内脑卒中防治领域知名专家编写出版了《脑卒中防治系列丛书》。丛书为推动全国脑卒中防治适宜技术规范化培训工作的广泛开展提供了科学权威的指导。

近年来，随着全国脑卒中防治工作的持续深入开展，特别是《脑卒中综合防治工作方案》《医院卒中中心建设与管理指导原则（试行）》及《关于进一步加强脑卒中诊疗管理相关工作的通知》等一系列政策文件的相继发布，为我国脑卒中防治工作确定了新标准、提出了新要求。2019 年，国家卫生健康委脑卒中防治工程委员会邀请徐运、蒲传强、崔丽英、康德智、张鸿祺、刘建民、缪中荣、单春雷、宋为群、娄昕、马林、李明子、华扬、蔡卫新、常红等专家，结合国内外医学最新进展，以及全国 400 余家脑卒中筛查与防治基地医院和卒中中心的实践经验，对《脑卒中防治系列丛书》进行修订再版，调整为脑卒中内科治疗、外科治疗、介入治疗、康复治疗、影像学评估、健康管理、血管超声和专科护理共 8 个专业分册，旨在推广科学、规范的工作模式和方法，指导各医疗机构和广大医务人员规范开展脑卒中防治工作，提升全国各地脑卒中诊治"同质化"水平。

本次修订再版得到了国内数十位脑卒中防治领域知名专家和学者的积极参与和大力支持。在此我谨代表国家卫生健康委脑卒中防治工程委员会对参与本书编写的各位专家表示衷心的感谢。当然，在丛书付梓之际仍难免存在一些不足，也希望国内脑卒中防治领域的专家和医务工作者们对本书不足之处提出宝贵的意见和建议。希望在我们的共同努力下，将此系列丛书打造为全国脑卒中防治工作的权威用书，指导我国脑卒中防治工作规范、有序地开展。

2020 年 11 月 20 日

目　录

第一章

总　论

　　脑血管病是威胁人类健康的重大疾病。世界卒中组织公布的数据显示，每 4 个人中就有 1 人会罹患脑血管病；而在中国，有 1/3 的人一生中会罹患脑血管病。同时，脑血管病是导致我国成人群体死亡与残疾的首要原因。

　　近年来，神经介入诊疗技术的发展极大地推动了脑血管病临床治疗效果的提高。例如，与传统开颅夹闭术相比较，颅内动脉瘤的介入治疗疗效更为明显，已经成为首选的治疗方式；再如，对于大动脉闭塞导致的急性缺血性脑卒中，血管内介入治疗已经被大量循证医学证据证明其有效性，极大地改善了患者的预后，降低了致残率、致死率。而这些疗效明显的技术在我国并未得到广泛的开展，一方面是技术的普及需要时间的积淀，另一方面是整个医疗体系对于技术的支撑还需要加强。

　　在我国，除了脑血管病本身在发病规律上呈现出明显的城乡差异和地域差异外，在脑血管病介入诊疗技术上，其分布也呈现出明显的地域性和发展的不均衡。相较而言：东部沿海和较大规模的医疗机构，其技术开展相对较好；而在中西部欠发达地区及广大基层医疗机构，该技术整体仍处于起步阶段，存在巨大的发展和进步空间。因此，在大力推广发展技术的同时，如何提高技术的规范化和同质化，是我国脑卒中防治体系建设需要解决的重点问题之一。

本书的编写旨在系统阐述脑血管病介入诊断及治疗技术的精要，以期将脑血管病介入诊疗技术规范完整地呈现给大家，便于今后更加规范、标准地开展脑血管病诊疗技术。

一、导管室基本要求

由于导管室是实施脑血管病介入诊疗的必要场所，同时具备手术室和放射科的特点，因此科学合理的布局设置是导管室建设的基本需求。导管室的管理质量直接影响着介入诊疗技术的发展，配备齐全的导管室设施及健全的管理制度，是导管室高效、规范、安全运转的重要保证。

导管室应建立在相对独立的区域，但考虑到脑血管病抢救时效性强的特点，实施脑血管病介入治疗的导管室应距离急诊科更近，既要方便患者进出，又要保持相对清洁。

导管室应分别设置患者和医护人员的出入口，配备可供工作人员使用的更衣室，同时应在导管室附近设置工作人员值班室，以便随时满足急诊手术需求。

导管室内部应设手术操作间、控制间、辅助工作间，同时配备消毒设备和洗手设施。手术操作间应具备足够的空间,以保证麻醉机、监护仪、高压注射器等各种仪器设备的摆放,方便操作及抢救时应用。导管室在具备良好的防护设施的同时,还应设置有导管储藏柜、抢救药品和器械。另外,手术室内应有与医院系统同步矫正的计时显示设备。控制室是供放射技术人员和医护人员工作的场所,除摆放 X 线操作控制系统外,还应留有充足的空间摆放录影录像设备、3D 工作站,同时应配备与医院信息系统可以联网共享的工作站等。

二、导管室基本配置

导管室应配置具备相应功能的血管造影机,血管造影机应具备电动操作、数字减影、路径图绘制、测量、三维重建及术中手推造影功能。导管室应尽量配置双 C 臂大平板数字减影设备、全身麻醉机、吸引器、氧气通道和功能齐全的监护设备,宜配置转运呼吸机,并设置麻醉准备及苏醒区域。如条件允许,宜配置活化凝血时间(activated clotting time,ACT)分析仪及血气分析仪等术中检验设备(图 1-1A)。

设立专用的存放柜,用以保存各种导管、导丝、造影剂、微导丝、微导管、弹簧圈、取栓器、栓塞剂及术中必需的药品。如条件允许,应配置冰箱。建立专人保管、登记制度,并监管导管、导丝等耗材的使用情况(图 1-1B、C)。

神经介入手术需要由具备资质的医师实施,同时需要配置能够熟练操作血管造影机和熟悉导管室工作、物资及流程的专职技师及护理人员。宜配备导管室专职或专业麻醉医师、麻醉护士等人员。卒中绿色通道专职护士或人员应接受导管室的培训。

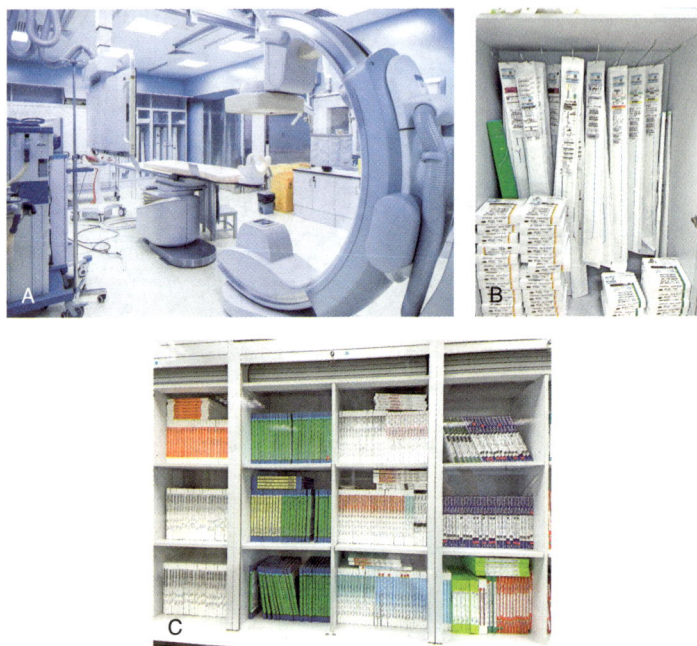

图 1-1 导管室基本仪器及器械配置

A. 导管室血管造影机;B. 血管内介入常用导管、导丝;
C. 妥善保管的血管内介入常用支架、球囊等器械。

第二章

神经介入基本技术

第一节 动脉穿刺术

动脉穿刺术是神经介入的基本技术,旨在建立动脉通路,便于各种用于诊断及治疗的导管快速、安全到达病变血管,完成脑血管病的评估及治疗。目前,神经介入的动脉通路通常优先选择经股动脉入路。既往的研究认为,股动脉穿刺术相关的出血等并发症发生率最低,更加安全,但近年来随着各种先进材料的应用,桡动脉穿刺术也成为部分患者诊断和治疗的合理选择。

一、股动脉穿刺术

多数神经介入的诊断及治疗均可以选择经皮穿刺股动脉入路实施,一般选择右侧股动脉,必要时需行双侧股动脉穿刺术。

(一)适应证

股动脉穿刺术适合大多数神经介入病例诊断及治疗的入路建立,多数选择术者操作更为方便的右侧股动脉作为首选入路(图 2-1A)。股动脉穿刺术还可用于抢救患者时经股动脉输液、抽取血气分析所需动脉血等。

（二）禁忌证

1. 穿刺部位有明显感染或有严重瘢痕。

2. 已知有下肢动脉闭塞或腹主动脉闭塞等情况存在。

3. 严重凝血功能障碍。

4. 髂动脉支架置入术后。

（三）术前准备

1. 完善血液学相关检验及心电图、胸部 X 线片等相关检查。

2. 向患者及其家属说明造影检查的目的及可能的风险，签署知情同意文件。

3. 询问是否有碘过敏病史。

4. 穿刺区域清洁、备皮。

5. 建立一条静脉通路。

6. 连接心电监护。

（四）操作要点

1. 患者取仰卧位，穿刺侧下肢稍外展，消毒穿刺部位局部皮肤，用 2% 的利多卡因局部浸润麻醉。

2. Seldinger 穿刺方法有单壁穿刺法和透壁法两种。

（1）单壁穿刺法：目前最常用的为单壁穿刺法（图 2-1 B）。穿刺点应选择在腹股沟韧带内、中 1/3 以下 2cm 左右触及股动脉搏动最明显处。穿刺针或套管穿刺针斜面向上，与身体皮肤成 45° 进针，指向搏动最明显处。如果术中应用肝素化，则应用单壁穿刺法更为适合。注意当见到套管针回血后应将套管继续推进 1~2mm。

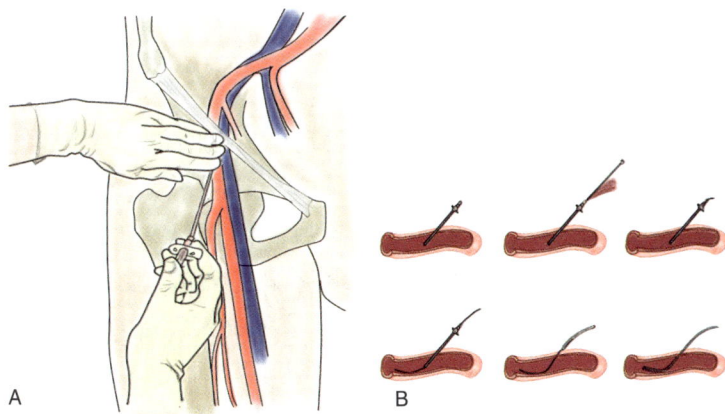

图 2-1 股动脉穿刺术

A. 股动脉穿刺术及股动脉穿刺部位；B. Seldinger 穿刺法。

（2）透壁法：是将穿刺针刺破两层动脉壁，然后取出穿刺针内芯，缓慢回撤外鞘管，见动脉性出血，确认位于动脉内。确认动脉性搏动出血后，将引导导丝缓慢穿入穿刺套管内，捻动导丝缓慢进入动脉 8~10cm。撤出穿刺针外鞘，使用手术刀切开皮肤，切口方向与腹股沟走行一致，皮肤切口一般为 3~5mm 长，作用是防止皮下血肿形成、方便动脉鞘置入。沿导丝缓慢置入 5F 或其他规格动脉鞘。将穿刺导丝与穿刺鞘内芯一同撤出，动脉鞘内以肝素盐水冲洗，固定备用。

（五）股动脉穿刺困难时的处理方法

1. 选择骨性标志为导向　有时股动脉搏动较弱时，可以选择骨性标志作为穿刺导向。一般来说，透视下股动脉位于股骨头中心内侧 1cm 处。

2. 选择对侧穿刺或者上肢动脉穿刺。

3. 超声引导下穿刺。

二、桡动脉穿刺术

桡动脉穿刺术可以作为股动脉穿刺术的备选方案，同时也可以应用于某些神经介入治疗时的入路选择，经桡动脉入路包括近桡动脉入路与远桡动脉入路，由于其术后无需卧床、舒适度更高、患者耐受性好，其临床应用愈加广泛。包括桡动脉穿刺术在内的经上肢动脉入路穿刺术可以避免腹膜后血肿的发生。当主动脉弓或颈部动脉迂曲明显的时候，经上肢动脉入路完成椎动脉造影较经股动脉入路更为简便。

（一）术前准备

行桡动脉穿刺术前，可以进行 Allen 试验。

Allen 试验方法：检查者用双手同时按压桡动脉和尺动脉；嘱患者反复用力握拳和张开手指 5~7 次至手掌变白；松开对尺动脉的压迫，继续保持压迫桡动脉，观察手掌颜色变化。若手掌颜色 5 秒内迅速变红或恢复正常，即 Allen 试验阴性，表明尺动脉和桡动脉间存在良好的侧支循环，可以行动脉穿刺；相反，若 5 秒内手掌颜色仍为苍白，即 Allen 试验阳性，表明手掌侧支循环不良，不适合做动脉穿刺等操作（图 2-2）。

（二）关键步骤及注意事项

1. Allen 试验证实侧支循环情况良好后，手臂消毒铺单。

2. 用 2% 的利多卡因局部浸润麻醉。

3. 动脉穿刺，置入 4F 或者 5F 穿刺鞘，打开穿刺鞘尾端阀门，确认鞘管位于动脉内（图 2-3、图 2-4）。

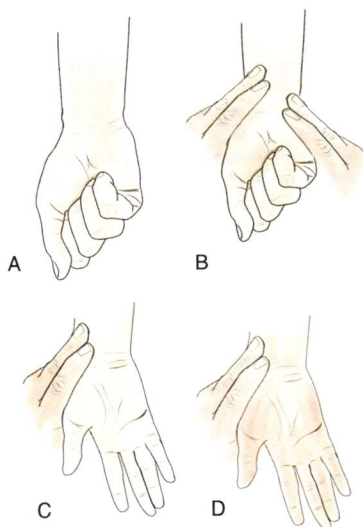

图 2-2　Allen 试验示意

A. 嘱患者反复用力握拳;B. 检查者用双手同时按压桡动脉和尺动脉;C. 同时张开双手,比较手掌颜色变化,5 秒内手掌颜色仍苍白为 Allen 试验阳性;D. 5 秒内手掌颜色迅速变红或恢复正常为 Allen 试验阴性。

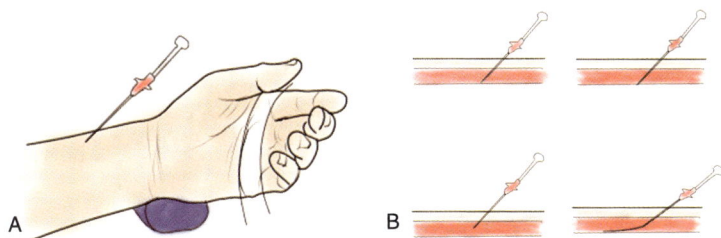

图 2-3　桡动脉穿刺术

A. 桡动脉穿刺术示意;B. 桡动脉穿刺术步骤。

4. 可以注入一些药物,作为降低桡动脉血管痉挛和血栓形成风险的措施。一般可以应用 10ml 生理盐水,其中含肝素(5 000U)、维拉帕米(2.5mg)、利多卡因(2%,1.0ml)和硝酸甘油(0.1mg)。

5. 与经股动脉入路不同的是，一般经桡动脉入路血管鞘内不建议应用动脉持续加压滴注，可能会因为压力增高而导致患者疼痛。

6. 一般桡动脉入路的鞘管不宜过大，多数情况不会超过 6F。

7. 完成诊断或治疗后，撤出穿刺鞘，手腕处加压包扎，或应用桡动脉压迫器。

8. 患者术后无须卧床。

三、腋动脉穿刺术

腋动脉为较少使用的上肢动脉穿刺部位，可以作为桡动脉或肱动脉穿刺失败或不适宜行桡动脉或肱动脉穿刺时（如 Allen 试验阳性等）的备选方案（图 2-4）。腋动脉造影适用于上肢动脉造影、脑血管造影、胸腹主动脉及其分支造影等；其优点是术后不需要卧床，并可避免腹膜后血肿等并发症。

（一）术前准备

1. 充分告知患者及其家属穿刺的必要性及潜在风险，签署知情同意书。

2. 操作部位必须洁净，必要时备皮。

3. 严格按照无菌操作原则消毒、铺单；配制肝素水或生理盐水冲洗穿刺针及导管。

（二）关键步骤及注意事项

1. 体位 患者取仰卧位，伸臂屈肘，手掌向上置于头部；腋窝皮肤皱褶外侧可触及腋动脉搏动，一般以胸大肌、三角肌的下后方作为穿刺点。常规定位困难时可应用超声辅助定位。

2. 局部浸润麻醉满意后,穿刺针尖指向腋窝顶部,与皮肤成 45° 进针(图 2-4)。

3. 穿刺成功后置入 5F 或 6F 穿刺鞘,并打开穿刺鞘尾部,确认其是否在位、通畅。

4. 常规诊断或操作完成后,拔除穿刺鞘。局部压迫止血或应用血管缝合器缝合穿刺点后加压包扎止血,同时观察远端血管搏动(如桡动脉等)及组织有无缺血表现,必要时调整压迫力度。

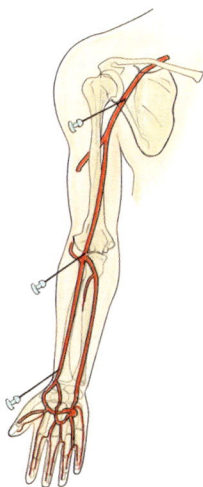

图 2-4　上肢动脉穿刺部位示意(由上至下分别为腋动脉、肱动脉、桡动脉)

四、颈动脉穿刺术

当常规经股动脉或上肢动脉穿刺行颈内动脉造影或操作失败时,如存在复杂主动脉弓、主动脉弓夹层 / 支架置入后、血管异常扭曲、严重动脉粥样硬化等造成导管超选(superselection,指将导管或导丝输送至靶位置)困难,可选择行颈动脉穿刺术。

(一)术前准备

1. 充分告知患者及其家属行颈动脉穿刺术的必要性及风险,签署知情同意书。

2. 暴露穿刺部位,按无菌操作原则对穿刺部位消毒、铺单。

3. 患者处于烦躁等状态不能配合时,建议行全身麻醉、气管插管后进行操作。

4. 碘伏常规消毒、铺单；配制肝素水或生理盐水冲洗穿刺针及导管。

5. 建立静脉通路、监测生命体征。

6. 颈部外伤、穿刺局部皮肤感染等情况不适宜行颈动脉穿刺术。

（二）关键步骤及注意事项

1. 定位　患者取仰卧位，头稍后仰，于颈动脉三角区下部、胸锁乳突肌前缘、颈总动脉（common carotid artery，CCA）搏动处作为穿刺点；体表定位相当于甲状软骨平面以下的 1~2cm 处。

2. 穿刺针向头侧、稍向内侧与皮肤成 30°~45° 进针；采用透壁法穿刺或穿刺钢针非透壁法穿刺。穿刺成功后可在穿刺针路径图指引下置入导丝及 6F 或 8F 穿刺鞘，撤出导丝后经穿刺鞘尾部造影确认其在位、通畅。

3. 穿刺鞘局部适当固定，以免在操作过程中穿刺鞘脱出颈动脉。

4. 诊断或治疗操作完成后拔除穿刺鞘，穿刺点压迫止血（30 分钟至 1 小时）或应用血管缝合器缝合穿刺点。

5. 拔除穿刺鞘前需先确认穿刺部位无血肿，以免局部血肿压迫气管等导致意外事件发生。采取全身麻醉、气管插管的患者，建议在拔除穿刺鞘后确认局部无活动性出血或血肿后，再拔除气管插管。

（邢鹏飞　张永巍　李莉）

第二节　静脉穿刺术

静脉穿刺术是疾病诊疗过程中常用的一种操作技术。静脉穿刺术主要用于监测中心静脉压、危重患者的抢救、采血困难患者的急症处理、肠外营养支持，以及需长期输液而外周静脉穿刺困难时的替代静脉通路等。与普通静脉注射相比，静脉穿刺可以快速建立静脉通路、快速补充血容量、药物可以快速进入血液循环并起效。常用的静脉穿刺术包括颈内静脉穿刺术、锁骨下静脉穿刺术、股静脉穿刺术、腋静脉穿刺术及其他外周静脉穿刺术等。

一、颈内静脉穿刺术

颈内静脉穿刺术可直达上腔静脉，从而降低静脉血栓形成及感染的风险，且穿刺部位暴露充分，便于操作，目前已成为静脉穿刺术的首选。

（一）适应证

颈内静脉穿刺术主要用于术中麻醉、中心静脉压监测、补液及抽吸气栓等，还可作为颅内静脉窦血栓形成后接触溶栓或机械取栓治疗的通路。

（二）禁忌证

1. 穿刺部位皮肤破溃、感染等。

2. 颈部外伤或需要持续颈部外固定者。

（三）术前准备

1. 充分告知患者及其家属静脉穿刺的必要性及潜在风险，做好解释工作，以便清醒患者能够更好地配合，并签署知情同意书。

2. 充分暴露穿刺部位，并保持局部清洁。

3. 按无菌操作原则消毒、铺单；配制肝素水或生理盐水冲洗穿刺针及导管。

4. 监测生命体征的变化。

（四）操作要点及注意事项

1. 患者取平卧位，头略转向对侧。穿刺入路可分为前路、中路和后路，可根据操作习惯及患者自身条件（是否肥胖、颈部长短等）选择；不同穿刺入路的穿刺部位不同（图 2-5）。

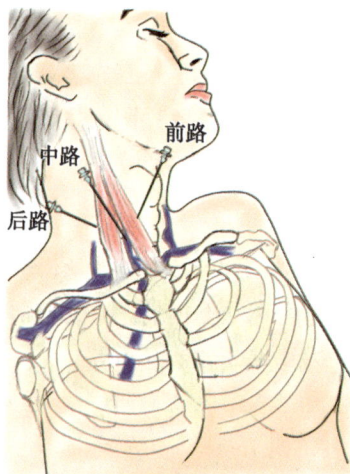

图 2-5　颈内静脉穿刺入路示意

2. 用于静脉系统介入操作时，穿刺针朝向头侧（背心侧);用于中心静脉压测量或补液时,穿刺针指向右心房(向心侧)。

3. 穿刺入路

(1)前路穿刺:选择胸锁乳突肌前缘中点进针,与皮肤(冠状面)成30°~45°进针,针尖指向同侧乳头或锁骨中、内1/3交界处。此入路可避免发生气胸,但易误伤颈总动脉。

(2)中路穿刺:以胸锁乳突肌三角中点作为穿刺点,与皮肤(冠状面)成30°进针,与中线平行进针。定位困难时可选择锁骨内侧端上缘的小切迹作为骨性标记,此标记上1.0~1.5cm处进针2~3cm即入静脉。

(3)后路穿刺:选择胸锁乳突肌外侧缘中、下1/3交点或锁骨上2~3横指处作为穿刺点。穿刺时肩部垫高,头转向对侧,穿刺针保持水平位在胸锁乳突肌深部指向胸骨上窝方向进针。穿刺时进针不宜过深,以免损伤颈总动脉。

4. 无芯穿刺针与内有5~6ml生理盐水或肝素水的注射器相连,进针时应保持负压操作;穿刺成功后置入穿刺鞘或导管,并覆盖可透气敷贴。

5. 诊断或治疗结束,穿刺部位消毒后拔除穿刺鞘或导管。局部压迫10~15分钟无出血后,覆盖无菌纱布或透气敷贴预防感染。

6. 穿刺过程中注意患者呼吸、心率及血压的变化,早期发现并防治气胸、穿刺点血肿等并发症。

二、锁骨下静脉穿刺术

与颈内静脉穿刺类似,锁骨下静脉穿刺术主要用于术中麻醉、中心静脉压监测、补液及抽吸气栓等,可以作为颈内静脉穿刺失败或不适宜行颈内静脉穿刺术时的替代方案。

(一)术前准备

1. 充分告知患者及其家属静脉穿刺的必要性及潜在风险,做好解释工作,以便清醒患者能够更好地配合,并签署知情同意书。

2. 充分暴露穿刺部位,并保持局部清洁。

3. 按无菌操作原则消毒、铺单;配制肝素水或生理盐水冲洗穿刺针及导管。

4. 监测生命体征变化。

(二)操作要点及注意事项

1. 体位 患者上臂垂于体侧并略外展,保持锁骨略向前,使锁肋间隙张开便于进针。

2. 穿刺入路 穿刺入路分为两种:锁骨下入路和锁骨上入路(图 2-6)。

(1)锁骨下入路:是临床上最早应用的锁骨下静脉穿刺术入路。选择锁骨中、下 1/3 交界处锁骨下方约 1cm 处作为穿刺点。穿刺针与胸壁成水平位贴近锁骨后缘向内、向锁骨胸骨端后上缘方向进针;避免穿刺过深导致气胸。

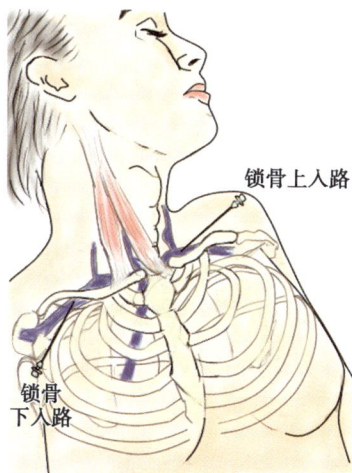

图 2-6　锁骨下静脉穿刺入路示意

（2）锁骨上入路：将患者肩部垫高，头尽量转向对侧并暴露锁骨上窝；选择胸锁乳突肌锁骨头外侧缘锁骨上约1cm处作为穿刺点。与锁骨或矢状面（中性）成 45° 进针，在冠状面保持水平或略向前偏 15° 指向胸锁关节进针，进针深度为 1.5~2.0cm。此入路气胸发生率低。

3. 穿刺成功后置入导管，并覆盖可透气敷贴。

4. 诊断或治疗结束，穿刺部位消毒后拔除导管；局部压迫 10~15 分钟无出血后，覆盖无菌纱布或透气敷贴预防感染。

5. 穿刺过程中注意患者呼吸、心率及血压的变化，早期发现并防治气胸等并发症。

三、股静脉穿刺术

股静脉穿刺术可以作为颈内静脉或锁骨下静脉穿

刺受限或上腔静脉阻塞时的替代方案。股静脉穿刺术的优点在于能够避免气胸、颈动脉或锁骨下动脉损伤等并发症；但由于穿刺部位为腹股沟区，长期留置导管会诱发感染及下肢静脉血栓形成等并发症，故不常规使用。

（一）术前准备

1. 充分告知患者及其家属股静脉穿刺的必要性及风险，并签署知情同意书。

2. 充分暴露穿刺部位，腹股沟区备皮，并保持局部清洁。

3. 按无菌操作原则消毒、铺单；配制肝素水或生理盐水冲洗穿刺针及导管。

（二）操作要点及注意事项

1. 定位　选择腹股沟韧带中点下方 2cm、股动脉内侧 0.5cm 处作为股静脉穿刺点（图 2-7）。

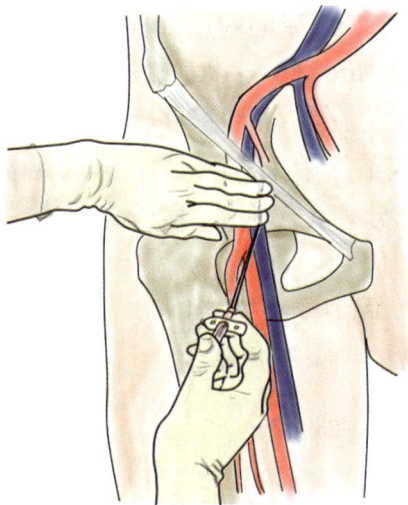

图 2-7　股静脉穿刺点定位示意

2. 局部麻醉后,无芯穿刺针与内有 5~6ml 生理盐水或肝素水的注射器相连,与皮肤成 30° 朝向头的方向进针;进针时应保持负压操作。穿刺成功后置入导引导丝,撤出穿刺针后沿导丝扩皮,并置入 6F 或 8F 穿刺鞘(静脉系统介入手术操作通路)或导管(中心静脉补液等);拔除导丝后固定穿刺鞘或导管。

3. 穿刺鞘或导管尾部连接注射器回抽或静脉输液器滴注液体,确认其是否在位、通畅。导管尾部覆盖可透气敷贴。

4. 诊断或操作结束后拔除穿刺鞘或导管,局部压迫 10~15 分钟;穿刺局部无活动性出血后消毒、加压包扎、固定。

5. 股静脉穿刺置管留置时间不宜超过 72 小时,否则易诱发感染或下肢静脉血栓,严重者可引起脓毒血症、败血症或肺栓塞等严重并发症。

四、腋静脉穿刺术及其他外周静脉穿刺术

腋静脉及其他外周静脉(如贵要静脉、头静脉等)穿刺术主要用于建立静脉通路或监测中心静脉压,一般不用于介入手术的操作通路。

腋静脉穿刺术的穿刺点为腋动脉内侧 0.5cm 处;腋静脉穿刺置管既可提供良好的静脉通路,亦可通过置入标准的 20cm 长的中心静脉导管来监测中心静脉压。

在需要长期静脉内药物治疗的患者中,可以开展经外周静脉穿刺的中心静脉导管(peripherally inserted central catheter,PICC)技术,常选用贵要静脉和头静脉。PICC

的优点在于操作简单、方便和可床边操作等；不足之处在于需要影像学检查辅助判定置管是否达到中心静脉，且部分导管头端设置有防反流单向活瓣，不适用于中心静脉压监测。

（邢鹏飞　张永巍）

第三节　脑血管造影术

脑血管造影术是诊断脑血管疾病的"金标准"。诊断性脑血管造影术通常是开始血管内介入治疗的第一步，需要由经过规范培训且具备一定经验的神经介入医师实施。

一、适应证

1. 原发性神经血管疾病的诊断　包括疑诊颅内动脉瘤、脑动静脉畸形、硬脑膜动静脉瘘、动脉粥样硬化性狭窄、急性缺血性脑卒中等。

2. 计划实施神经介入手术前进行评估和准备。

3. 脑血管病治疗后的影像学随访　包括颅内动脉瘤介入和夹闭术、动静脉畸形手术等外科手术干预治疗后均应进行脑血管造影术随访。

4. 复合手术术前及术中的评估。

5. 明确颅内外占位性病变的血供情况及其与供血血管之间的关系。

二、禁忌证

脑血管造影术无绝对禁忌证,但是对于以下情况需要谨慎、重视。

1. 对碘过敏者,需经过脱敏治疗后进行,或使用不含碘的造影剂。

2. 有严重出血倾向或出血性疾病者。

3. 有严重心、肝或肾功能不全者。

4. 脑疝晚期,脑干功能衰竭者。

三、术前准备

(一)了解患者情况

1. 查阅病历,了解患者的一般情况、病史、既往史、药物过敏史及目前用药情况。并确认已签署造影知情同意书(造影术前签字内容:造影剂过敏,血管损伤、痉挛,栓子脱落造成栓塞,出血、感染等)。

2. 术前应进行神经系统检查,以便在术中出现病情变化时可以及时进行分析对比。

3. 术前还应对股动脉区及足背动脉搏动等情况进行确认。

(二)实验室检查

了解重要的化验结果,包括凝血、乙肝五项、血常规、尿素氮、肌酐、血糖等。如有条件,查丙肝抗体及艾滋病抗体。

（三）影像学检查

了解重要的影像学检查的情况,包括头部 CT、头部 MRI 和 MRA、头部 CT 灌注、头部 MRI 灌注像和弥散像等。

（四）术前准备情况

1. 一般脑血管造影 术前不需要禁食、水;特殊患者或需要接受治疗的患者,术前 8 小时禁饮食;急诊等特殊情况,可经麻醉师同意后酌情适当缩短禁饮食时间。

2. 术前一般不需要进行碘过敏试验。但对于既往有明确碘剂过敏病史的患者应进行,其方法为:静脉推注造影拟使用的造影剂 1ml,观察患者有无心慌、气短、荨麻疹及球结膜充血等过敏体征,注射前后测量血压,波动低于 10~20mmHg 者为阴性。碘过敏试验阳性而必须行造影者,应在术前 3 天进行激素治疗,并尽量使用非离子碘水溶液造影剂。

3. 双侧腹股沟及会阴区备皮,操作时间长的患者应留置导尿管。

4. 不能够配合造影的患者(如儿童、神经功能障碍患者等),需要酌情进行镇静药物治疗,必要时进行全身麻醉处理。

5. 术前控制血压、血糖、感染、休克等疾病。

6. 器械准备 软包装等渗盐水 500ml×5 袋。脑血管造影手术包 1 个(图 2-8),手术包中包含:压力袋 1~3 个,Y 形阀 1~3 个,三通接头 1~2 个,脑血管造影导管 1 根(5F 或 4F,血管迂曲者酌情选不同形状的造影导管),导管鞘 1 个(5F 或 6F),45cm 短导丝和 150cm 长导丝各 1 根,高压注射器及连接管,100~200ml 造影剂,穿刺针(成人选 16G 或 18G,儿童选 18G 或 20G),无菌检查单及洞巾。

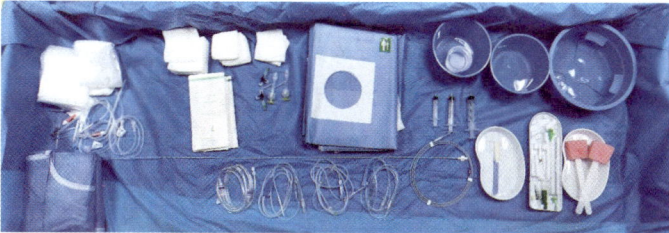

图 2-8　脑血管造影手术包

(五) 患者教育

1. 与患者积极交流,建立良好的医患关系。

2. 告知患者在腹股沟麻醉、股动脉穿刺、插入导管及造影剂注入时其可能体验到的感受(与护理组沟通)。

四、技术要点

(一) 经股动脉入路脑血管造影术

经股动脉入路脑血管造影术目前最为常用,其操作过程如下。

1. 右侧股动脉穿刺(详细方法见本章第一节相关内容),置入 5F 或者 6F 动脉短鞘,如遇腹主动脉或髂动脉等血管极度迂曲的情况,可先置入短鞘后再置入长鞘。

2. 选择适合的 4F 或者 5F 诊断导管及导丝,在透视下逐步进入主动脉弓,一般导丝超出导管口不宜过多,以防止损伤动脉,造成动脉夹层。其过程中导管内进行持续的动脉加压滴注,以防导管系统内血栓形成。

3. 当导管位置越过主动脉弓之后,撤出导丝,缓慢旋转回撤造影管,使之头端进入动脉开口。在路径图(roadmap)模式下缓慢推注造影剂,形成路径图,再以导丝引导造影管进入靶血管位置。

4. 依据需要造影的血管范围,选择好恰当的投照角度。根据导管头端所处位置,调整高压注射器的压力和注射速度等参数(表2-1)。叮嘱患者安静勿动。进行动脉造影。一般需要拍摄从动脉早期至静脉晚期的整个循环过程。图2-9以左侧颈内动脉造影为例。

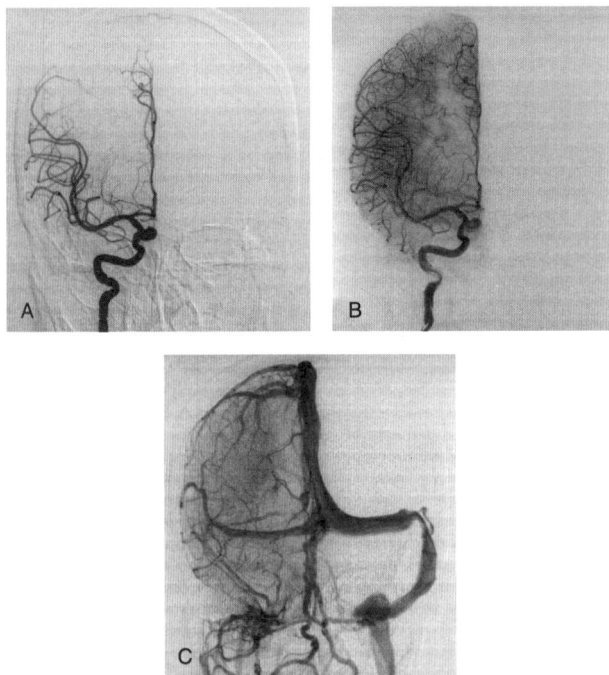

图2-9　左侧颈内动脉造影术时相
A.动脉早期;B.动脉晚期;C.静脉晚期。

表 2-1　高压注射器压力及剂量设定建议

血管部位	高压注射器参数设定建议		
	注射速度 /ml·s⁻¹	注射总量 /ml	压力限定 /psi
主动脉弓	18~20	30~40	800~1 000
颈总动脉	6~8	8~10	300
锁骨下动脉	6	15	300
颈内动脉	5~6	7~8	300
颈外动脉	3	5	300
椎动脉	4	6	300

　　5. 对于入路有困难的患者可考虑更换导管(图 2-10、表 2-2)或在术中做咳嗽转颈等动作,帮助进行动脉导管超选。例如,对于超选困难的Ⅱ型弓或Ⅲ型弓,普通单弯导管难以超选时,可改用 Simmons 导管等进行超选。主动脉弓形态按照 Myla 分型还可分为Ⅰ型、Ⅱ型和Ⅲ

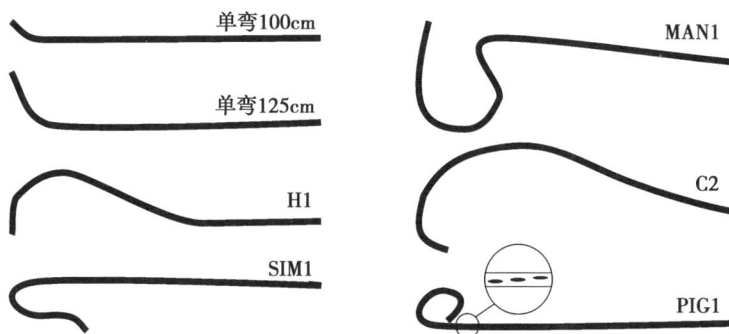

图 2-10　不同类型造影导管头端形态

H1:Headhunter 导管;SIM:Simmons 导管;MAN: 牛角导管;

C2 :Cobra 导管;PIG:猪尾导管。

型:主动脉弓顶部与头臂干开口部位之间的垂直距离与左侧颈总动脉直径相比,前者小于后者,为 I 型;前者为后者的 1~2 倍,为 II 型;前者大于后者的 2 倍,为 III 型。

表2-2 常用造影导管比较

导管名称	Berenstein	H1	C2	SIM 1	MAN 1	PIG1
规格参数	4F、5F	5F	5F	5F	5F	5F
长度	100cm;125cm	100cm	80cm	100cm	100cm	100cm
适用情况	常规	单弯造影管超选失败时	脊髓血管造影	II 型、III 型弓;桡动脉穿刺造影	II 型、III 型弓;桡动脉穿刺造影	主动脉弓弓上造影

注:Berenstein,单弯导管;H1,Headhunter 导管,即猎人头导管;C2,Cobra 导管,即眼镜蛇导管;SIM,Simmons 导管,即西蒙导管;PIG,猪尾导管;MAN,牛角导管。

(二)经桡动脉入路脑血管造影术

经桡动脉入路脑血管造影术通常选择 5F Simmons(SIM)2 型或 3 型导管完成,如成角不明显,SIM1 型导管更容易超选至远端,其操作步骤如下。

1. 导管在超滑导丝引导下由桡动脉—肱动脉—腋动脉—右侧锁骨下动脉—头臂干到达主动脉弓,将超滑导丝经主动脉弓下壁导入降主动脉,导管顺导丝导入降主动脉,撤出导丝,回抽导管并顺时针旋转,导管可在升主动脉自然成袢。

2. 主动脉弓造影宜选择 5F 猪尾导管进行,导管在导丝引导下超选至主动脉弓升主动脉侧,连接高压注射器,实施造影。

3. 颈内动脉造影需选择适合的导管,在主动脉弓利用成祥技术选择进入靶血管,利用路径图和导丝辅助技术超选进入目标动脉(图 2-11)。

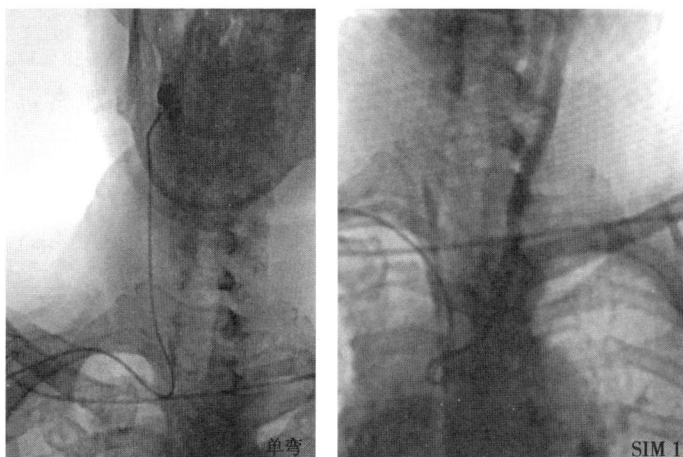

图 2-11　单弯与 SIM1 造影导管通过桡动脉超选进入颈内动脉

4. 遇到困难入路时,可以利用猪尾导管等预塑形导管与导丝的相互调节实现目标动脉等的超选。

五、术后病情观察

(一) 经股动脉入路脑血管造影术后

1. 术后需卧床 5~6 小时(如已采用动脉缝合技术封闭穿刺点,则需要卧床制动至少 1 小时),头可抬高 30°,保持穿刺侧下肢伸直。

2. 制动期间需要每小时至少观察一次穿刺侧足背

动脉的搏动情况。

3. 观察血压、心率等基础生命体征。

4. 观察远端肢体末梢血供情况。

5. 观察穿刺部位是否有出血等情况。

6. 如患者是在局部麻醉下完成的操作,则不影响术后饮食及口服药物治疗。

(二) 经上肢动脉入路脑血管造影术后

术后无须卧床,可定时松解局部压迫器,观察远端肢体的血供情况,避免压迫造成上肢远端严重缺血。

六、并发症及其处理

(一) 神经系统并发症

脑血管造影最为常见的神经系统并发症是缺血性脑卒中。最常见的原因是在导管导丝超选过程中血栓栓子脱落或空气栓子进入脑循环。其次,缺血性脑卒中也可见于动脉粥样硬化斑块脱落或者动脉夹层。较为少见的神经系统并发症还包括短暂性皮质盲及造影剂脑病等。神经系统并发症的发生率在文献中报道为 0.5%~1.2%。

(二) 非神经系统并发症

脑血管造影术也可能出现一些非神经系统并发症,包括以下几种。

1. 穿刺相关并发症 穿刺部位血栓形成、穿刺部位血肿或假性动脉瘤、腹膜后血肿、动脉夹层、动静脉瘘等。

2. 药物相关并发症 麻醉及造影剂过敏、造影剂肾病导致的肾衰竭。

3. 股静脉血栓形成 长时间卧床及穿刺点压迫可能导致下肢静脉血栓形成,在有基础疾病的老年患者中更容易出现,需予以关注。

4. 动脉痉挛、导管打折 经桡动脉入路造影时,需要警惕血管痉挛和导管打折等特殊情况的发生。术前给予钙离子拮抗剂静脉滴注,穿刺成功后经穿刺鞘注入硝酸甘油和利多卡因等,可以减少动脉痉挛的发生。术中选用长鞘管和较小直径的导管可以减少动脉痉挛的发生。如果发生动脉痉挛,首先应停止操作,减少血管刺激,然后可以经导管注射硝酸甘油、利多卡因或维拉帕米等,观察数分钟后多数可以缓解。需要注意转动导管时导管的稳定性及旋转的角度,同时保持导丝和导管同轴。

5. 其他 如压迫股动脉引起的血管迷走反射(常发生于拔鞘过程中),尤其是当合并严重冠状动脉粥样硬化性心脏病(后简称"冠心病")或瓣膜病及脑血管狭窄时,该情况可能会导致心脑血管等灌注不良,进而形成血栓危及生命。

第四节 脊髓血管造影术

一、适应证

1. 脊髓血管性病变

(1)出血性:脊髓动静脉畸形、髓周动静脉瘘、硬脊膜动静脉瘘、脊髓动静脉血管瘤的诊断和治疗;自发性椎管内出血的诊断和鉴别诊断。

（2）缺血性：脊髓前动脉闭塞的诊断和治疗。

2. 椎管内富血管肿瘤（如血管母细胞瘤）的诊断和术前栓塞。

3. 部分自发性蛛网膜下腔出血而脑血管造影阴性者。

4. 原因不明的进行性脊髓神经功能缺损并高度怀疑血管性疾病者。

二、相对禁忌证

1. 碘过敏者 必须造影时可预先使用激素和抗过敏药物，告知风险并准备好抢救药物，或改用非碘类造影剂。

2. 有严重出血倾向者或有出血性疾病者。

3. 严重肾功能不全者。

4. 主动脉夹层动脉瘤患者。

三、术前准备

术前准备与脑血管造影术相同，脊髓血管造影术通常选用 5F Cobra 导管，在局部麻醉或全身麻醉下完成。

四、技术要点

1. 造影前必须在透视下贴铅号或其他标记物，标明相应椎体的位置。

2. 选择性脊髓血管造影术应根据需要选择相应的节段造影。全脊髓血管造影术要求包括如下。第一组：双侧椎动脉、甲状颈干（颈升动脉）及肋颈干（颈深动

脉 – 最上肋间动脉);第二组:双侧第 2~11 肋间动脉及肋下动脉;第三组:双侧 1~4 腰动脉,髂内、外动脉及骶正中动脉。造影剂选用非离子造影剂,其用量除椎动脉、髂动脉外,其余造影剂注射速度均为 1ml/s,总量为 4ml。压力不超过 100psi(1psi=6.895kPa)。一般选正位像,有时需加侧位像或斜位像,除动脉期外有时静脉期需延迟至 25 秒。

　　超选第二组及腰动脉时,应注意第 2~4 肋间动脉一般共干平 C_5 椎体,第 5~11 肋间动脉依次降低一个椎体,肋下动脉起源平 C_{12} 和 T_1 椎间隙,腰动脉起源一般平各自椎体下缘;肋间动脉、肋下动脉左侧起自胸主动脉后中壁,右侧起自胸主动脉右后外侧壁。超选时可以先做同一侧的肋间、肋下动脉及腰动脉,依次沿长轴进行,避免遗漏。

五、注意事项

　　1. 椎体定位　应当将目标椎体置于影像中央,以免因投射角度的差异造成定位不准。同样,造影时应将血管置于影像中央。

　　2. 肋间动脉、肋下动脉、腰动脉造影时应嘱患者在曝光过程中屏气,避免呼吸运动干扰影像;对于全身麻醉的患者,为获得清晰精确的影像,可于曝光时临时关闭呼吸机。

　　3. 术中若需行侧位造影,嘱患者双手上抬抱头,以减少双上肢骨骼对影像的干扰,此时应当注意标记物是否有移位。

六、术后并发症

脊髓血管造影术后并发症同脑血管造影术。

个别患者可致瘫痪及感觉障碍等症状加重,可能是由于导管刺激引起动脉痉挛及血流被阻断加重脊髓缺血所致。造影前应用地塞米松及钙离子拮抗剂。所选择的导管不能过粗,以 4~5F 为宜。

术中下肢强直性痉挛是少见的并发症,采用地西泮可控制发作。

(邢鹏飞　张小曦)

第三章

缺血性脑血管病

第一节 概　述

　　脑卒中具有高死亡率、高发病率、高致残率和高复发率的特点,其中70%为缺血性脑卒中,给社会和家庭带来沉重的经济负担。目前脑卒中防治任务艰巨,国内存在地域的差异,死亡率北方高于南方、农村高于城市。脑卒中宣传知晓率低、危险因素控制率低,但无明显的地域差异。做好缺血性脑卒中的防治工作是实施健康中国战略的重要内容。

　　缺血性脑卒中的临床治疗一直随着循证医学的更新而变化。WASID(warfarin aspirin symptomatic intracranial disease)研究表明,对于症状性狭窄,标准化药物治疗有时并不能使患者获得良好的预后。随着颅内支架的上市,颅内血管成形术成为治疗颅内狭窄的潜在手术方式。但令人失望的是,SAMMPRIS(stenting versus aggressive medical therapy for intracranial arterial stenosis)研究并没有显示支架治疗能够让患者获益。最新的WEAVE(wingspan stent system post market surveillance)

前瞻性研究虽然能够说明症状性颅内血管狭窄在经验丰富的中心经过适当的筛选能够获得较低的围手术期并发症率和较好的安全性，但是这种证据级别远远不能强有力地支持支架治疗。

虽然在症状性颅内血管狭窄的治疗中遭遇了滑铁卢，但是在急性期颅内大血管闭塞治疗中却迎来了突破性的进展。2015 年，随着五大 RCT（randomized controlled trial）研究的发表，急性大血管闭塞的介入治疗迎来了春天。更新的 DAWN（DWI or CTP assessment with clinical mismatch in the triage of wake-up and late presenting strokes undergoing neurointervention with trevo）、DEFUSE3（endovascular therapy following imaging evaluation for ischemic stroke）、DIRECT-MT（direct intra-arterial thrombectomy in order to revascularize ais patients with large vessel occlusion efficiently in Chinese tertiary hospitals：a multicenter randomized clinical trial）等研究结果更是将机械取栓治疗推上了一个新的高度。这种早期血管再通的技术不仅包括支架取栓，还包括了直接抽吸取栓技术。COMPASS（comprehensive post-acute stroke services）和 ASTER（contact aspiration versus stent retriever for successful revascularization）研究都证实直接抽吸取栓技术的疗效并不亚于支架取栓技术，这表明抽吸取栓技术同样是一支不可缺少的中坚力量。目前，各国相关指南均以动脉取栓为代表的早期血管重建技术作为标准的治疗方法。

本章将着重介绍缺血性脑血管病的介入治疗，从急性大血管闭塞的急诊取栓技术到症状性颅内血管狭窄的治疗,从技术层面分析各种技术的治疗规范,对"兵器谱"进行了归纳总结,对所采用技术的详细步骤逐一做出解释,并对技术失败的原因进行分析和对策解析。

第二节 急性缺血性脑卒中机械取栓术

急性缺血性脑血管病也称急性缺血性脑卒中,在临床实践过程中,制定合理的取栓策略比器械的选择更为重要,遵循科学的取栓策略进行手术才能取得理想的效果。根据目前的研究结果及本中心海军军医大学第一附属医院的实际经验,建议遵循"判定闭塞性质—选择恰当策略—建立适合通路—采用适宜技术"的流程对每一个病例进行思考,再根据本中心的器械情况制定各种手术预案,更加合理安全地实施急性血管再通操作。

对于一些困难病变,例如部分栓塞物比较硬或者分叉部血栓,单一技术可能无法快速开通血管,需要考虑将不同的技术结合运用,或者多种技术交替使用。对于某些存在特殊情况的病例,即使联合运用不同技术,仍然可能无法实现有效开通,因此尚需要应用一些挽救技术。

挽救技术有很多种,包括:血管成形技术、双支架取栓技术等,其中,血管成形术包括球囊成形术、支架成形术等,这些技术虽然目前仍然缺乏高级别循证医学证据的支持,但这些技术的应用可以提高血管再通率,是常规取栓技术的有效补充。当然,这些挽救技术需要谨慎的选择运用,在急性期采用时需要注意其潜在风险。例如在使用支架成形术时,常出现分支血管闭塞的可能,有球囊成形史者可能出现血管再闭塞的问题等。

本节将从策略制定开始详细介绍急性大血管闭塞性缺血性脑卒中的各种常用机械取栓技术。

一、机械取栓术基本思路的建立

首先需要对闭塞病变的性质进行判断。临床表现特点（年龄、发病时间、临床评分、疾病进展速度等）、既往病史（是否合并心房颤动、吸烟史等）、术前影像学表现（闭塞部位、代偿能力等）、术中操作（首过效应、血栓移位等）和术后影像（残余狭窄、远端栓塞、造影剂充盈缺损等）等均可以辅助判定血管闭塞性质，而其中既往病史和栓塞位置对于判定血管闭塞性质尤为重要。栓塞性病变患者往往有比较常见的栓子来源背景：如心房颤动、风湿性心脏瓣膜病等，其闭塞部位容易累及动脉分叉部位（图 3-1），如颈内动脉末端、大脑中动脉分叉部和基底动脉尖等；而动脉粥样硬化性狭窄患者常伴有高血压、糖尿病等危险因素，病变往往位于血管起始部或主干部位，如大脑中动脉 M1 段主干、基底动脉主干、椎动脉 V4 段、颈动脉床突上段等部位。微导管首过效应也是鉴别颅内大动脉粥样硬化性疾病（intracranial atherosclerotic disease，ICAD）的重要方法（表 3-1）。同时，术中一些其他现象及术后的影像学检查和病理也可以帮助我们协同判定。在一些病例中，一些特殊的情况会干扰对于闭塞性质的判定，包括假性闭塞、血管结构异常和大负荷血栓等，下面将逐一进行相关知识点的讲解。

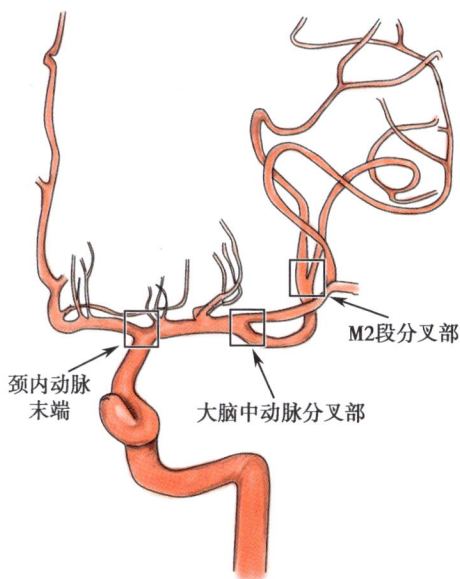

图 3-1　前循环栓塞常见部位

表 3-1　心源性闭塞和在颅内大动脉粥样硬化性疾病基础上
闭塞的鉴别要点

判定因素	ICAD 基础上闭塞	心源性闭塞
合并心房颤动等栓塞高危因素	无	有
发病体征	NIHSS 评分较低	NIHSS 评分较高
闭塞部位	大血管主干	大血管分叉
闭塞部位影像学特征	闭塞段血管形态不规则	"杯口征"等
微导管首过效应	阳性	阴性
微导管通过闭塞段	容易出现弹跳现象	弹跳现象不明显

续表

判定因素	ICAD 基础上闭塞	心源性闭塞
远端分支受累	常无受累	常出现分支栓塞
取栓支架形态	局部束腰征	硬栓塞物出现束腰征
残余狭窄	有残余狭窄	无残余狭窄
血栓病理	含有内膜成分	常无内膜成分

注:ICAD,颅内大动脉粥样硬化性疾病;NIHSS,美国国立卫生研究院卒中量表。

1. 微导管首过效应 微导管首过效应是判定 ICAD 的重要方法。在微导丝和微导管通过闭塞段后,保留微导丝,回撤微导管到闭塞段近端,造影即可显示前向血流恢复,通过闭塞段显示远端血管分支完整,即为首过效应阳性(图 3-2)。

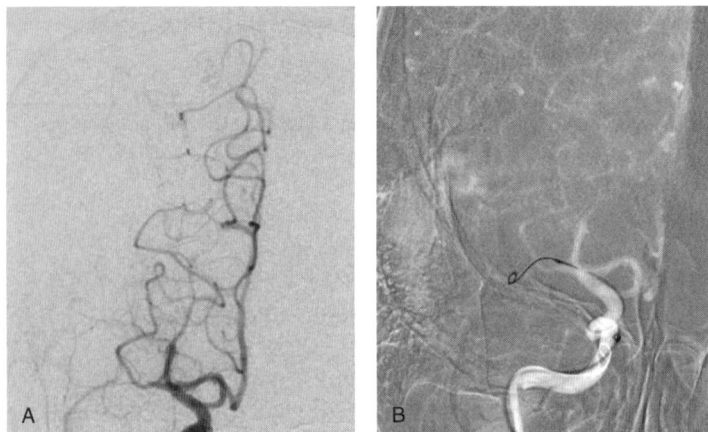

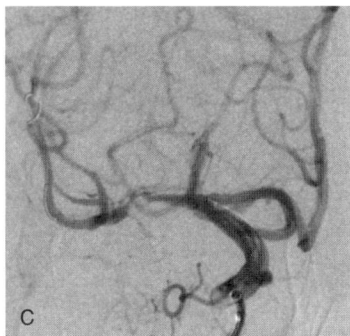

图 3-2 术中微导管首过效应阳性

A. 大脑中动脉主干闭塞；B. 微导管和微导丝通过闭塞段；
C. 通过闭塞段后造影显示血流通过闭塞段显示远端血管分支。

2. **假性闭塞** 假性闭塞是指在大血管闭塞后，由于闭塞段近端没有重要的血管分支，局部血流淤滞，造影剂不能充填管腔，从而在血管影像上显示动脉近端闭塞，而实际的闭塞位置位于更远端的部位(图 3-3)。这种情况最常见于颈内动脉 T 形分叉部闭塞，造影时显示为颈内动脉起始部闭塞。此现象同样可以在大脑中动脉和基底动脉出现。

在临床中，出现颈内动脉起始部造影剂淤滞，除假性闭塞外同样存在其他病变可能，如颈内动脉颈段动脉夹层、颈内动脉大负荷血栓等情况。术中三者之间的鉴别主要依赖于中间导管或抽吸导管向前推进的阻力及超选至远端后再次造影的结果。

3. **血管结构异常** 主要包括血管开窗、早分叉等。

(1)血管开窗：是指由于发育原因，在血管主干出现孤岛样的开窗，血流从开窗两边的细血管向远端汇聚。

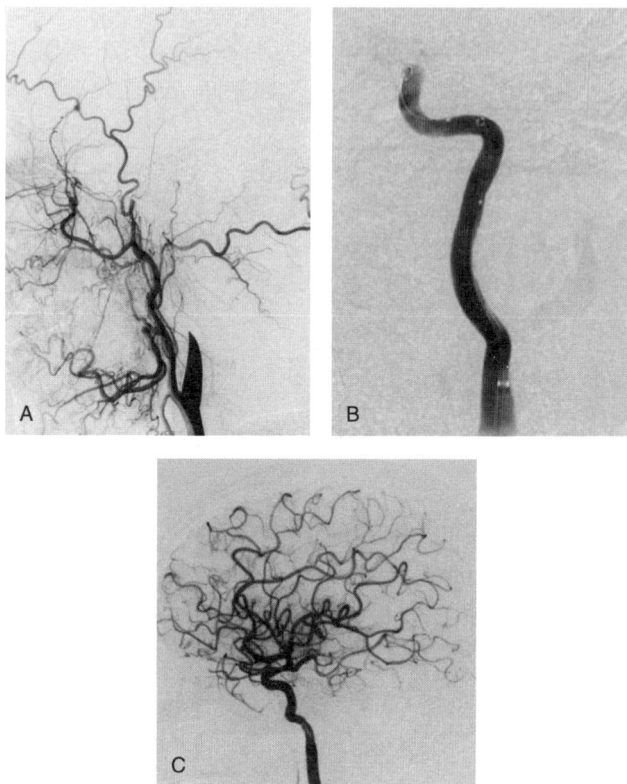

图 3-3 假性闭塞

A. 血管造影显示颈内动脉起始部闭塞,远端不显影;B. 中间导管推进到岩段再次造影显示闭塞在更远端;C. 颈内动脉末端闭塞再通后的血管形态。

开窗最常见于大脑中动脉主干、基底动脉主干和椎动脉 V3 段。血管开窗在取栓中很容易被误诊为是大脑中动脉狭窄,由于开窗两侧的血管往往非常细小,一旦行球囊扩张,很容易出现灾难性后果,因此要注重对此种类型变异的判定,避免相关并发症的发生。

　　鉴别血管开窗主要的方法是依靠病史和术中影像。如果患者存在心源性栓塞的基础疾病,同时栓塞在主干,需要考虑开窗的可能;取栓支架打开后,其形态和狭窄略有不同,可以见到造影剂呈毛刺样突入闭塞段(图 3-4),近端可见栓塞物的充盈缺损,这些均是鉴别血管开窗的重要方法。

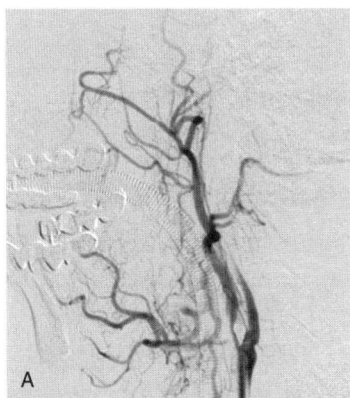

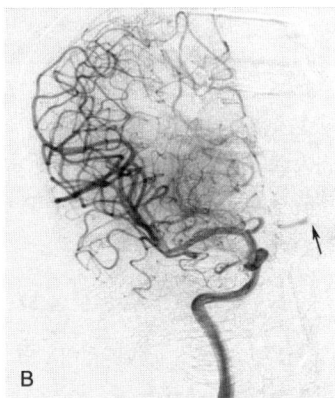

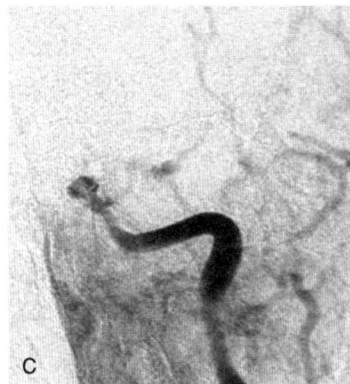

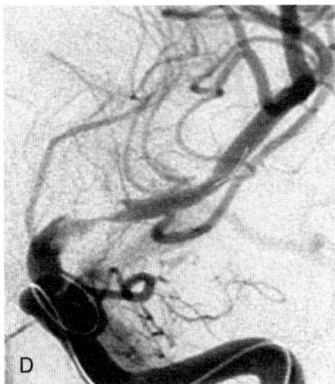

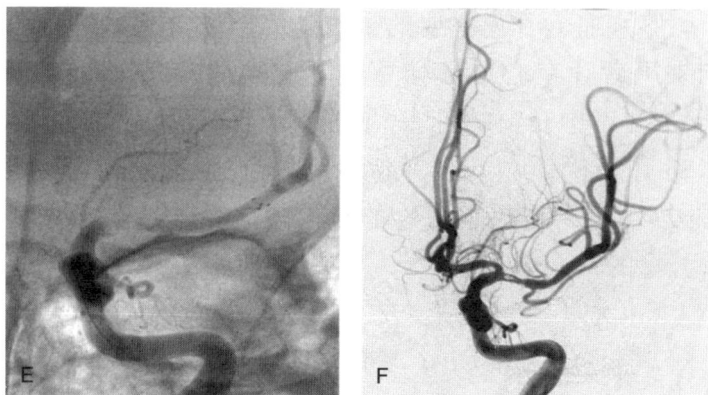

图 3-4 左侧大脑中动脉开窗

A. 右侧颈内动脉闭塞;B. 经过取栓术后右侧颈内动脉再通,造影发现左侧大脑中动脉术中闭塞(箭头所示);C. 左侧颈内动脉造影显示大脑中动脉闭塞;D、E. 行 Revive 和 Solitaire 支架取栓术;F. 血管再通,并显示左侧大脑中动脉主干开窗。

　　(2)血管早分叉:是另外一种常见的血管结构异常。如栓塞物在大脑中动脉早分叉处栓塞,同样可以造成主干处闭塞的假象。由于早分叉处栓塞在取栓过程中可能出现血栓的移动,部分病例可能会出现多次取栓失败导致误认为是在狭窄基础上的闭塞,从而考虑使用球囊扩张或者支架置入等挽救方案。而对于早分叉处的栓塞,采用抽吸技术更容易获得再通,在多次失败后可以尝试多种技术混合使用或双支架取栓等策略。对于早分叉的判定主要依赖于取栓支架释放后,远端管腔和近端血管直径存在明显的差异,这种差异提示可能存在血管早分叉或存在大的分支。

　　4. 在狭窄闭塞的基础上取出的组织在进行病理检查时,可见到内膜成分,多次对狭窄病变进行支架取栓会对内膜成分造成损伤,甚至激活机体纤溶机制导致局部血栓形成,造成血管再闭塞。而这些内膜成分在取栓过程中可能会被取出,其形态和栓塞物不同。在免疫组化中表现为内膜标志的抗体阳性,如CD31 阳性(图 3-5)。

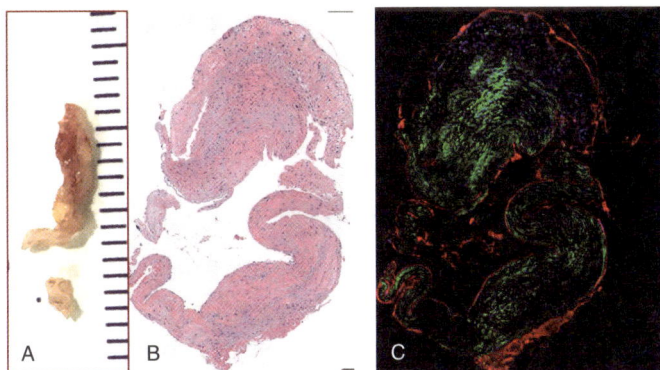

图 3-5 大脑中动脉狭窄闭塞患者行取栓术所取出的内膜成分
A. 取出的内膜成分的整体形态;B. 苏木精 - 伊红染色(HE 染色);
C. 免疫组化结果。

在 ICAD 基础上的闭塞和栓塞的处理在取栓策略上存在明显不同。ICAD 更强调药物的提前应用、观察微导管首过效应,根据情况选择取栓术或者直接球囊支架成形术;而栓塞更强调根据病变的部位和栓塞物的软硬度综合应用不同取栓技术。这些均需要我们对病变有较准确的判断,尤其在顽固性取栓失败的病例中,这种判断显得更加重要。

二、机械取栓术术前准备

(一)麻醉选择

目前对于取栓手术最佳的麻醉方式尚有争论,术者可以根据患者状态、病变部位及范围、合并症的情况等因素选择麻醉方式。对于非优势半球病变,能够配合的患者可采用局部麻醉;对于烦躁不配合、昏迷、后循环闭塞的患者、远端血管闭塞及存在误吸或后续病情需要插管的患者,可行气管插管、全身麻醉。对于一部分稍微烦躁的患者,可使用神经镇静麻醉,使用面罩或喉罩保持氧气的充分供应。在神经镇静麻醉过程中需要密切注意血氧饱和度和生命体征的变化。在局部麻醉及神经镇静麻醉过程中尚需要考虑进行镇痛治疗。

(二)取栓材料的选择

1. 微导丝和微导管的选择 微导管的选择主要是根据支架所能通过的微导管内径进行选择(表3-2)。通常选择内径为 0.021in(1in=2.54cm)的微导管,部分支架可通过 0.017in 的微导管进行释放。微导丝则选择头端较软的 0.014in 的微导丝,头端塑形成小回头弯或 J 形,以减少其头端对远端血管的损伤;对于狭窄性闭塞,J 形微导丝通过困难时,可使用单弯塑形,更有利于通过狭窄段。Traxcess 微导丝头端直径为 0.012in,头端更易塑形成 J 形,同时其尾端可连接延长导丝,可作为长交换导丝通过交换技术使用,因此在使用时更为安全方便。Synchro 微导丝扭控性强,在超选远端血管时具有很好的导向性,同样具有其优势。

表 3-2 机械取栓术常用微导管

产品	近端直径 /F	远端直径 /F	内径 /in	长度 /cm
Rebar 18	2.8	2.3	0.021	153
Rebar 27	2.8	2.8	0.027	145
Prowler Select Plus	2.8	2.3	0.021	150
Trevo ™ Pro 18	2.7	2.5	0.021	150
Headway 21	2.5	2.0	0.021	150
Headway 17	2.4	1.7	0.017	150

2. 导引导管材料的选择 近端血流控制对减少远端栓塞、提高再通率、提高一次取栓再通率及缩短操作时间具有明确影响。因此在取栓技术操作中推荐常规应用球囊导引导管(balloon-guide catheter,BGC)作为通路导管。在选择 BGC 长度时,需要结合患者身高及侧别进行选择。通常右侧颈动脉系统建议使用较长设计的导引导管,左侧使用较短设计的导引导管。在选择 BGC 的内径时还需要结合后续操作及中间 / 抽吸导管对通路内腔的需求。而中间导管的选择要根据导引导管在体外遗留的长度和靶血管的位置进行选择,宜选用有效长度的中间导管(表 3-3)。

表 3-3 机械取栓术常用导引导管

型号	外径	内径 /in	长度 /cm
6F ENVOY MPD	6F (0.079in)	0.070	90、100
6F Chaperon	6F (0.079in)	0.071	95
7F MPA-1	7F (0.092in)	0.078	100
6F long sheath	8F (0.104in)	0.088	65、90
6F NeuronMAX	8F (0.104in)	0.088	80、90
8F MPA 1	8F (0.104in)	0.088	90
8F Stryker BGC	8F (0.104in)	0.078	80、95
9F Stryker BGC	9F (0.116in)	0.085	80、95
8F Flowgate[2]	8F (0.106in)	0.084	85、95

3. 支架的选择 机械取栓术常用支架见表 3-4。

表 3-4 机械取栓术常用支架

取栓支架	公司	主要特点
Solitaire FR, AB , Platinum	美敦力	卷曲设计, 远端无无效段, 可解脱
Trevo	Stryker	可视, 远端无无效段, Baby Trevo 适合远端闭塞病例
Eric	Microvention	一系列相互交错可调节的镍笼, 不需要等待
ReVive SE	强生	远端小网孔设计
Aperio	Acandis	网孔复合设计; 小网孔贴合血管壁; 大网孔和血栓交互作用。小规格支架可配套使用 0.021in 或 0.017in 微导管

续表

取栓支架	公司	主要特点
EmboTrap Ⅱ	强生	双层支架设计；内层具有较强径向支撑力，外层径向支撑力较弱，和血栓接触
Thrombite	通桥医疗	卷曲式设计，S侧边螺旋上升的开放式结构，直径更小，适用于内径≤1.5mm的血管
Stream	Perflow	直径渐变式取栓装置
Reco	尼科医疗	闭环开放卷曲设计，不可解脱

4. 抽吸及中间导管参数　机械取栓术常用抽吸及中间导管参数见表3-5。

表3-5　机械取栓术常用抽吸及中间导管

名称	内径 /in	外径	近端外径	长度 /cm
3Max	0.035	3.8F（1.27mm）［0.050in］	4.7F（1.57mm）［0.062in］	153
4Max	0.041	4.3F（1.42mm）［0.056in］	6.0F（2.03mm）［0.080in］	139
5Max	0.054	5.0F（1.65mm）［0.065in］	6.0F（2.03mm）［0.080in］	132
ACE 60	0.060	5.4F（1.81mm）［0.071in］	6.2F（2.08mm）［0.082in］	132

续表

名称	内径/in	外径	近端外径	长度/cm
Revive IC	0.056	5.0F（1.65mm）〔0.065in〕	5.2F（1.72mm）〔0.068in〕	115,125
DAC 057	0.057	5.2F（1.72mm）〔0.068in〕	5.2F（1.72mm）〔0.068in〕	115,125
Catalyst 5	0.058	5.3F（1.76mm）〔0.069in〕	5.6F（1.86mm）〔0.069in〕	115,125
Catalyst 6	0.060	5.4F（1.81mm）〔0.071in〕	6.0F（2.01mm）〔0.079in〕	132
Sofia 5F	0.055	5.2F（1.72mm）〔0.068in〕	5.2F（1.72mm）〔0.068in〕	115,125
Sofia Plus	0.070	6.3F（2.1mm）〔0.083in〕	6.3F（2.1mm）〔0.083in〕	115,125,131
Navien 058	0.058	5.3F（1.78mm）〔0.070in〕	5.3F（1.78mm）〔0.070in〕	95,105,115,125,130
Navien 072	0.072	6.3F（2.12mm）〔0.084in〕	6.3F（2.12mm）〔0.084in〕	95,105,115,125,130
React 68	0.068	6.3F（2.1mm）〔0.083in〕	6.3F（2.1mm）〔0.083in〕	132

5. 导引导管与抽吸导管之间的兼容性　机械取栓导引导管与抽吸导管常用搭配见表3-6。

表 3-6 机械取栓导引导管与抽吸导管常用搭配

支撑导管/中间或抽吸导管	5F					6F						
	5Max	Navien	Sofia	Catalyst	DAC	ACE 60	Jet 7	Navien	Catalyst	Sofia Plus	React 68	DAC 70
6F ENVOY MPD	+	±	±	-	±	-	-	-	-	-	-	-
6F Chaperon	+	±	+	-	±	-	-	-	-	-	-	-
7F MPA-1	+	+	+	+	+	-	-	-	-	-	-	-
6F long sheath	+	+	+	+	+	+	+	+	+	+	+	+
6F NeuronMAX	+	+	+	+	+	+	+	+	+	+	+	+
8F MPA 1	+	+	+	+	+	+	+	+	+	+	+	+
8F Stryker BGC	+	+	+	+	+	-	-	-	-	-	-	-
9F Stryker BGC	+	+	+	+	+	+	+	+	+	±	+	+
8F Flowgate[2]	+	+	+	+	+	-	-	-	+	-	+	-

注：+ 表示兼容；± 表示部分兼容；- 表示不兼容。

三、机械取栓技术详解

急性大动脉闭塞性缺血性脑卒中的早期血管再通技术主要包括支架取栓和抽吸取栓技术(a direct aspirationfirst pass technique,ADAPT)取栓。在技术的应用中,中间导管和球囊导引导管的搭配使用出现了各种技术的改进,包括中间导管辅助取栓技术(solumbra)、脑卒中抽吸技术(aspiration-retriever technique for stroke,ARTS)、支架联合远端导管抽吸取栓技术(captive)、支架取栓装置辅助真空抽吸技术(stent retriever assisted vacuum-locked extraction,SAVE)等;抽吸技术也实现了各种技术的改进。这些技术有其各自独特的实战技巧和优势,下面将进行技术要点讲解。

(一)机械取栓技术的分类及各自优缺点

机械取栓技术的分类及各自优缺点见表3-7。

表3-7 机械取栓技术的分类及各自优缺点

技术	优点	缺点
支架取栓技术	临床证据充分、有各种不同设计特点的取栓支架可供选择	①微导管、微导丝需要穿越血栓,可能造成血栓移位和血管穿孔;②支架取栓过程中可能出现血管移位、穿支断裂;③支架取栓可能出现血栓切割和血栓移位
抽吸技术	操作简单、对麻醉要求低、患者耐受度高;经济费用低;不需要穿越血栓	部分患者需要支架取栓补救

　　支架取栓和抽吸取栓技术取栓为机械取栓中的两种重要方法(图 3-6),抽吸技术并不劣于支架取栓技术,同样可以作为临床的一线技术。两种方法不能独立看待,将两种方法充分结合使用才能更有效地提高取栓效率。

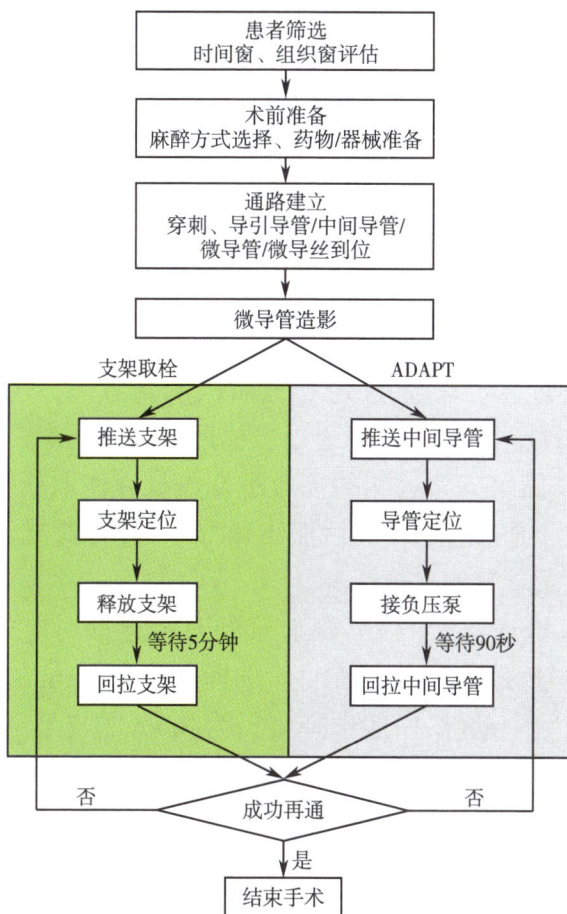

图 3-6　机械取栓流程

（二）标准支架取栓技术

标准支架取栓技术是取栓中支架联合球囊导引导管所采用的一种技术。利用球囊导引导管控制近端前向血流，可以防止取栓过程中近端血流对血栓的冲击，减少血栓的逃逸，进而减少远端栓塞，提高一次性再通率。

1. 操作过程

（1）选择通路：前循环常规选择 9F 或 8F 球囊导引导管，根据兼容性选择中间导管或抽吸导管。微导管选择 0.021in 的，微导丝选择 0.014in 的。

（2）输送微导管微导丝：通路建立后，微导丝塑形成 J 形，协同微导管通过闭塞段，顺时针或逆时针旋转微导丝缓慢通过闭塞段，注意释放后面的张力，防止微导管向前弹跳。微导管至少远于血栓远端一段距离，一般至少 3cm，满足支架远端的无效远端设计并使取栓支架的近端位于血栓主体；最后撤出微导丝，进行微导管造影以确认微导管的在位情况。

（3）推送支架：根据靶血管的直径选择对应的取栓支架型号，颈内动脉系统一般选择直径为 6mm 的支架，对于大脑中动脉，一般选择直径为 4mm 的支架，如远端分支病变拟采用支架取栓的方式进行治疗，需要考虑选用更小规格的支架类型或者偏近释放支架。固定微导管尾端 Y 阀，支架系统进入 Y 阀后保护鞘回水，然后使支架系统紧贴微导管尾端，缓慢推动支架进入微导管，透视下推送支架系统至微导管头端。

（4）定位支架：持续推送支架至微导管头端，直至其支架头端超过血栓段,一般使支架头端与微导管远端重合,同时避免推出微导管外。

(5)释放支架:支架到位后,固定支架推送导丝,缓慢回撤微导管;对于闭合设计的支架,如 Trevo 或 Revive SE,需要在释放远端 1/3 支架后,开始固定微导管并轻柔推送支架;可反复调整整个支架系统张力使支架完全打开。一般认为较为理想的支架位置是支架中后段 1/3 位于血栓主体处。完全释放支架后,可造影观察血栓位置及前向血流,等待 3~5 分钟。在支架释放过程中,需要根据支架类型及显影情况选择不同技术以便更好地打开支架。推挤技术(push and fluff technique, PFT)通过推挤回拉使支架充分打开,同时运用积极释放技术(aggressive capture for fast reperfusion by trevo, ACAPT)在释放支架后推支架推送杆观察支架标记点之间的距离来确定支架是否打开,这两种技术均可以帮助支架打开,促使支架更好地和血栓结合。

(6)支架取栓:准备支架回撤前,先充盈 BGC 以控制前向血流,BGC 内腔保持持续负压吸引。可用扭控器将支架与微导管锁定,整体回撤。当支架系统接近导引导管尾端时,拧开导引导管 Y 阀,撤出支架,继续负压抽吸导引导管。如果回抽血液顺畅,则进行造影确认有无再通。

(7)重复取栓:如需要多次取栓,需要重新收回支架,系统冲洗后方可再次使用。

2. 操作注意事项

(1)微导管造影后要充分用水冲洗,这样能减少取栓支架和微导管之间的摩擦力,如果推送仍然困难,可以在推送导管尾端使用扭控器推送。

(2)在 M2 段释放支架时,完全释放支架可能会由于支架和血管的阻力较大,在回撤时出现血管移位,进而造成血管破裂,因此可采用支架半回收技术。

(3)球囊导引导管的使用需要提前排气,当回收取栓支架时应先充盈球囊,然后再回收取栓支架。注意球囊导引导管不要放在血管拐弯处,同时注意 BGC 远端与动脉管壁的关系。

(4)不同的支架远端设计不同,要根据实际设计情况,决定支架远端所到的位置。

3. 球囊导引导管的使用及其注意事项 使用球囊导引导管的目的主要在于:近端阻断血流,降低血栓远端移位风险,提高一次再通成功率,进行风险控制(图 3-7)。基于以上目的,球囊导引导管的使用及其注意事项如下。

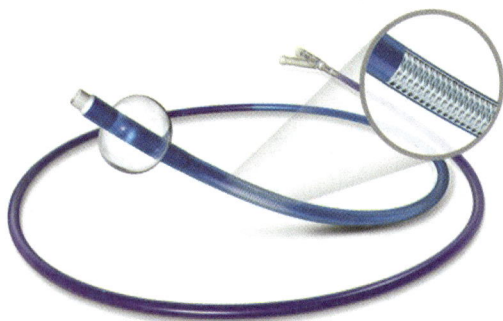

图 3-7 球囊导引导管

（1）充盈和排气：准备 1ml 与 20ml 注射器各一支，两者通过三通连接管连接，其中，1ml 注射器用于充盈，20ml 注射器用于排气。球囊的造影剂充盈剂量一般为 0.4~0.6ml，并根据球囊形态停止充盈，球囊最大充盈量时直径为 10mm，排气时注意注射器和连接处紧密连接。

（2）充盈和排气时机：根据血栓负荷决定充盈时机，对于大负荷血栓中间导管回撤前应充盈球囊，泄球囊前应先确定远端管腔无血栓。

（3）球囊使用注意事项：需要注意 BGC 头端存在无效长度，即造影时 BGC 头端一部分长度不显影，BGC 位置要顺应血管曲度，BGC 在取栓过程中的位移和安全位置，在没有充分确认远端有无血栓的情况下，直接造影可能带来血栓的移位。

（三）支架联合中间导管或球囊导引导管取栓技术

支架取栓技术根据其是否使用中间导管、BGC，以及在支架取栓过程中所采用的不同策略，分别命名为不同的名称，而这些技术的改进的主要目的是降低远端的栓塞并提高血管再通率（图 3-8），其中双支架技术又可分为串联双支架技术和并联双支架技术。

1. solumbra 技术　该技术最早采用 Solitaire 支架取栓和 Penumbra 导管抽吸相组合，并由此创造出新技术名词。在取栓过程中，采用中间 / 抽吸导管接近血栓部位，将取栓支架往回拉至抽吸导管，同时进行抽吸导管负压抽吸，利用支架和中间导管之间的夹持将血栓取出。其优势在于，可增加局部抽吸的作用，并对近端血管分支起到保护作用；此外，可以提高一次性再通率，同时

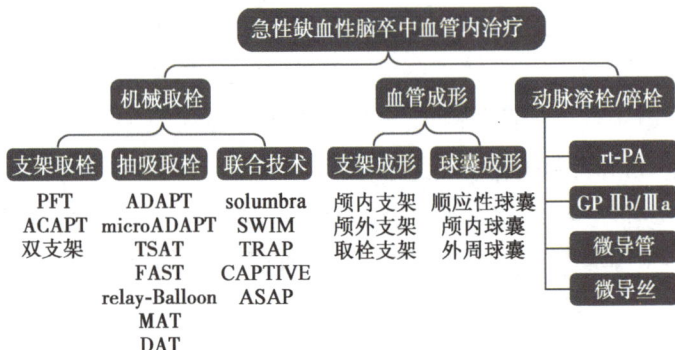

图 3-8 急性缺血性脑卒中血管内治疗分类

ACAPT：积极释放技术；ADAPT：抽吸取栓技术；ASAP：近端保护下
支架回撤技术；CAPTIVE：支架联合远端导管抽吸取栓技术；DAT：双
抽吸技术；MAT：手动抽吸技术；FAST：J 形微导丝辅助抽吸技术；
PFT：推挤技术；solumbra：中间导管辅助取栓技术；SWIM：Solitaire
支架联合中间导管取栓术；TSAT：双阶段抽吸技术；TRAP：Treoo 支
架辅助抽吸技术。

不易在血管弯曲部位出现血栓逃逸。因此，该技术及其
衍生出的其他技术是目前最为常用的技术方式（图 3-9）。

　2. Solitaire 支架联合中间导管取栓术（Solitaire stent

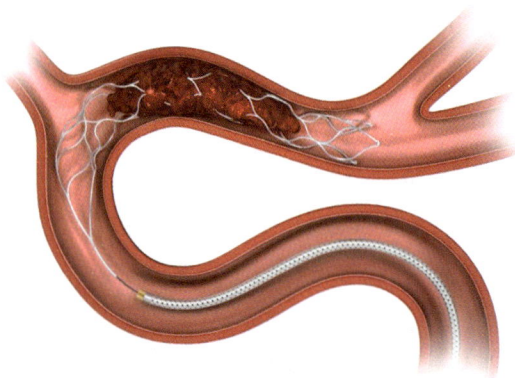

图 3-9　solumbra 技术示意（联合使用中间导管或抽吸导管）

with intracranial support catheter for mechanical thrombectomy，SWIM 技术）联合中间导管进行取栓，先进行支架取栓，将取栓支架拉入中间导管内，支架取出后，再使用中间导管或抽吸导管进行抽吸。SWIM 技术的优势在于能够减少血栓的新发流域栓塞，在支架取栓之后再行抽吸能够将两种取栓技术的优势充分利用。但同时也存在缺陷，主要是如果使用管径较小的中间导管，支架取栓拉进中间导管时可能会刮除支架上的血栓，造成下游区域梗死。因此，此技术更需要大腔的抽吸导管作为支撑。

3. Trevo 支架辅助抽吸（Trevo aspiration proximal flow control，TRAP）技术 是指近端使用球囊 BGC 保护，远端使用 Trevo 取栓支架，联合使用中间导管或抽吸导管的取栓技术（图 3-10）。

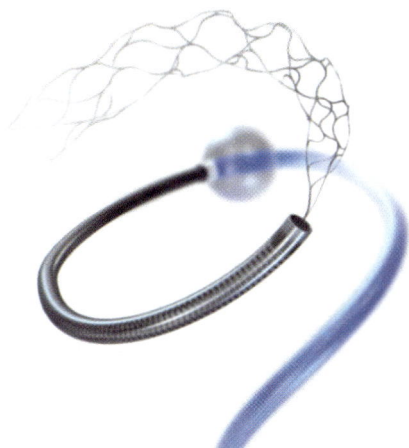

图 3-10 TRAP 技术示意
近端使用球囊 BGC 保护，远端使用 Trevo
取栓支架，中间使用 Catalyst 6。

4. DAC 导管推进技术（advancing the DAC over the stent retriever, ADVANCE） 在取栓过程中,中间导管推向支架近端标记,随后中间导管向前推进,将支架和血栓收进中间导管内,同时抽吸中间导管,使中间导管保持在原位置。

5. 支架辅助真空抽吸技术（stent retriever assisted vacuum-locked extraction, SAVE） 近端常规使用导引导管,支架近端 1/3 和血栓结合,抽吸导管向前推进接触血栓,然后负压抽吸中间导管,轻拉支架并前推抽吸导管,使两者嵌合,使中间导管和导引导管同时负压吸引回撤。

6. 抽吸支架联合技术（aspiration-retriever technique for stroke, ARTS） 近端根据情况使用 BGC,支架取栓联合使用抽吸导管,撤除微导管。优势在于可增加抽吸导管的吸力,减少血栓远端逃逸的概率。劣势在于如果近端不使用 BGC,仍然可能在回拉过程中出现血栓逃逸。

7. 持续负压抽吸取栓术（continuous aspiration prior to intracranial vascular embolectomy, CAPTIVE） 微导管、微导丝通过血栓后,保持中间的导管负压抽吸,打开取栓支架,撤除微导管,向前推进中间导管,直至负压抽吸下逆向血流停止,最后取栓系统作为一个整体一起拉出。

8. 近端保护下支架回撤技术（a stent-retrieving into an aspiration catheter with proximal balloon technique, ASAP） 类似于 SWIM 技术,近端使用 BGC,将与血栓缠结的取栓支架拉进抽吸导管内,在持续负压的情况下将支架系统拉出体外,同时继续保持近端 BGC 充盈,缓慢保持抽吸导管负压抽吸,将残余血栓碎屑抽吸进抽吸导管内。

9. BGC 球囊导管近端保护技术（proximal balloon occlusion fogether with divect thrombus aspiration during stent vetriever thrombectomy，PROTECT） 近端使用 BGC，远端使用抽吸导管，在支架取栓过程中，同时对两者进行负压抽吸。

10. 球囊导管 + 大口径中间导管 + 双抽吸支架辅助技术（balloon guide catheter，large bore distal access catheter，dual aspiration and stent-retriever as standard approach，BADDASS） 此技术主要在近端使用 BGC、大腔中间导管和微导管，用长取栓支架防止血栓远端逃逸，打开支架、卸除微导管，球囊充盈后，负压抽吸 BGC 和中间导管，一起回撤支架和中间导管。在近端 BGC 和中间导管的双重抽吸下，可以降低血栓逃逸。

（四）直接抽吸一次性通过技术

1. 概述 直接抽吸一次性通过（a direct aspiration first pass technique，ADAPT）是首先利用抽吸导管或中间导管对血管进行抽吸取栓的一种技术。大量研究已经证实，支架取栓能够使急性大血管闭塞的脑卒中患者获益。随着两大 RCT 试验（ASTER 与 COMPASS）研究的发表，目前已经证实抽吸取栓的治疗效果并不劣于支架取栓。与支架取栓相比，抽吸取栓技术更简单方便、开通时间短、总体费用较低。《2018 年 ASA/AHA 急性缺血性脑卒中患者早期管理指南》已经将抽吸取栓治疗推荐为临床的一线治疗。

2. 抽吸导管的设计与选择

(1)头端要足够柔软，以确保有较强的到位性，能够到达靶血管。

（2）管腔要足够大，能够保证抽吸效果。

（3）头端抗抽吸能力要强，不容易被损坏。

（4）远端显影清晰、头端设计能够清楚地显示导管位置。

抽吸导管直径主要依据血栓位置选择：① 6F 抽吸导管可到达的位置为颈内动脉末端、M1、基底动脉（BA）尖部；② 5F 抽吸导管可推送至 M1 段或较粗的 M2 近段；③头端较软的抽吸导管可进入大脑前动脉 A1 段、BA 尖部（图 3-10）。常用抽吸导管及中间导管的选择与血栓位置的对应关系见表 3-8。

表 3-8　不同血管位置取栓适用微导管

	ICA	M1	M2	M3	A1	A2	A3	BA	P1	P2	P3
微导管						√	√				√
3MAX				√	√	√			√	√	
4MAX			√		√			√			
ACE 60	√	√	√					√			
Sofia 5F		√	√					√	√		
Catalyst 5F		√	√					√	√		
Catalyst 6F	√	√						√			
Sofia Plus	√	√						√			

注：√表示适用；ICA，internal carotid arter，颈内动脉；M，middle cerebral artery，大脑中动脉；A：大脑前动脉；BA，basilar artery，基底动脉；P，posterior cerebral artery，大脑后动脉；MAX、ACE、Sofia、Catalyst 及 Sofia Plus 为抽吸导管名称。

3. ADAPT 技术的基本步骤

(1)到位技术

1)常规方式:通过同轴技术辅助抽吸导管到达靶血管,在通路建立后,微导丝同微导管辅助抽吸导管到达闭塞近端。

2)微导丝辅助:使用微导丝辅助,直接将中间导管送至闭塞近端。

3)无导丝技术:对于头端比较柔软的抽吸导管,可不在微导管、微导丝的辅助下,直接推送中间导管,送至闭塞近端。无导丝技术首先要求抽吸导管在推送过程中不能有较大的张力,其次要求抽吸导管的头端一定要柔软。一般不建议应用此技术,只在血管条件好且比较平直时可以尝试(图 3-10)。

(2)实施抽吸:在微导管和微导丝的支撑下,抽吸导管到达闭塞近端,接负压抽吸,观察血流是否反流,如有反流轻微推送抽吸导管,如无反流则维持原位置不变,整体维持抽吸至少 90 秒以上,根据反流情况决定是否延长抽吸时间。如果抽吸管中出现反流,可再轻微推送抽吸导管至血栓近端,直到无反流。如果多次推送回撤后仍有血液反流,则可继续推送抽吸导管,直至分叉处。如果完全无反流,则等待 90 秒后即撤除整体系统。整体系统撤除时需要维持近端导引导管负压,减少前向血流冲击并降低血栓逃逸概率(图 3-11)。

(3)抽吸方式:目前抽吸方式主要使用抽吸泵和卡口注射器及自制的注射器。使用抽吸泵时,可以使负压维持稳定;使用卡口注射器时,随着血液的流入负压降低,抽吸效果变差,所以有时采用双卡口注射器。无论采用何种负压,一定要注意负压对远端血管的抽吸效应,单纯支撑导引导管或抽吸导管抽吸可能会有血管变瘪、撕脱或导管变形的可能。

同时,对于采用持续负压抽吸还是脉动式负压抽吸,目前未知,没有充分的依据说明何种方式更为有效。

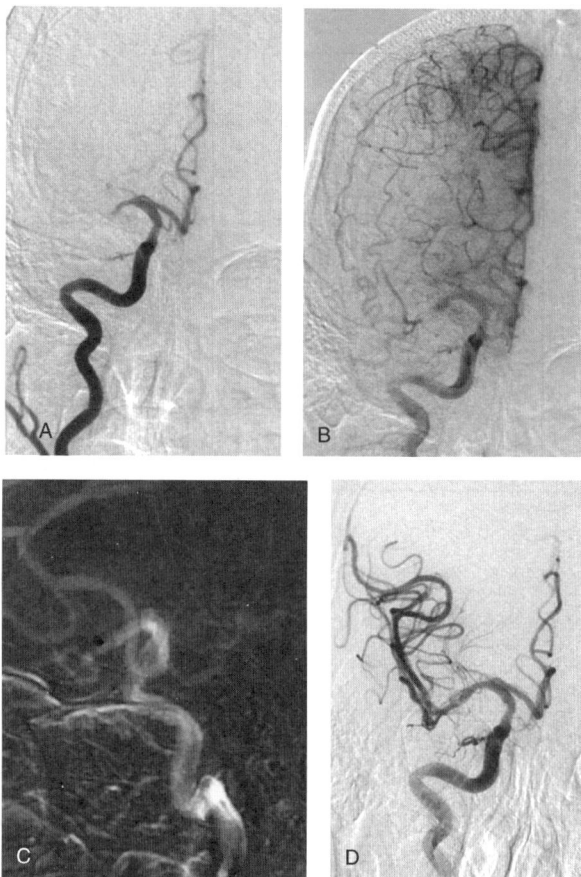

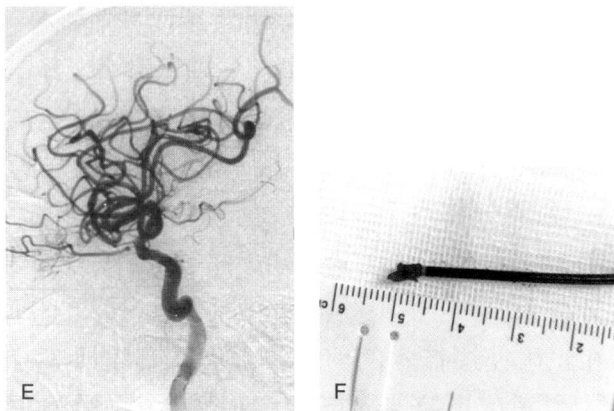

图 3-11　右侧大脑中动脉闭塞抽吸取栓

A. 右侧大脑中动脉主干闭塞;B. 大脑前动脉软膜支血管代偿;C. 采用抽吸导管进行抽吸 90 秒;D、E. 正侧位造影显示血管完全再通,为 3 级再通;F. 抽吸导管头端抓住的栓塞物。

4. ADAPT 技术注意事项

(1)头端塑形:抽吸导管常规不需要塑形,对于需要反复进入靶血管同时每次进入都存在窗台效应的情况,可对头端进行塑形。塑形可使用塑形针或者手工塑形,蒸汽熏蒸 30 秒即可达到塑形效果。

(2)窗台效应:指在抽吸导管推送至靶病变过程中,由于血管分叉影响抽吸导管头端的推进,卡在分叉处而不能推进中间导管的现象。这种效应常见于眼动脉发出处,同时在颈内动脉分叉处和小脑后下动脉(posterior-inferior cerebellar artery,PICA)发出处同样可以出现此效应。

解决方法:①微导管、微导丝尽量超选到远端,然后释放微导管、微导丝张力,使抽吸系统离开血管外侧弧,再推送抽吸导管;②锚定技术。先使微导管、微导丝通过血栓,然后回撤微导管,释放取栓支架,在支架锚定下推送抽吸导管;③抽吸导管头端塑形。在抽吸导管头端塑形后,大部分情况下在再次推进时,会降低窗台效应出现的概率。

(3)技术转换:使用抽吸导管抽吸时,如果连续抽吸2次,在正确使用技术的前提下仍不能有效地对血栓进行减容,可考虑更换取栓技术。出现技术失败的主要原因是抽吸导管和血管长轴成角、血栓较硬等。使用支架取栓技术补救后,在后续取栓过程中,仍可再次转换为抽吸技术,将两者技术的优势相互结合,才能使取栓效率最大化。

5. 其他抽吸技术　在取栓技术发展的早期阶段,术者尝试使用各种方式进行抽吸,包括人工抽吸的手动抽吸技术(manual aspiration technique,MAT),随后是双重抽吸技术(dual aspiration technique,DAT),随着大腔抽吸导管的出现,其与 BGC 结合出现了 PROTECT 技术,同时由于抽吸导管头端十分柔顺,出现了 SNAKE 技术。结合抽吸导管的特点和是否使用 BGC,衍生出了多种抽吸技术,这些技术变化的主要目的是提高操作的快捷性并减少远端血栓的逃逸,适用于不同情况下的抽吸取栓。

(1)SNAKE 技术(蛇形裸导管推送技术):由于抽吸导管的头端比较柔顺,因此部分导管可以在无微导管和微导丝的情况下,直接将抽吸导管向前推进。这种方法的优势是快捷,不需要准备微导管、微导丝,节约时间;劣势在于要求操作人员有较多的操作经验和较强的操控能力,否则在近端大量张力的积聚下,很容易出现血管的损伤。同时由于眼动脉、大脑前动脉等血管开口处容易出现窗台效应,因此单纯的 SNAKE 技术很难使抽吸导管直接到达靶血管。

（2）TSAT 技术（two-stage aspiration technique,双重抽吸技术）:近端使用球囊导引导管,连续保持充盈,先在血栓远端使用 3MAX 抽吸,然后从 5MAX ACE 撤除 3MAX,再开始抽吸 5MAX ACE。

（3）MAT 技术（manual aspiration technique,手工抽吸技术）:采用注射器手工抽吸的方式取栓。将注射器直接与抽吸导管尾端相连进行抽吸。

以上各种技术,可根据实际病变情况、血栓部位、负荷量、血管形态及是否出现窗台效应等情况综合使用,进而便捷、高效地提高一次性血管再通率。

（五）补救技术

补救技术常用于顽固性取栓失败的病例中。顽固性取栓失败的病例一般为支架取栓或抽吸技术取栓至少 2 次以上的病例。造成顽固性取栓失败的原因有多种,包括入路血管迂曲、栓塞部位特殊、栓塞物较硬、血管成角、取栓器材不够完善等多种因素。

1. 取栓困难原因分析

（1）入路血管迂曲:入路血管迂曲可针对性使用不同的入路进行补救,例如使用颈动脉入路或者桡动脉、肱动脉和腋动脉入路技术,具体操作技术见第二章第一节。针对Ⅲ型弓的患者,原则上导丝导管的选择要按照从软到硬、逐步递进的方式帮助导引导管逐步到位进而建立入路。对于股动脉入路困难的患者,可以选择颈动脉、桡动脉、肱动脉或腋动脉穿刺置鞘。

(2)分叉部位血栓:在分叉部位的硬血栓也是取栓失败的原因之一。颈内动脉末端及大脑中动脉分叉处的血栓由于其所在位置特殊的解剖结构,在支架取栓过程中会出现血栓的移位,当取栓支架放在其中一支进行取栓时,血栓会往另外一支移动,同时也会造成对血栓的揉捏,使软血栓变成硬血栓,从而使血栓不能紧密嵌合,造成多次支架取栓失败。

(3)血栓性质:质地较硬的栓塞物较难与支架充分嵌合,而使用抽吸方式有时也很难将栓塞物取出。

(4)血管形态:对于一些特殊形态的血管结构,取栓同样存在困难,例如,大脑中动脉呈现 U 形的,当血栓滞留在 U 形底部时,支架在弯曲处容易出现形变,造成血栓和支架嵌合不全。同时由于动脉呈现 U 形,抽吸导管走行难以和大脑中动脉主干相一致,导致抽吸管口和血栓不能充分接触,进而造成抽吸困难。

(5)取栓器材不够完善:对于较远的小血管闭塞,尤其对于 M3、A3、P3 以远的血管闭塞,在缺乏小的抽吸导管的前提下,采用支架取栓往往可能出现颅内出血的情况。部分血管抽吸导管同样也无法到达,这给血管再通带来一定的挑战。

2. 补救技术　如果在正确使用支架取栓技术或 ADAPT 技术的基础上还不能有效地进行血栓负荷减

容,可使用补救技术。常见的补救技术包括药物动脉溶栓、球囊成形、支架置入补救、双支架取栓、并联双支架技术、串联支架技术、支架交叉取栓技术等多种方式。

(1)药物动脉溶栓:药物动脉溶栓通常在急性支架内血栓形成、远端血管闭塞而常规取栓技术很难到达的情况下使用。常用的动脉溶栓药物包括:尿激酶、重组组织型纤溶酶原激活物(recombinant tissue plasminogen activator,rt-PA)、替罗非班等药物。替罗非班常用的规格有 5mg/100ml 和 12.5mg/50ml,其中 12.5mg 规格的要稀释到 250ml,这样可以统一药物浓度。急性支架内血栓形成,可在微导管到位后经微导管缓慢推注稀释的替罗非班液,将 2~3ml 原液稀释到 15ml,使用 1ml 注射器缓慢推注 15 分钟,观察血流效果,总剂量一般建议控制在 10ml 以内。rt-PA 常用在血栓形成较久(一般在 4.5 小时以内)的支架内血栓或远端血管闭塞,微导管接触溶栓一般先尝试给予 2~3mg 进行观察,使用总剂量控制在 20mg 以内,动态观察用药效果。尿激酶使用剂量一般控制在 20 万 U 以内,同样经微导管内接触溶栓使用。

(2)球囊成形:心源性栓塞或者其他较硬的血栓,在使用球囊成形时可能对血管造成损伤;而较软的血栓,球囊成形则面临随时再次闭塞的风险。

(3)支架置入补救:对于一些质地较硬的栓塞物经过多次取栓后仍不能再通者,可以考虑使用支架置入进行补救。支架的选择以编织支架和径向支撑力强的支架为主,可减少支架外栓塞物向支架内嵌入的概率,且支架能够很好地贴壁,建立血流通路。

支架置入补救的缺陷在于:①支架置入治疗很可能导致分支血管的闭塞;②由于支架置入在血栓内,很快可能形成继发性血栓,造成主干血管闭塞;③支架置入后需要抗血小板聚集治疗,存在颅内出血率增高的风险,且后续可能引起再狭窄等问题。

Solitaire AB 支架有可解脱的特征,有些术者在取栓时会利用这一特征解脱支架。这一使用方式能够节约取栓费用,但是也存在一定的缺陷。由于 Solitaire AB 支架为卷曲设计,在血栓存在的情况下有不能完全打开的可能性,可能会增加支架内急性血栓形成的风险,后续再行球囊扩张等挽救治疗时,微导丝通过支架内管腔会存在一定的困难(图 3-12)。

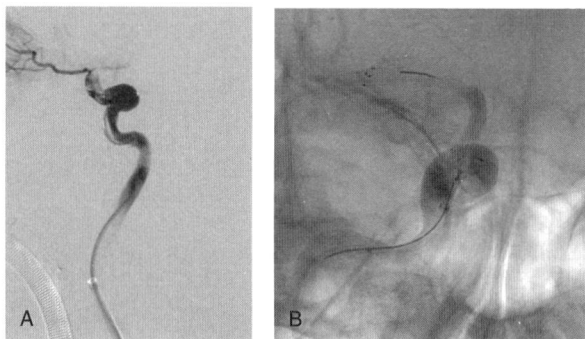

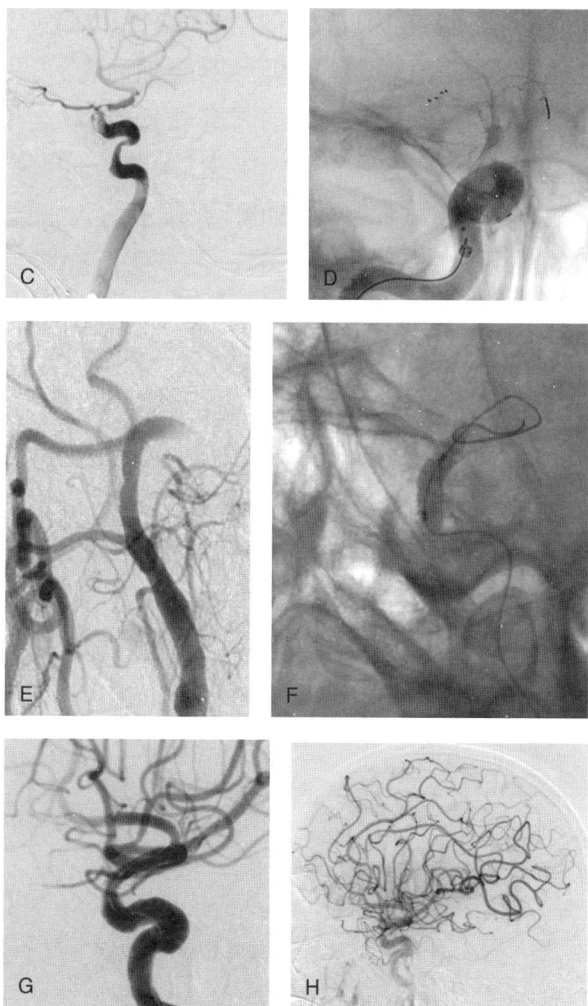

图 3-12 床突上段急性闭塞病例

A. 床突上段急性闭塞病例,经过 3 次抽吸,血管未再通,随后改用支架取栓术仍未再通;B. 随后改用 Solitaire 6mm×30mm 和 Revive SE 串联双支架取栓仍未能再通;C. 造影可见血栓位于虹吸段;D、E. 取栓过程中血栓向颈内动脉分叉处移位,给予 Y 形双支架取栓仍未再通;F、G. 随后给予 Gateway 球囊扩张,并释放 Lvis 支架 1 枚,并给予球囊扩张;H. 造影显示 3 级血管再通。

（4）双支架取栓：对于颈内动脉末端和大脑中动脉分叉处血栓经过多次取栓后仍然不能再通者,可以使用双支架取栓。在颈内动脉末端闭塞患者中,双支架取栓一般选择支架尺寸较小的取栓支架放在较小的分支,另外一个取栓支架放在大脑中动脉主干,由于中间导管内腔直径的限制,在放置一个支架后需要去除微导管才能释放另外一个取栓支架,最后将两个支架一起回拉进入到导引导管内。

1）适用范围：在颈内动脉末端、大脑中动脉分叉、基底动脉尖部和颈内动脉及后交通动脉比较发达的分叉处使用,其安全性尚需要进一步的摸索。在较细的血管分支（如大脑前动脉等分叉处）,目前尚不建议使用。在双支架取栓技术中,有Y形、串联形和双支架交叉等方式,对其可行性均有相关报道,可根据血栓长度及血管形态做出相应选择（图3-13、图3-14）。

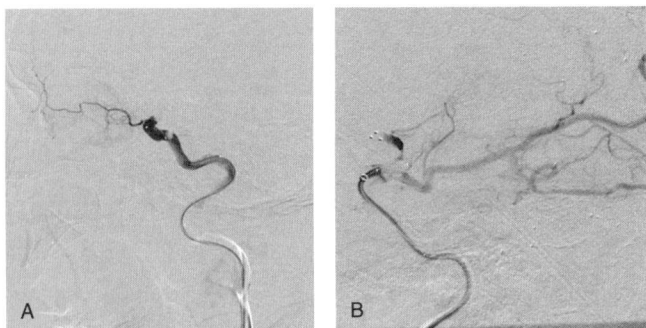

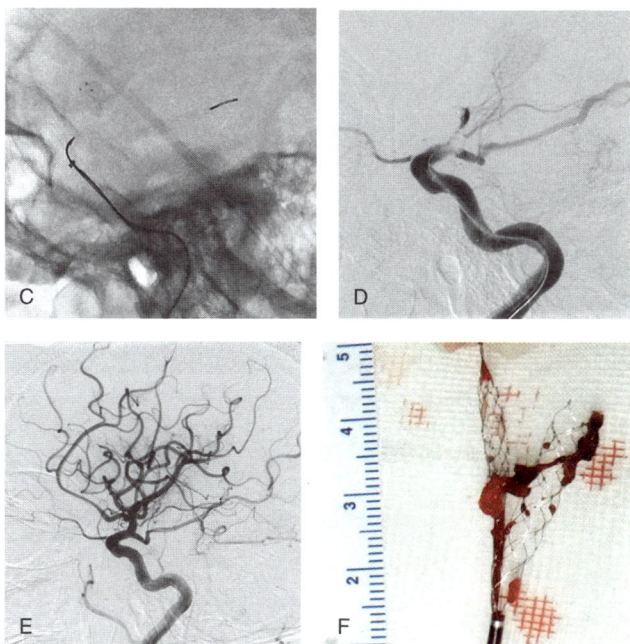

图3-13 颈内动脉末端急性闭塞双支架取栓病例

A. 颈内动脉末端急性闭塞,经过多次取栓后仍未再通;B. Solitaire AB 支架释放后可以见到血栓位于颈内动脉和后交通动脉分叉处;C. 后交通动脉释放 Revive 支架 1 枚;D、E. 双支架释放后同时回拉支架,血管完全再通;F. 双支架和中间导管夹持血栓被拉出体外。

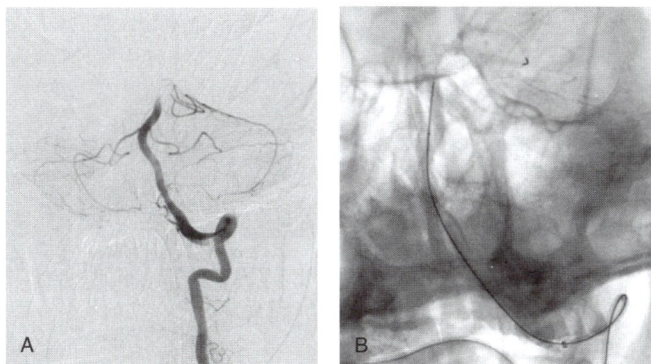

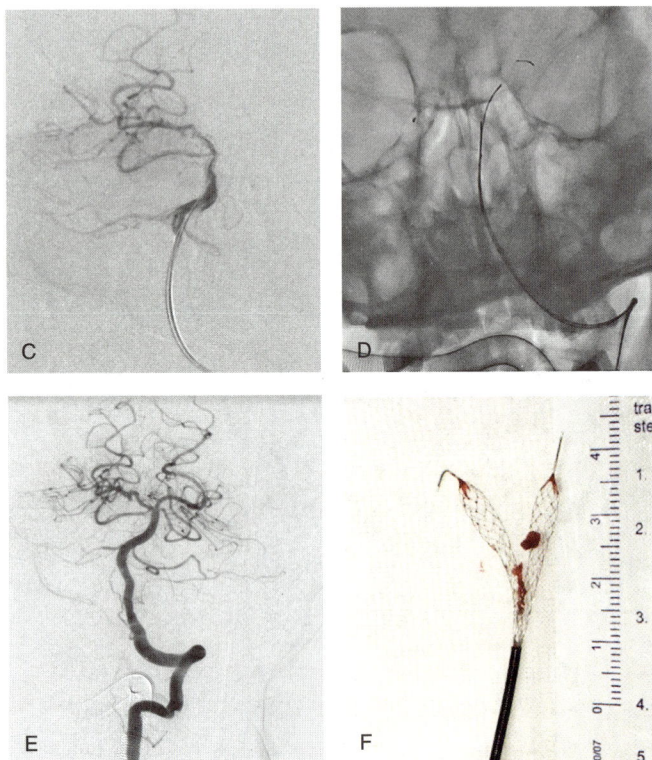

图 3-14　基底动脉急性闭塞双支架取栓病例

A. 基底动脉末端急性闭塞；B. Revive SE 支架释放在左侧大脑后动脉后取栓，基底动脉末端未再通；C. Revive SE 支架释放在右侧大脑动脉取栓亦未再通；D、E. 双 Revive SE 支架释放双侧大脑后动脉后同时回拉支架，基底动脉末端完全再通；F. 双支架和中间导管夹持血栓被拉出体外。

2）操作步骤

A. 使用 8F 导引导管于前循环常规建立通路，可以使用 6F 中间导管；或者使用 6F 导引导管搭配 5F 中间导管或抽吸导管于后循环建立通路。

B. 以颈内动脉末端栓塞为例,微导管、微导丝先超选大脑中动脉,尽量超选到大脑中动脉 M1 段远端,撤出微导丝,输送支架到大脑中动脉 M1 段远端,不释放支架;如果使用中间导管,需要释放支架,并撤出微导管。

C. 微导管、微导丝超选到大脑前动脉 A1 段,撤出微导丝,输送取栓支架。

D. 调整大脑前动脉支架位置,释放支架;调整大脑中动脉支架位置,释放取栓支架;跟进中间导管到取栓支架近端。

E. 造影确认前向血流。释放支架并确认前向血流后,等待 3~5 分钟,同时拉动两支架推送杆尾端,结合系统内负压抽吸,连同中间导管一同撤出体外。

F. 最后造影确认前向血流。

3)注意事项

A. 双支架取栓技术适用于多次抽吸取栓和支架取栓失败的病例,因双支架取栓可能造成血管损伤,因此不建议直接使用双支架取栓技术。

B. 双支架取栓技术用在大脑中动脉分叉闭塞时,支架不能放得太远,否则和血管摩擦力较大,容易造成血管损伤和穿支断裂可能。

C. 使用双支架取栓技术时,建议要使用中间导管支撑,以减少回拉双支架时张力太大所造成的血管位移,从而减少血管损伤的风险。

D. 对于特别扭曲的血管,释放 Solitaire AB 支架可能造成血管意外解脱,因此建议释放不可解脱的支架。

E. 目前认为栓塞所导致的病变更适合采用双支架取栓技术,而对于存在动脉粥样硬化的血管,双支架取栓技术会造成动脉夹层损伤的概率上升。

四、特殊病变取栓策略的制定

虽然材料的更新促进了取栓技术的改进,但是在整个取栓过程中,制定合理的取栓策略仍至关重要。不同病因造成的血管闭塞,其取栓策略明显不同,不同的解剖部位其取栓方法也略显不同。因此,我们在取栓过程中,首先要根据现有的资料分析其可能的病因,再根据术前、术中的影像学检查结果来制定我们的取栓策略。

下面介绍几种特殊病变类型制定取栓策略的建议。

(一) ICAD 基础上的血管闭塞

ICAD 基础上的血管闭塞具备这些特点:①血栓负荷量相对较小,微导管首过效应阳性率高;②血管开通后容易出现再次闭塞;③多次取栓后会出现血管损伤、继发血栓形成、动脉夹层或者远端血流越来越差等情况(图 3-15)。

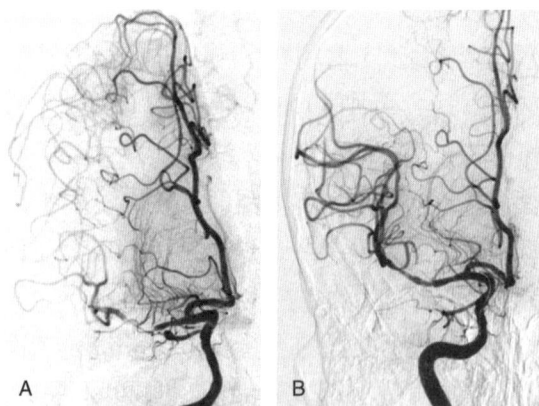

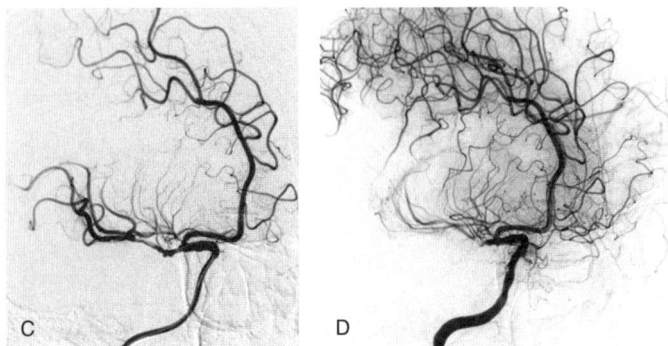

图 3-15 ICAD 基础上的血管闭塞病例

A. 右侧大脑中动脉闭塞;B. Solitaire AB 4mm×20mm 第一次取栓后远端血流有所改善;C. Solitaire 再次释放准备取栓;D. 第二次取栓后大脑中动脉反而出现闭塞。

　　针对以上特点,我们在制定取栓策略时要注重相对应的细节。由于狭窄基础上的闭塞血栓负荷量往往较小,一旦微导管首过效应阳性,且狭窄远端没有血栓,我们便可以采用球囊成形的方式直接进行治疗,这样既可以减少治疗的整体时间,也可以减少支架取栓造成的内膜损伤等(图 3-16)。

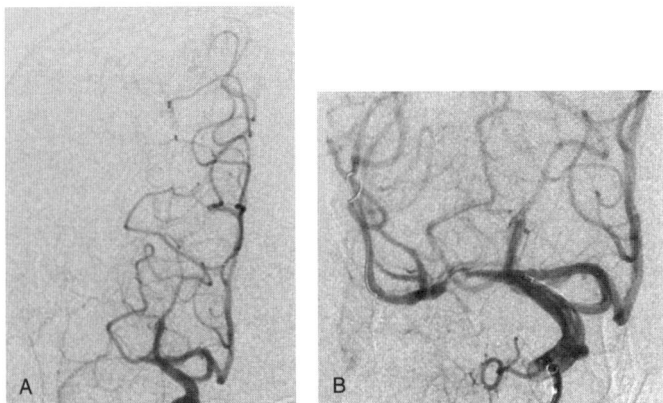

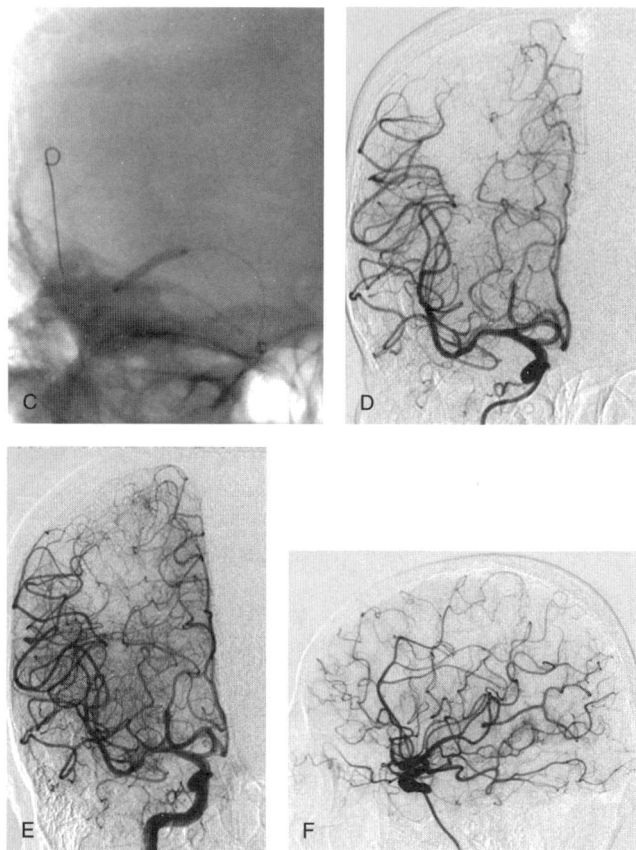

图 3-16 右侧大脑中动脉闭塞病例

A. 右侧大脑中动脉急性闭塞；B. 微导管首过效应阳性；C. 直接使用 Gateway 球囊进行球囊成形；D. 扩张后血管形态改善；E、F. 替罗非班使用后观察半小时，前向血流维持良好。

1. 抗血小板药物的使用　对于术前判断倾向于 ICAD 基础上的血管闭塞病例，需要提前准备替罗非班。当确定为 ICAD 时应提前使用替罗非班，一旦微导管首过阳性即可使用。根据患者体重，可以先静脉推注负荷量,然后用微量泵给静脉维持量,负荷量予以全量,维持量为常规剂量的 2/3。如果进行静脉溶栓,24 小时后复查头颅 CT,如果无出血则使用阿司匹林和硫酸氢氯吡格雷负荷量各 300mg,交叉使用 6 小时后,将替罗非班剂量降低至 1/2 的使用量后继续维持。替罗非班总的使用时间为 36 小时。如果没有进行静脉溶栓,则术后直接给予负荷量双抗药物,口服或与胃管注入交叉使用。对于存在出血转化的病例,可暂停替罗非班的使用,待CT 复查稳定后可继续给予替罗非班。如存在造影剂强化,则可给予 1/2 常规剂量的替罗非班,动态复查头颅CT 后再决定后续用量(图 3-17)。

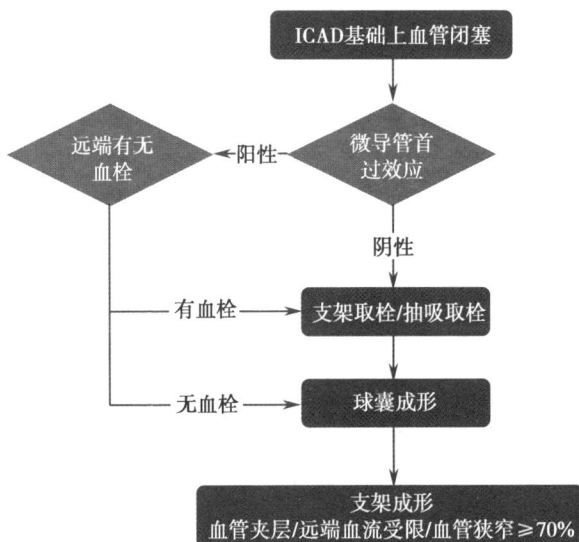

图 3-17 ICAD 基础上的血管闭塞患者处理流程

2. 支架的选择 对于 ICAD 基础上的血管闭塞,一且血管再通,如果存在明显的血管狭窄、远端血流受损或者明显的动脉夹层,此时使用支架是必要的。首先,选择径向支撑力较强的自膨支架,如 Enterprise 2 或者 Neuroform EZ,也可以选择编织支架以减少血栓向支架内的嵌入,如 Lvis;可解脱的 Solitaire AB 支架也可以作为选择,但是一旦出现支架内血栓,后续处理时微导丝容易穿过支架网孔,再处理时会比较棘手(图 3-17)。

3. 支架取栓或吸栓 对于狭窄远端存在血栓的,仍然建议首选支架取栓治疗。从微导管首过效应造影图像上,我们可以大致判定远端是否存在血栓,这些血栓在造影时可能会向远端移位,造成重要分支血管闭塞的可能,由于血栓量较少,也会给取栓造成一定的难度。对于眼动脉段近端的 ICAD 基础上的血管闭塞,如果远端有眼动脉代偿,闭塞近端由于血流淤滞效应,可能有继发血栓的可能,此时使用抽吸取栓是合适的。而对于大脑中动脉 ICAD 基础上的血管闭塞,如果使用抽吸取栓,建议首先使用内腔为 5F 的抽吸导管或中间导管。

(二)串联病变

串联病变是指在近端病变的基础上在远端同时出现具有相关性的闭塞或血栓移位。常见的病变为颈内动脉起始部狭窄急性闭塞,血栓移位至大脑中动脉,同时出现颈内动脉起始部和大脑中动脉的两处病变。串联病变的病因主要有动脉粥样硬化、动脉夹层、栓塞等。

串联病变自然预后相对较差,常规的溶栓治疗可能能够溶解远端的血栓,病情可能会出现一度好转,但是由于近端闭塞性病变,后续出现病情进行性加重的概率较高。串联病变给予急诊取栓及相关处理后,良好预后率在 40% 左右,但是其整体症状性出血率略高于常规取栓。

串联病变的处理原则倾向于先处理远端病变再处理近端病变,但是如果近端病变影响远端病变的处理,则需要先处理近端病变再处理远端病变。这种原则促使出现三种不同的策略:第一种就是先处理远端病变,再对近端病变进行球囊扩张或成形;第二种是先对近端病变进行球囊扩张,再对远端病变进行取栓,然后再在近端病变处置入支架;第三种是先对近端病变进行球囊成形及支架置入,然后再处理远端病变。先处理近端病变再处理远端病变的优势在于快速开通近端血管后,可以提高侧支循环的代偿能力,降低近端病变继发血栓形成和远端血栓移位的发生率,同时建立稳定的远端血管通道。先处理远端病变再处理近端病变的优势在于能尽快实现颅内闭塞血管的再通。这两种原则均有自己的优缺点,由于大部分串联病变所引起的症状、体征是由远端闭塞血管引起的,因此先处理远端病变更加合理。

(三)后循环栓塞

由于后循环血管变异比较多,在取栓中会出现各种技术的变化。首先要判定闭塞性质,选择合适的入路,再选择对应的技术,根据每个患者的血管情况选择取栓策略。

1. 双侧椎动脉发育不对称　双侧椎动脉发育上可能不对称,存在优势椎动脉。对于优势椎动脉,其使用的入路会有所不同,可选择 8F 的导引导管或 6F 的长鞘作为支撑,这样后续可以使用 6F 的中间导管或抽吸导管处理病变。如果双侧椎动脉发育均等,可选择 6F 的导引导管加 5F 的中间导管处理病变,但是可能存在兼容性问题。

2. 双侧大脑后动脉发育异常　由于后交通动脉的存在,双侧大脑后动脉可以出现 P1 段缺如或者管径纤细,在基底动脉闭塞的时候,我们需要首先确定双侧大脑后动脉的发育情况,是否存在胚胎型大脑后动脉,否则在导管导丝超选 P1 段时会存在一定的风险。而超选要根据可能的 P1 段发育情况进行。

3. 基底动脉主干血管变异　基底动脉主干闭塞,可能会存在开窗畸形。由于这种情况容易被误认为是狭窄,一旦行球囊扩张手术,容易出现致命性并发症,因此需要注意鉴别这种血管变异。

4. 取栓技术的选择　对于基底动脉尖部的栓塞,首先建议选择抽吸取栓治疗。基底动脉尖部的闭塞,一般为心源性栓塞,如使用支架取栓治疗,对双侧 P1 段的超选会存在损伤血管的可能;同时由于尖部的干字形结构,支架取栓会出现血栓向对侧移位,回拉过程中会出现血栓的逃逸,不能有效抓取血栓。而使用抽吸取栓治疗对于血管损伤的概率相对较低,可直接抓住血栓主体,廓清尖部的血栓,如果出现尖部血栓碎片向大脑后动脉逃逸的情况,在尖部结构清晰的情况下,再行支架取栓或抽吸取栓,更为安全。

5. 后循环串联病变的处理　后循环串联病变的主要发病原因为在椎动脉起始部的动脉粥样硬化狭窄基

础上的闭塞出现血栓向远端的移位，一般同时出现基底动脉尖部栓塞。这种情况要根据双侧椎动脉的粗细情况决定治疗策略。可以通过正常的椎动脉先进行尖部取栓，获得颅内血管的再通，然后再处理椎动脉起始部的病变；也可以先进行椎动脉起始部的扩张和处理，再通过病变椎动脉到基底动脉尖部进行取栓，最后在椎动脉起始部再进行支架成形。

取栓的策略是整个取栓过程中的根本，而技术只是提高安全性的一个必要条件。在 ICAD 基础上的血管闭塞、串联病变和后循环栓塞的处理中，尤其需要制定合理的手术策略才能减少相关并发症，提高一次性再通率。

(四) 远端小血管闭塞

由于大量循证医学研究均聚焦于颈内动脉颅内段、大脑中动脉 M1 段近端等部位，因此对于这些病变的血管内介入治疗没有异议。但对于大脑中动脉 M2 段远端及以远、大脑前动脉闭塞的患者，血管内介入治疗直接的循证医学证据尚不充分，有待进一步研究。以往的研究显示，静脉溶栓治疗此类患者后血管再通率较高，而支架取栓等治疗方法由于并发症发生率相对较高，因此对于远端分支血管是否可以行血管内介入治疗尚存争议。而真实世界中，尤其是取栓的登记研究中发现，远端分支病变血管内介入治疗所占的比重正在逐渐增加，这从侧面反映出随着技术的成熟和器械工具的改进，远端分支病变的血管内介入治疗正在成为现实。

远端分支病变的血管内介入治疗存在诸多的风险，包括血管移动度大、走行迂曲、转折点多；现有器具的规格与血管本身直径不匹配,支架的径向支撑力增大,造成摩擦力增加,取栓过程中血管移位明显。目前针对远端分支病变的血管内介入治疗,主要有以下几种方式可以选择。

1. 支架取栓 支架取栓仍然是此类病变的最重要的治疗手段,但在处理远端分支病变时,需要注意:支架位置不宜过远;如条件许可,宜选择直径更小、长度更短的支架类型,比如 Baby Trevo 或 Aperio 等;回撤支架前,宜以微导管将支架部分回收,使支架近端形成光滑的锥形,以减少对血管转折处血管壁的损伤;注意支架回撤过程中的张力及血管移位情况,缓慢回撤系统,过度的牵拉可能会导致血管撕裂。

2. 抽吸取栓 抽吸取栓对于此类患者亦适用,但需要注意抽吸导管与靶血管直径间的相互关系。如栓子位于 M3 段,甚至更远位置,可以考虑以较粗的微导管作为抽吸导管应用,一般可选择 0.027in 或更粗的微导管,有学者将此方法称之为 "micro ADAPT" 技术(图 3-18)。

3. 其他方法 在前两种治疗方法均无法再通或由于血管条件限制无法实施时,还有一些方法可以考虑,如将微导管置于血栓栓塞处进行局部接触性溶栓治疗,或者以微导丝 J 形塑形后反复机械碎栓,使之向更远端的血管移位,以尽量减少梗死的体积等。但这些方法均没有统一的应用标准,包括局部接触溶栓的药物及其使用剂量、输注速度等均尚无定论,有待进一步研究。

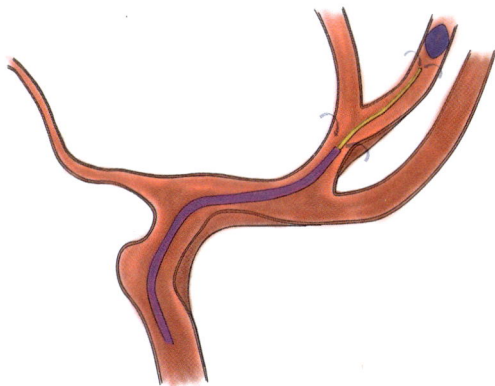

图 3-18 micro ADAPT 技术示意

（李子付 张永巍 张永鑫 张小曦）

参 考 文 献

[1] DELGADO ALMANDOZ J E, KAYAN Y, YOUNG M L, et al. Comparison of clinical outcomes in patients with acute ischemic strokes treated with mechanical thrombectomy using either Solumbra or ADAPT techniques [J]. J Neurointerv Surg, 2016, 8 (11): 1123-1128.

[2] LAPERGUE B, BLANC R, GUEDIN P, et al. First Pass Technique (ADAPT) versus Stent Retrievers for Acute Stroke Therapy: An Observational Comparative Study [J]. AJNR Am J Neuroradiol, 2016, 37 (10): 1860-1865.

[3] LAPERGUE B, LABREUCHE J, BLANC R, et al. Investigators Aster Trial First-line use of contact aspiration for thrombectomy versus a stent retriever for recanalization in acute cerebral infarction: The randomized ASTER study protocol [J]. Int J Stroke, 2018, 13 (1): 87-95.

[4] SIVAN-HOFFMANN R, GORY B, ARMOIRY X, et al. Stent-Retriever Thrombectomy for Acute Anterior Ischemic Stroke with Tandem Occlusion: A Systematic Review and Meta-Analysis [J]. Eur Radiol, 2017, 27 (1): 247-254.

[5] BEHME D, MPOTSARIS A, ZEYEN P, et al. Emergency Stenting of the

Extracranial Internal Carotid Artery in Combination with Anterior Circulation Thrombectomy in Acute Ischemic Stroke: A Retrospective Multicenter Study [J]. AJNR Am J Neuroradiol, 2015, 36 (12): 2340-2345.

[6] COHEN J E, LEKER R R, GOMORI J M, et al. Emergent revascularization of acute tandem vertebrobasilar occlusions: Endovascular approaches and technical considerations-Confirming the role of vertebral artery ostium stenosis as a cause of vertebrobasilar stroke [J]. J Clin Neurosci, 2016, 34: 70-76.

[7] LEE J S, HONG J M, LEE K S, et al. Primary stent retrieval for acute intracranial large artery occlusion due to atherosclerotic disease [J]. J Stroke, 2016, 18 (1): 96-101.

[8] KANG D H, KIM Y W, HWANG Y H, et al. Instant reocclusion following mechanical thrombectomy of in situ thromboocclusion and the role of low-dose intra-arterial tirofiban [J]. Cerebrovasc Dis, 2014, 37 (5): 350-355.

[9] YOON W, KIM S K, PARK M S, et al. Endovascular treatment and the outcomes of atherosclerotic intracranial stenosis in patients with hyperacute stroke [J]. Neurosurgery, 2015, 76 (6): 680-686.

[10] ANSARI S A, KUHN A L, HONARMAND A R, et al. Emergent Endovascular Management of Long-Segment and Flow-Limiting Carotid Artery Dissections in Acute Ischemic Stroke Intervention with Multiple Tandem Stents [J]. AJNR Am J Neuroradiol, 2017, 38 (1): 97-104.

[11] LAVALLEE P C, MAZIGHI M, SAINT-MAURICE J P, et al. Stent-assisted endovascular thrombolysis versus intravenous thrombolysis in internal carotid artery dissection with tandem internal carotid and middle cerebral artery occlusion [J]. Stroke, 2007, 38 (8): 2270-2274.

[12] FIELDS J D, LUTSEP H L, RYMER M R, et al. Merci Registry Investigators Endovascular mechanical thrombectomy for the treatment of acute ischemic stroke due to arterial dissection [J]. Interv Neuroradiol, 2012, 18 (1): 74-79.

[13] PFAFF J, HERWEH C, PHAM M, et al. Mechanical Thrombectomy of Distal Occlusions in the Anterior Cerebral Artery: Recanalization

Rates, Periprocedural Complications, and Clinical Outcome [J]. AJNR Am J Neuroradiol, 2016, 37 (4): 673-678.

［14］KLISCH J, SYCHRA V, STRASILLA C, et al. Double solitaire mechanical thrombectomy in acute stroke: effective rescue strategy for refractory artery occlusions？[J]. AJNR Am J Neuroradiol, 2015, 36 (3): 552-556.

［15］LEVY E I, SIDDIQUI A H, CRUMLISH A, et al. First Food and Drug Administration-approved prospective trial of primary intracranial stenting for acute stroke: SARIS (stent-assisted recanalization in acute ischemic stroke)[J]. Stroke, 2009, 40 (11): 3552-3556.

［16］LEVY E I, RAHMAN M, KHALESSI A A, et al. Midterm clinical and angiographic follow-up for the first Food and Drug Administration-approved prospective, Single-Arm Trial of Primary Stenting for Stroke: SARIS (Stent-Assisted Recanalization for Acute Ischemic Stroke)[J]. Neurosurgery, 2011, 69 (4): 915-920; discussion 920.

［17］XAVIER A R, TIWARI A, KANSARA A. Angioplasty and stenting for mechanical thrombectomy in acute ischemic stroke [J]. Neurology, 2012, 79 (13 Suppl 1): S142-S147.

第三节　头颈部动脉粥样硬化性狭窄

一、颈动脉狭窄

颈动脉狭窄是导致缺血性脑卒中发病的重要因素。临床数据表明,25%~30%的颈动脉狭窄与缺血性脑卒中密切相关。90%以上的颈动脉狭窄由动脉粥样硬化所致,其他原因还包括慢性炎症性动脉炎(Takayasu动脉炎、巨细胞动脉炎、放射性动脉炎)、纤维肌发育不良、颈动脉迂曲等。根据既往6个月内是否有过短暂性脑缺血发作、患侧颅内血管导致的轻度或非致残性脑卒中等临床症状中的一项或多项,将颈动脉狭窄分为症状性颈动脉狭窄和无症状性颈动脉狭窄。

(一)临床表现

颈动脉狭窄主要引起视网膜和/或脑部缺血症状,主要包含两类机制,即狭窄引起的血流灌注不足及栓塞造成的视网膜或颅内动脉闭塞。其临床表现因累及的血管不同而表现不一。常见临床表现包括:头晕、头痛、晕厥、一过性单眼黑矇、失明、肢体感觉及活动障碍、言语功能障碍等。颈动脉重度狭窄或闭塞时可以表现为思维模糊、肢体偏瘫、失语或意识障碍等。

(二)诊断与辅助检查

颈动脉狭窄的诊断必须通过病史采集、体格检查和相关辅助检查结果结合来确立。

1. 诊断 存在颈动脉狭窄相关的临床表现,或已经发生与颈动脉狭窄相关的缺血性脑卒中事件,包括短暂性脑缺血发作(TIA)和/或脑梗死。

2. 辅助检查 颈动脉狭窄常用的辅助检查方法包括彩色血流多普勒超声、头部/颈部 CT 血管成像(CTA)/磁共振血管成像(MRA)、磁共振管壁成像和数字减影血管造影(DSA)等。除急诊患者以外,术前至少应进行两项及以上的辅助检查以相互印证。

(1)彩色血流多普勒超声:包括实时声像图检查、多普勒血流动力学检查和三维血管成像检查等,能准确提供病变范围、狭窄程度、斑块性质、管壁厚度及血流速度等信息。由于该检查受操作者的经验及设备情况等影响较大,主要适用于可疑颈动脉狭窄患者的筛查。

（2）头部 / 颈部 CT 血管成像（CTA）：能区分细微的密度对比度差异，在诊断血管壁钙化方面具有独特优势；在管腔狭窄程度的判断上，与血管造影诊断的符合率为 90% 左右。由于需要注射含碘类的造影剂，对造影剂过敏或碘剂过敏者慎用。

（3）头部 / 颈部磁共振血管成像（MRA）：对颈动脉狭窄的诊断效果与 CTA 相似，但对钙化的显像和判断方面较 CTA 差。在血管狭窄程度的判断上，MRA 易夸大病变的严重程度，常无法准确区分严重狭窄和闭塞；与血管造影诊断的符合率与 CTA 类似，在 90% 左右。

（4）磁共振管壁成像：管壁成像能较清晰地显示局部病变的性质、斑块的稳定性及是否存在斑块内出血等。由于磁共振管壁成像检查时间较长，且需在密闭环境下进行，对于不能配合或存在幽闭恐惧症的患者不适用。

（5）数字减影血管造影（DSA）：DSA 目前是诊断颈动脉狭窄的"金标准"，能准确显示血管的狭窄程度和范围、血流状态及侧支循环的代偿情况，是判定狭窄程度和制定治疗方案的最终依据。DSA 上颈动脉狭窄程度判断和分级方法参照北美症状性颈动脉内膜切除试验法（North American symptomatic Carotid Endarterectomy Trail，NASCET）中的评定标准，即轻度狭窄（<30%）、中度狭窄（30%~<70%）、重度狭窄（70%~99%）和完全闭塞（闭塞前状态测量狭窄度>99%）。

（三）治疗方法

颈动脉狭窄包括药物治疗和手术治疗。手术治疗包括外科手术和介入手术两种方式。介入手术由于其微创和适应证广的特点,近年来得到临床医师的广泛认可。本部分内容主要介绍颈动脉狭窄的介入手术治疗。颈动脉狭窄是否需要手术治疗,主要依据为是否为症状性颈动脉狭窄及狭窄的严重程度。

1. 颈动脉狭窄介入手术治疗的绝对适应证

(1)症状性颈动脉狭窄,且无创血管检查提示颈动脉狭窄度 ≥ 70% 或血管造影发现狭窄度 ≥ 50%。

(2)颈动脉狭窄度 ≥ 50% 且伴有明确的溃疡形成和 / 或不稳定斑块者。

2. 颈动脉狭窄手术治疗的相对适应证

(1)症状性颈动脉狭窄:无创血管检查提示颈动脉狭窄度为 50%~69%。

(2)无症状性颈动脉狭窄:无创血管检查提示颈动脉狭窄度 ≥ 70% 或血管造影发现狭窄度 ≥ 50%。

(3)无症状双侧颈动脉狭窄:无创血管检查提示颈动脉狭窄度为 50%~70%,但需要进行全身麻醉的重大手术者,为预防发生术中脑缺血可在术前行单侧(优势侧)颈动脉血管成形术。

3. 颈动脉狭窄介入手术治疗的禁忌证

(1)无症状性颈动脉慢性完全闭塞。

(2)颈动脉完全闭塞,病变长度 >10mm,伴有影像学检查证实的血管内血栓和多段狭窄者。

(3)3 个月内有颅内出血病史。

(4)2 周内曾发生心肌梗死或大面积脑梗死。

(5)伴有颅内动脉瘤不能提前处理或者同时处理者。

(6)胃肠道疾病伴有活动性出血者。

（7）难以控制的高血压。

（8）对肝素及抗血小板类药物有禁忌证者。

（9）对造影剂过敏者。

（10）重要脏器如心、肺、肝、肾等严重功能不全者。

（11）妊娠期女性。

4. 手术时机的选择

（1）急性缺血性脑卒中在发病 4~6 周手术较为安全，对于近期出现症状性发作，影像学检查提示有不稳定斑块时应争取尽早手术，建议于 2 周内手术。

（2）对于 TIA 或轻微脑卒中患者，如果没有早期血管重建术的禁忌证，可以在事件出现 2 周内进行干预。

（3）如为双侧病变，根据临床情况两侧手术可以间隔 2~4 周，有症状侧和 / 或狭窄严重侧优先手术。

5. 介入治疗

颈动脉狭窄的介入治疗术式包括球囊扩张成形术和支架成形术。

（1）动脉粥样硬化性颈动脉狭窄直接选择支架成形术，不推荐做单纯球囊扩张治疗。

（2）纤维肌发育不良（fibromuscular dysplasia，FMD）和大动脉炎引起的颈动脉狭窄推荐首选球囊扩张成形术，球囊扩张成形术中发生动脉夹层等并发症时可行支架成形术治疗。

（3）动脉粥样硬化性颈动脉狭窄行支架成形术治疗，术中推荐使用脑保护装置。

6. 麻醉方式　包括局部麻醉和全身麻醉。

（1）颈动脉颅外段狭窄病例，推荐在局部麻醉下行介入治疗。

(2)颈动脉颅内段闭塞病例,建议在全身麻醉下进行治疗;若手术操作不复杂且患者能耐受,也可考虑在局部麻醉下治疗。

(3)颈动脉颅外段狭窄病例,因患者害怕、担心等不能配合在局部麻醉下治疗的,或其他疾病不适宜局部麻醉下治疗的,或术者认为不适宜在局部麻醉下手术者,建议在全身麻醉下治疗。

(4)颈动脉颅内/外段狭窄,存在术后高灌注风险需要严格控制血压的,推荐在全身麻醉下行介入治疗。

(四)术前准备

1. 患者准备　对于行脑血管造影的患者应于术前掌握患者的临床资料,包括现病史和既往史,尤其是有无造影剂过敏史。术前对患者进行详细查体,有助于术中、术后对比观察患者神经功能的变化。

(1)术前完善患者的血常规、凝血功能、肝肾功能、血脂、同型半胱氨酸等检查,同时需要进行自身免疫指标检查以排除动脉炎造成动脉狭窄的可能。

(2)术前完善颈动脉 B 超检查以明确斑块性质、形态、内 - 中膜厚度。

(3)完善影像学检查:头颈部 CTA/MRA 检查评估斑块性质、颅内血管侧支代偿情况及有无其他部位病变;头颅 MRI/ 磁敏感加权成像(SWI)评估有无新发脑梗死、出血/ 微出血及脑梗死范围等;有条件的建议完善头颅 CT/MRI 灌注以评估颅内血运状态。

(4)术前备皮:颈动脉狭窄介入治疗入路一般选择

股动脉,术前需要会阴部备皮;同时需要了解患者股动脉及足背动脉的搏动情况,必要时行下肢动脉血管超声或血管影像学检查。

(5)拟行桡动脉穿刺者,需行桡动脉 Allen 试验;若 Allen 试验阳性,不建议行桡动脉穿刺。

(6)安抚患者及其家属的紧张情绪。

(7)对于行全身麻醉治疗者,术前禁食、水 8 小时以上。

(8)对患者的基础疾病相关指标进行控制,如血压、血糖等。

2. 医护准备

(1)签署知情同意书:在术前与患者及其家属充分沟通,向患者及其家属充分交代检查的必要性,简要操作过程,需配合医师的注意事项,术中、术后可能的不适感,可能出现的并发症及相应的处理方案。取得患者及其家属同意,并签署知情同意书。

(2)药物准备:主要指抗血小板聚集药物的准备。建议术前至少 3~5 天使用阿司匹林(100~300mg/d)加氯吡格雷(75mg/d)进行双联抗血小板聚集治疗。有条件者可以进行血栓弹力图或基因检测,根据检测结果提示的对于抗血小板聚集药物的耐受程度决定是否更换替代药物。

(3)对于造影前预判可能的解剖变异或是路径困难,提前做好介入器材和技术准备。

(4)护理人员做好术后护理准备工作,如心电监护设备、呼吸机等。

（5）需要全身麻醉治疗者，提前通知麻醉医师做好准备工作，包括患者的评估、术前谈话及麻醉药品等的准备。

（五）技术要点

股动脉穿刺成功后，完成脑血管造影，测量颈动脉狭窄度，制定治疗策略，选择合适的器械并完成介入治疗。整个介入操作过程中需要静脉注射肝素抗凝。首次剂量一般根据体重按 0.67mg/kg 的剂量静脉推注；1 小时后给予首次剂量的 1/2 量，以后每小时给予10mg，整个操作过程保证 ACT 在 250~300 秒。所有的导管、鞘管等材料均需要经肝素盐水冲洗后使用，并加压滴注持续冲洗各种导管，以降低术中血栓栓塞事件的发生率，但具体的使用剂量和方法尚未达成统一。

1. 器械的选择

（1）动脉穿刺鞘的选择：主要取决于主动脉弓和颈动脉的迂曲程度。常规选择 8F 的动脉穿刺鞘（短鞘）；若入路迂曲或变异时，可以考虑使用 8F 的长鞘以增加系统的稳定性。处理颈总动脉近端病变时保持鞘的稳定十分重要，因为在近端操作时非常容易把鞘顶出靶血管。

（2）导丝的选择：由于支架和球囊导管均使用0.014in 导丝，所以应常规备用 0.014in 180cm 的导丝，以便在不适用远端保护伞的情况下使用；若需要采用交换技术时，需要准备 300cm 的导丝。

（3）球囊的选择：根据测量的颈总动脉管径选择球囊，所选球囊充盈后直径一般不宜超过狭窄远端正常血管的直径。如果术前颅内低灌注严重，侧支代偿较差，可采用分期治疗；一期先用小球囊扩张，二期再考虑支架成形。

（4）支架的选择：颈动脉支架均为自膨胀式，分为开环和闭环，其网孔面积大小也有不同，应根据病变解剖和病理形态特征确定。建议使用比正常颈动脉直径大1~2mm的支架，长度应覆盖病变两端正常管腔。如果狭窄从颈总动脉延伸至颈内动脉，也可以考虑使用锥形支架。常用颈动脉支架见表3-9。

表3-9 常用颈动脉支架

类型	商品名	支架类型	尺寸（直径 × 长度）/mm×mm
不锈钢（编织支架）	Wallstent	直形	(5,7,9) × (30,40,50)
镍钛合金（开环）	Acculink	锥形 直形	(10~7,8~6) × (30,40) (5,6,7,8,9,10) × (20,30,40)
	Precise	直形	(5,6,7,8,9,10) × (20,30,40)
	Protégé	锥形 直形	(8~6,10~7) × (30,40) (6,7,8,9,10) × (20,30,40,60)
镍钛合金（闭环）	XACT	锥形 直形	(6~8,7~9,8~10) × (30,40) (7,8,9,10) × (20,30,40)
混合型支架	Critallo	锥形 直形	(9~6) × (30,40),(10~7) × (30,40) (7,9,11) × (20,30,40)

（5）保护装置的选择：使用保护装置的目的是减少操作过程中脱落栓子进入颅内引起的栓塞事件。保护装置可分为近端球囊闭塞型保护装置、远端滤过型保护

装置(孔膜状材料滤器、金属丝编制滤器)、远端球囊闭塞型保护装置(图3-19)。目前,最常用的是远端滤过型保护装置——保护伞,其具有不中断血流、术中可造影观察等优点,可用于大部分患者。使用保护伞要求狭窄远端具备较好的血管条件,如果狭窄远端迂曲成角,无理想位置释放或可能造成回收困难,可考虑近端保护装置。在颅内大脑动脉环发育不良、近端血管迂曲、Ⅲ型弓的情况下,不推荐使用近端保护装置。三种常用保护装置的优缺点对比见表3-10。

表3-10 常用保护装置优缺点对比

装置名称	优点	缺点
近端球囊闭塞型保护装置	1. 在通过狭窄操作前实现血管完全保护 2. 操作者可选择不同的导丝 3. 在整个手术过程中避免栓塞	1. 操作繁琐,需要大的血管鞘 2. 装置输送时不能动态造影观察 3. 球囊闭塞后,缺血耐受能力明显降低 4. 造成远端的颈外动脉或颈总动脉管壁损伤的潜在风险
远端滤过型保护装置	1. 维持前向血流 2. 手术过程中可造影观察 3. 某些装置可选择独立导丝操作 4. 与远端球囊闭塞型保护装置相比很少产生管壁损伤	1. 不能捕获所有栓子碎片 2. 在保护装置回收过程中,不能充分评估是否完全回收捕获的栓子 3. 滤器可能被阻塞 4. 输送或者回收导管可能引起栓塞 5. 支架可能影响滤器回收

续表

装置名称	优点	缺点
远端球囊闭塞型保护装置	1. 可对颈内动脉远端完全保护 2. 通过性好 3. 柔韧性好 4. 一种球囊规格适合所有血管	1. 保护过程中没有前向血流，2%~5% 的患者不能耐受 2. 输送时可能引起栓塞 3. 球囊扩张可能造成管壁损伤 4. 保护过程中无法造影 5. 操控性能一般

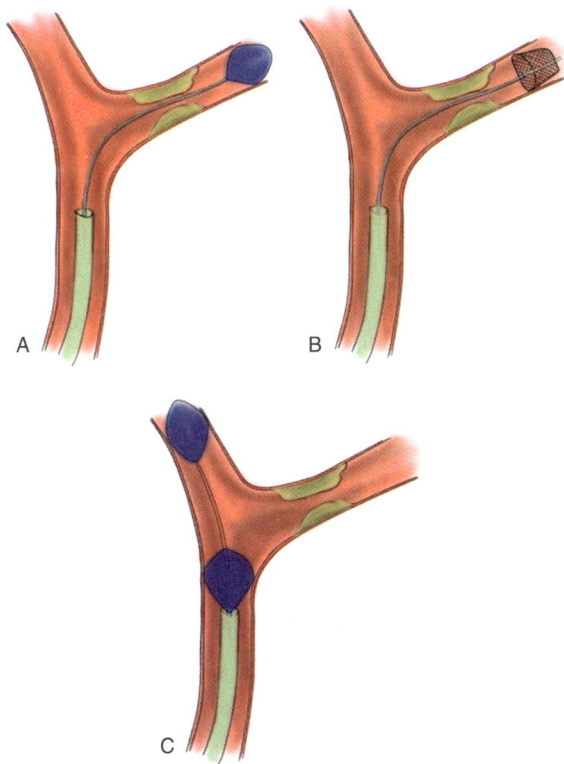

图 3-19 三种脑保护装置示意

A. 远端球囊闭塞型保护装置；B. 远端滤过型保护；

C. 近端球囊闭塞型保护装置。

2. 器械及药品的准备 确定所需器械后,操作前还需要做必要的准备工作。

(1)球囊排气:用浓度为 50%~67% 的造影剂,通过负压抽吸的方式将球囊的空气置换,用生理盐水从球囊头端冲洗导丝通道及支架输送系统的头端和尾端,确保支架输送鞘及快速交换导丝通道水化。

(2)用肝素水湿化保护伞,排空保护伞内的空气;冲洗保护伞回收装置,备用。

(3)检查拟置入支架及输送装置的完整性,湿纱布擦拭导丝、湿化支架输送管。

(4)对于颈内动脉起始部狭窄者,术前需要备阿托品、多巴胺等必要的急救药品,以防止球囊扩张和/或支架置入后颈动脉窦反射导致的血压和心率下降。

3. 操作步骤及要点

(1)导引导管到位:利用同轴导管技术,将导引导管在 125cm 造影管、0.035in 泥鳅导丝辅助下输送至颈总动脉狭窄近端。与处理颈内动脉狭窄不同,处理右侧颈总动脉开口处狭窄有时需要将导引导管先通过头臂干放在锁骨下动脉,否则导管会直接进入颈总动脉(common carotid artery,CCA);撤下造影管和泥鳅导丝,将导引导管或长鞘推送到狭窄病变近端。入路血管扭曲,导引导管无法提供稳定支撑时,必要时可以选用加硬微导丝(如 SV-5 等)超选至颈外动脉或锁骨下动脉(治疗右侧颈总动脉时)以提供支撑。

(2)保护伞到位:治疗颈总动脉和/或颈内动脉起始部狭窄时,需要置入保护伞以预防斑块脱落导致的远端血管栓塞；根据狭窄程度及导丝通过狭窄段的难易程度选择合适的保护伞。具体释放点根据颈总动脉的长度及狭窄部位决定，目的是为支架释放预留安全距离；同时控制导丝远端到保护伞远端的距离在 3cm 左右。一般不推荐在保护伞置入之前扩张血管，但是对于狭窄严重保护伞无法通过的情况，可以考虑先用 2mm 的球囊予以预先扩张。保护伞一旦释放，便可利用保护伞导丝输送球囊和支架。颈内动脉颅内段狭窄的治疗一般不用保护伞。

（3）球囊预扩张：对于颈内动脉起始部中 - 重度狭窄或颅内段重度狭窄者，支架置入前需要用球囊预扩张，直接置入支架可能会导致支架无法充分打开。颈内动脉颅内段中度狭窄且选择置入球囊扩张支架治疗时，可以不行球囊预扩张。球囊到位后，对于颈内动脉起始部狭窄扩张时应快速充盈球囊，待球囊充盈达到设定压力且狭窄明显改善时，便可泄球囊、撤回、行造影确认。对于球囊扩张前的慢心率和低血压应给予阿托品、多巴胺等药物，以预防颈动脉窦反射导致的低血压及心率减慢。

（4）释放支架：按照常规操作输送支架，定位并释放；支架远近端均应超过狭窄段。根据血管形态和 / 或局部斑块性质选择开环或闭环支架。值得注意的是，Wallstent 支架有一标记点，一旦超过标记点释放就不能再回收。支架释放后，行造影确认，若无异常，撤回输送系统至导引导管近端并再次造影，根据狭窄改善情况决定是否需要后扩。

（5）球囊后扩：支架释放后残余狭窄明显或支架打开不充分时，需要行球囊后扩。选择与支架远端正常血管直径一致的球囊进行后扩可以达到比较理想的效果。

（6）回收保护伞：支架置入和/或球囊后扩完成后，利用保护伞回收鞘回收保护伞。保护伞回收时应尽量将保护伞近端完全收入回收鞘内，以免回撤保护伞时卡住颈动脉支架网丝导致回收困难。同时应避免将保护伞整体收入回收鞘内，以免将保护伞内的斑块或血栓挤出，导致远端血管栓塞。保护伞回收困难时，可尝试将导引导管沿回收装置向前推送至支架远端。

（7）术后造影：回收保护伞后，再次造影确认颈动脉的狭窄情况，以及远端血管有无栓塞。确认一切正常后，结束手术。拔除动脉穿刺鞘前应行平板 CT 扫描，明确有无颅内出血等。

颈动脉起始部狭窄、颅内段狭窄、球囊扩张支架成形术实例见图 3-20~ 图 3-22。

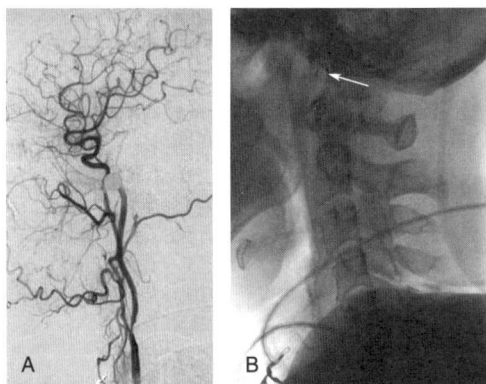

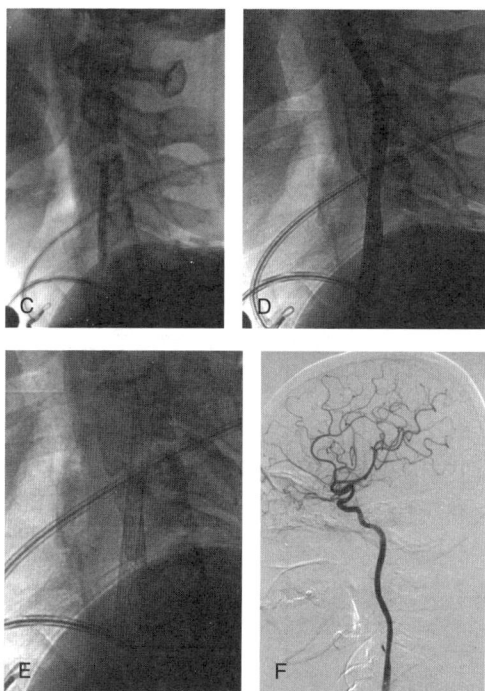

图 3-20 颈内动脉起始部狭窄球囊扩张支架成形术

A. 造影提示颈内动脉起始部重度狭窄;B. 保护伞到位(箭头所指);C. 球囊预扩张;D. 置入 1 枚闭环支架;E. 支架形态良好;F. 支架置入术后造影未见远端血管栓塞,残余狭窄 15%。

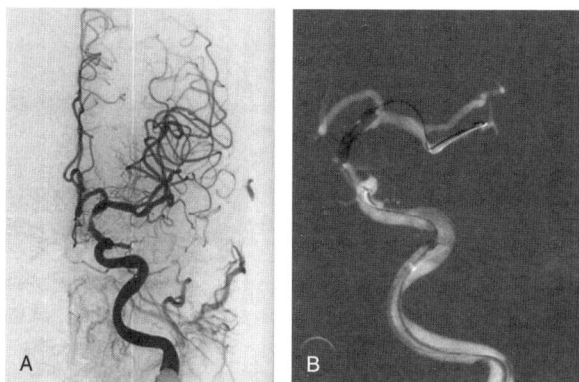

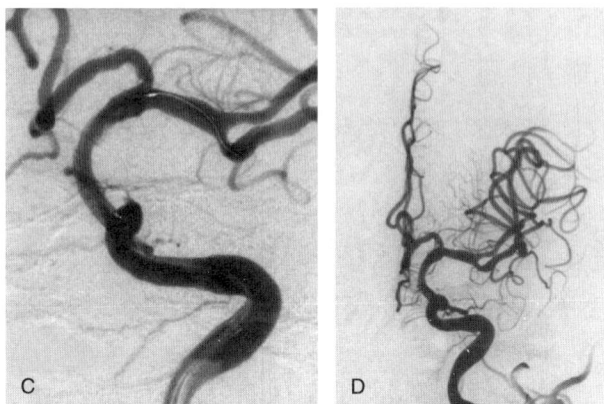

图 3-21 颈内动脉颅内段狭窄球囊扩张支架成形术病例 1

A. 造影提示颈内动脉床突上段重度狭窄；B. 狭窄局部球囊扩张；C. 定位并释放 1 枚自膨胀支架；D. 狭窄较前明显改善。

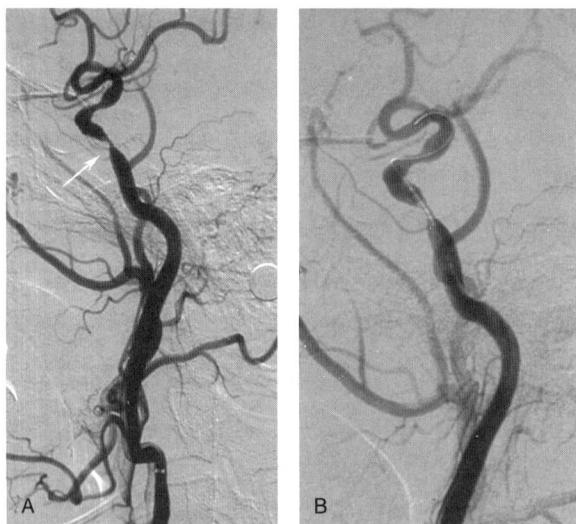

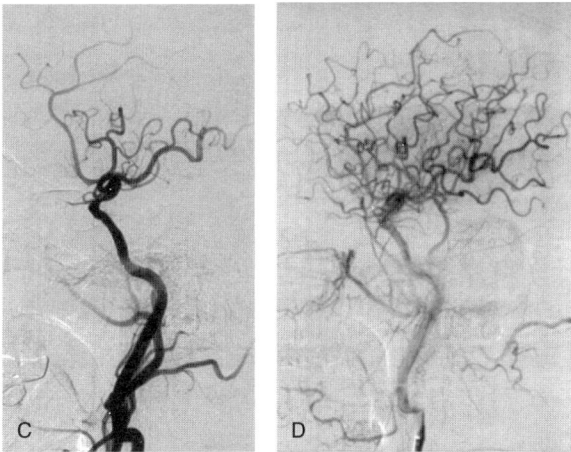

图 3-22 颈内动脉颅内段狭窄球囊扩张支架成形术病例 2
A. 颈内动脉海绵窦段重度狭窄(箭头所指),床突上段中度狭窄;B. 球囊扩张支架超选至海绵窦段狭窄部位;C. 充盈球囊并释放支架;D. 术后造影未见远端栓塞。

4. **注意事项** 颈动脉支架成形术(carotid artery stent,CAS)可能导致许多围手术期事件,比较常见的是颈动脉窦受压或受到牵拉,可以引起血管迷走反射(低血压和心动过缓)或血管减压反应(低血压)。颈动脉压力感受器的敏感性因人而异,并受药物(如血管扩张药物及 β 受体阻滞剂会增强其敏感性)、颈动脉球部钙化斑块(会增加其敏感性)、既往颈动脉内膜剥脱术(carotid endarterectomy,CEA)病史(会降低其敏感性)等影响。因此,持续的心电监测是常规必备的。

(1)血压、心率:治疗颈动脉起始部狭窄时易发生颈动脉窦反射,导致血压、心率下降,严重者可能诱发心搏骤停。术前教会患者术中配合咳嗽等动作;准备阿托品及多巴胺,并根据治疗前及治疗中患者的心率、血压变化决定是否需要预防性使用。对于术前心率慢、血压偏低的患者,可以预防性静脉给予 0.5~1.0mg 阿托品以避免或减少心动过缓;如果出现低血压,可静脉给予多巴胺 5~15μg/(kg·min)。

(2)防治斑块脱落及血管栓塞:保护伞可以有效阻止脱落的斑块至远端血管,从而减少栓塞事件。回收保护伞时也需要避免保护伞内的斑块脱落。若发生远端栓塞事件,应根据远端血管栓塞的位置选择是否需要行血管内取栓治疗等。

(3)股动脉穿刺缝合:手术结束,拔除股动脉穿刺鞘前应行穿刺部位造影,明确穿刺点位置及是否适合器械缝合。穿刺点缝合后注意观察下肢颜色及足背动脉的搏动情况。

(六)术后并发症

1. 高灌注综合征　是颈动脉狭窄术后常见和重要的并发症,主要表现为同侧搏动性头痛,甚至恶心、呕吐、抽搐及局部神经功能障碍。如果症状进一步加重,可能发生脑出血。脑出血的发生率虽然较低,但是一旦发生,预后较差。高灌注脑出血的发生与长期脑缺血基础上的血管自动调节功能障碍有关。发病危险因素包括高血压、对侧脑供血动脉重度狭窄、闭塞前病变、大脑动脉环发育不良或缺如、术前严重低灌注。一旦狭窄得到纠正,血流会明显增加,如合并血管自动调节功能受损,就会导致高灌注,进而发生脑出血。为了防止高灌注,术后早期应将血压控制在偏低水平。通常将患者术后 24 小时内的收缩压控制在 120mmHg 以下；高危患者必要时建议行气管插管全身麻醉镇静,ICU 监护观察 24~72 小时(高灌注脑出血多发生于术后 72 小时以内)。

2. 脑卒中　是 CAS 术中最主要的并发症,发生率为 2%~5%。术中使用保护伞可以减少脑卒中事件的发生概率。另外,抗栓治疗是公认的预防围手术期脑卒中并发症有效的手段;术前需要给予充足剂量和疗程的抗血小板药物,术中一旦发生严重栓塞事件应立即进行动脉治疗。

3. 支架内血栓　支架置入后打开不充分或患者对抗血小板药物不敏感,术中及术后易发生支架内血栓。因此,支架置入后应充分打开,必要时行球囊后扩(分期治疗除外)。若术中或术后发生支架内血栓,可以给予血管内介入治疗,包括抽吸取栓、接触溶栓等;同时调整抗血小板药物或抗凝药物的使用。

4. 血管痉挛　血管痉挛是介入操作中常见的并发症,解除诱因后大多可以自行缓解,可以给予尼莫地平、罂粟碱、硝酸甘油及法舒地尔等。

5. 其他　其他并发症有:穿刺部位局部血肿、造影剂过敏和造影剂肾病等。这些并发症的治疗以对症治疗为主。

(戴冬伟　张洪剑)

参 考 文 献

[1] 陈忠. 周围血管疾病诊断与治疗 [M]. 北京：人民卫生出版社, 2008, 252-280.

［2］CRONENWENT J L, JOHNSTON K W. 卢瑟福血管外科学 [M]. 7 版.
郭伟, 符伟国, 陈忠, 译. 北京 : 北京大学医学出版社 , 2013, 1028-
1042.

［3］FERGUSON G G, ELIASZIW M, BARR H W, et al. The North
American Symptomatic Carotid Endarterectomy Trial: surgical results in
1415 patients [J]. Stroke, 1999, 30 (2): 282-286.

［4］中华医学会外科学分会血管外科学组 . 颈动脉狭窄诊治指南 [J]. 中国
血管外科杂志 (电子版), 2017, 9 (3): 169-175.

［5］中华医学会放射学分会介入学组 . 颈动脉狭窄介入治疗操作规范 (专
家共识)[J]. 中华放射学杂志 , 2010, 44 (9): 995-998.

二、椎动脉狭窄

(一) 概述

后循环缺血性脑卒中占脑卒中的 25%~40%, 其中
20% 的后循环脑卒中是由颅外椎动脉狭窄引起的。颅
外椎动脉狭窄可以位于椎动脉颅外段的任何位置, 但以
椎动脉起始部最为常见。颅外脑血管疾病中, 椎动脉近
端狭窄位居第二位, 仅次于颈动脉分叉处狭窄。研究显
示, 症状性动脉粥样硬化性椎动脉狭窄发生致命性反复
性脑卒中的风险很高, 特别是在出现症状的 20~30 天。
症状性椎 - 基底动脉狭窄患者 1 年后发生脑卒中或者死
亡的风险高达 5%~11%。椎动脉一般起源于锁骨下动
脉近中段, 约 5% 的个体左侧椎动脉直接从主动脉弓发
出。两侧椎动脉大小大多不一致, 50% 的个体左侧椎动
脉直径大于右侧, 25% 的个体左、右椎动脉直径相当,
25% 的个体右侧椎动脉直径大于左侧。

目前, 国外针对颅外椎动脉狭窄患病率的研究表
明, 在冠心病患者中, 经超声检查发现有 7.6% 的患者存

在近端椎动脉狭窄(>50%)。有研究对连续 2 490 例心血管病门诊老年患者的超声检查发现:存在至少一侧椎动脉起始部狭窄或闭塞的比例为 8.2%;双侧均存在狭窄或闭塞的比例为 1.4%。因此,在老年人群,尤其是冠心病患者人群中,估计颅外椎动脉狭窄的患病率较高,且与后循环脑卒中相关。因此他们也是筛查的重点人群。

1. 临床表现 椎动脉狭窄引起的后循环缺血的临床症状包括头晕、眩晕、肢体/头面部麻木、肢体无力、头痛、复视、双眼视物不清、偏盲、构音/吞咽障碍、短暂意识丧失、行走不稳或跌倒、声嘶、恶心和呕吐等。头晕的患者不能忽略这一常见疾病。

2. 辅助检查 主要目的是为诊断提供依据,以及评估手术风险。

(1)实验室检查:通过对血脂、血糖、同型半胱氨酸的检查收集动脉粥样硬化病变的证据,通过自身免疫指标、炎症指标判断是否是大动脉炎,通过血常规、凝血功能、肝肾功能指标为手术风险评估提供参考。

血小板功能检测:抗血小板药物治疗是动脉粥样硬化性狭窄药物治疗的基石。但患者个体对抗血小板药物治疗表现出多样性差异,这些差异与再发血栓或出血等不良事件的发生显著相关。以氯吡格雷为例,其导致血小板反应性的高低变化,可能是因为遗传基因的多态性、药物之间的相互作用或者某些临床因素。众多的临床研究数据都显示,在抗血小板治疗过程中残余血小板的高反应性(high platelet reactivity,HPR)与临床缺血事件(包括支架内狭窄)的再发生密切相关,HPR 患者早期和晚期支架内血栓的发生风险分别是非 HPR 患者的 3.00 倍和 2.49 倍。相反,残余血小板低反应性(low platelet reactivity,LPR)与出血并发症有关。抗血小板治疗期间血小板反应性(也称为残余血小板反应性)可以通过血小板功能测试进行量化,也因此产生了多种血小板功能检测方法。常见检测方法包括光学透射比浊(light transmission aggregometry,LTA)、血管扩张刺激磷酸蛋白检测(vasodilator-stimulated phosphoprotein,VASP)、VerifyNow 检测、血栓弹力图(thrombelastography,TEG)、循环活化血小板测定、PFA-100 检测等。其中,LTA 是应用范围最广泛的血小板功能检测方法,是评价血小板功能的"金标准",可以用于诊断各种血小板功能障碍和出血性疾病,但因为它缺乏标准化且制备过程耗时,所以其临床应用受到限制。VerifyNow 检测是最常用的床旁血小板功能检测,与 LTA 有着很好的相关性。不同的检测方法可以用于评估阿司匹林、P2Y12 受体抑制剂(氯吡格雷、噻氯匹定、替格瑞洛等)和 GP Ⅱb/Ⅲa 抑制剂对血小板功能的影响,分别用阿司匹林反应单位(aspirin reaction unit,ARU)、P2Y12 反应单位(P2Y12 reaction unit,PRU)和血小板聚集单位表示。需要明确的是:血小板功能检测应建立在血小板数量正常的基础上,对于血小板数量较低($<50 \times 10^9$/L)时功能检测的价值尚缺少研究。而对于血小板功能检测的时机,因为不同的抗血小板药物在体内达到稳定剂量的时间不同,一般阿司匹林、氯吡格雷、西洛他唑建议在稳定给药至少 3

天后检测；替格瑞洛建议在稳定给药后至少 24 小时后检测。目前在全球范围内尚无公认的血小板功能抑制的临床治疗切点（cut-off 值），原因在于所使用的检测方法不同。即使使用相同的检测方法但使用不同的诱聚剂种类、浓度，以及临床治疗的药物剂量不同所得到的血小板功能结果也不同。所以每个医院需要根据自身情况、检测方法和临床需求共同制定出与临床结局相关的 cut-off 值。临床医师可以根据检验结果及临床需要对抗血小板药物及剂量进行调整。目前血小板功能检测在抗血小板治疗中的应用依然存在很大争议，相关研究并没有得到统一的结论，国外相关指南多为Ⅱb类推荐，还需要更多的高质量研究来进行验证。

（2）影像学检查：诊断椎动脉狭窄的无创影像学检查方法主要有 CT 血管成像（CTA）、磁共振血管成像（MRA）和超声。一项荟萃分析表明，三者的敏感性依次为 100.0%、93.9% 和 70.2%，特异度依次为 95.2%、94.8% 和 97.7%。

超声可观察血管管腔、管壁和血流速度，结合血流频谱进行综合分析和判断，可作为颅外椎动脉狭窄筛查的首选方法，用以评估管腔大小、狭窄处湍流、流速及患侧椎动脉血流方向。椎动脉较细小，行程分为多段，彩色多普勒超声探查 V1 段相对容易，但对 V2 段及以上显示困难，对于这些部位的狭窄需要联合其他方法进行诊断。超声检查经济、方便、无创、可反复检查，但高度依赖操作者的技术。

MRA 或者 CTA 能提供椎动脉的高分辨率图像，对椎动脉狭窄检测敏感度和准确特异度高达 90% 以上，是常用而可靠的方法。MRA 的缺点是会放大狭窄程度、无法判断支架再狭窄、不适合幽闭恐惧症患者、慎用于肌酐清除率低于 30ml/min 者等。CTA 可以显示血管管腔的大小、形态、血流及管壁特征。应用多种后处理技术可以多角度旋转，多方位观察血管的形态、管壁、斑块的性质、狭窄的部位与程度、管腔闭塞及侧支血管，清晰直观地显示血管树与周围组织的关系。CTA 的缺点是有放射性、对严重钙化的狭窄判断准确性欠佳、需要使用碘造影剂、对肾功能不全者有顾虑等。

虽然 CTA 和 MRA 在评价椎动脉起始部病变时存在一定的局限性，但经导管造影检查依旧是诊断动脉狭窄的"金标准"。先经上述方法筛查后，可能需要接受治疗的病例再进行 DSA 造影检查。

除对于病变部位的诊断之外，有条件者还应进行头颅 MRI，评估有无新发脑梗死、脑出血及脑梗死范围的大小；头部 CTA/MRA 用于检查评估颅内血管侧支代偿情况及有无其他部位病变；头颅 CT/MRI 灌注用于评估颅内血运状态。综合影像学评估结果，对患者的围手术期风险进行充分评估，根据评估结果制定手术预案。

3. 诊断　结合临床病史和辅助检查，如果满足以下条件，则可以考虑患者的病因是动脉粥样硬化：①至少存在 1 个动脉粥样硬化的危险因素，包括年龄>40 岁、高血压、糖尿病、高脂血症、吸烟、高同型半胱氨酸血症；②至少符合 2 条动脉粥样硬化的影像学诊断特征，包括斑块状不规则性狭窄、偏心狭窄、锥形病变、血管钙化、病变主要位于动脉开口或近段及其他外周动脉粥样硬化的证据。

在此基础上,如果颈部超声、CTA、MRA 或 DSA 提示椎动脉管腔狭窄,则可诊断为动脉粥样硬化性椎动脉狭窄。若存在相关临床表现,可诊断为症状性动脉粥样硬化性椎动脉狭窄。

4. 治疗原则

(1)药物治疗:药物治疗主要涉及对危险因素的控制和抗血小板治疗。与其他动脉粥样硬化性狭窄的治疗原则基本相同。前者主要包括对高血压、高血脂、糖尿病、高同型半胱氨酸、肥胖和代谢综合征的管理及戒烟和进行体育运动等。高血压及血脂谱的改善一定程度上还能降低复发性脑卒中的发生率。

抗血小板治疗是改善动脉粥样硬化狭窄预后的根本治疗措施之一。近年来,使用双联抗血小板药物治疗症状性动脉粥样硬化性狭窄患者的比例越来越高。其证据支持主要来自以下几项研究结果:支架成形术和积极药物治疗颅内动脉狭窄预防脑卒中复发研究(stenting and aggressive medical management for preventing recurrent stroke in intracranial stenosis,SAMMPRIS)、比较球囊扩张式支架成形术与药物治疗症状性颅内动脉狭窄的随机对照研究(vitesse intracranial stent study for ischemic stroke therapy,VISSIT)、氯吡格雷联合阿司匹林与单独使用阿司匹林对于减少急性症状性颅内动脉或颈动脉狭窄患者栓塞事件的研究(clopidogrel plus aspirin versus aspirin alone for reducing embolization in patients with acute symptomatic cerebral or carotid artery stenosis,CLAIR)、氯吡格雷用于急性高危非致残性脑血管事件患者的疗效研究(clopidogrel in high-risk patients with acute non-disabling cerebrovascular events,CHANCE)。CLAIR研究结果提示在颅内动脉粥样硬化亚组,联合使用氯吡格雷和阿司匹林的患者相比单独使用阿司匹林的患者,经颅多普勒超声(TCD)发现的微栓子信号数量减少(31% *vs.* 54%)。CHANCE研究亚组分析发现,对伴有ICAS的患者进行预防脑卒中再发治疗,使用双联抗血小板药物组相比单独使用阿司匹林组有获得90天良好预后的趋势。对于由颅内大脑动脉重度狭窄(70%~99%)所致的脑卒中或TIA患者,使用阿司匹林联合氯吡格雷(75mg/d)治疗90天可能是合理的。

因此,对于有症状的患者建议给予积极抗血小板治疗,长期口服阿司匹林(100mg/d)或者氯吡格雷(75mg/d)。对于TIA或者小的缺血性脑卒中,应该在24小时内给予双联抗血小板治疗,至少维持1个月。对于动脉粥样硬化性狭窄支架治疗的患者常规予以双联抗血小板治疗(阿司匹林100mg/d+氯吡格雷75mg/d)。双联抗血小板治疗至少应该于术前3~5天开始,如急诊或术前服用时间不够,可酌情在术前6~24小时予以负荷剂量的阿司匹林300mg和氯吡格雷300mg,术中可应用糖蛋白(GP)Ⅱb/Ⅲa受体拮抗剂。支架术后一般建议给予双联抗血小板治疗3个月后改为单抗治疗。如果有条件进行血小板功能检查,可根据检查结果决定是否改用替格瑞洛、西洛他唑等。

（2）血管重建治疗：血管重建治疗包括外科手术治疗和介入治疗。

1）外科手术治疗：主要治疗方法有椎动脉内膜剥脱术、椎动脉移位术（移植到颈总动脉、颈内动脉，少部分移植至甲状颈干和锁骨下动脉）、椎动脉搭桥/旁路术、邻近小血管重建椎动脉术及静脉移植重建术等。外科手术并发症包括霍纳综合征、淋巴瘘、喉返神经损伤及切口感染、脑卒中、死亡等。有报道称其围手术期并发症发生率为 2.5%~25.0%，围手术期死亡率为 0%~4.0%。因其创伤较大，并发症发生率高，目前仅推荐作为介入治疗失败的备选方案。

2）介入治疗

A. 适应证：①一侧椎动脉起始部狭窄 ≥ 50%，无法依靠优势椎动脉或孤立椎动脉供血；或存在前循环的血管病变（狭窄或闭塞），后循环通过侧支对前循环有重要的代偿作用。②双侧椎动脉起始部狭窄 ≥ 50%，伴有后循环缺血性脑卒中 /TIA；或存在前循环血管病变（狭窄或闭塞），后循环通过侧支对前循环有重要代偿作用。

B. 方法：主要包括球囊成形术和支架成形术。目前尚无介入治疗和外科手术治疗比较的临床研究，根据文献报道，介入治疗安全性似乎较外科手术治疗好。一项包含 27 项颅外椎动脉狭窄的研究系统分析表明：993 例患者行腔内介入治疗，术后 30 天内脑卒中的发生率为 1.1%，TIA 的发生率为 0.8%。另外一项囊括从 1981 年至 2011 年的 42 项颅外椎动脉狭窄研究的系统分析显示，1 099 例患者中 84 例接受球囊成形治疗，1 015 例接受支架治疗,围手术期 TIA 和脑卒中的发生率分别为 1.5% 和 0.5%,30 天脑卒中和死亡联合的发生率为 1.1%,死亡率为 0.5%(6/1 099),其中仅 4 例死亡与脑卒中相关。

支架成形术较单纯球囊成形术更能减少动脉夹层和急性血管闭塞的发生率,且远期通畅率明显升高,应作为粥样硬化性椎动脉狭窄介入治疗的首选。随着技术的发展,近些年出现了一种可应用于冠状动脉及外周动脉疾病的治疗方法——药物涂层球囊(drug eluting balloon,DEB)。该方法无须置入金属支架,从而减少了血管内膜的炎症反应、降低了支架内血栓形成的风险、缩短了双联抗血小板时间、减少了出血风险。另外,在冠状动脉疾病的临床研究中,DEB 在治疗支架内再狭窄、小血管病变、分叉病变时显示出更好的有效性和安全性,并且 DEB 还适用于高出血风险患者、正在口服抗凝药物或近期进行外科手术的患者。目前,在缺血性脑血管病的介入治疗中,关于 DEB 的临床报道仅有少量个案,还需要进行进一步研究。

(二)治疗技术

1. 单纯球囊扩张血管成形术 根据以往的经验及研究报道,单纯球囊成形术导致的动脉夹层及术后血管弹性回缩比例相对较高,因此以前不作为介入治疗的首选方式。这里的单纯球囊扩张血管成形术主要是针对 DEB 的治疗做一介绍。DEB 目前已有治疗脑血管狭窄的病例报道。国外已有脑血管专用 DEB 上市,可用于狭窄病变的首次治疗或支架内再狭窄的治疗。

（1）造影评估：在行椎动脉狭窄治疗前，应再次行全脑血管造影。如果术前影像学检查没有评估主动脉弓的情况，应先行主动脉弓造影（后前位，左前斜位30°~45°），这样可以清楚地提供大血管间的相互关系、大血管近侧部分的扭曲度，评估颅内外总体血管情况及患侧锁骨下动脉情况，便于寻找弓上开口和选择合适的导管。为了清晰地显示椎动脉起始部，一般可采用对侧斜位10°~20°（头位5°~10°），选取病变部位展开最好的角度，对病变长度、狭窄程度、正常血管直径进行测量。同时，还应行对侧椎动脉及颈内动脉造影以便进行评估，明确侧支代偿情况及有无合并病变，这些可能会影响治疗决策。

（2）技术要点

1）麻醉方式：一般情况下，颅外椎动脉狭窄常规在局部麻醉下进行，如患者不能配合、病变复杂预期手术时间长、考虑术后高灌注综合征高危需要严格控制血压者，可考虑全身麻醉手术。

2）通路建立：一般可用股动脉入路置入6F鞘，若双侧股动脉闭塞或入路条件较差（如Ⅲ型弓近端导引导管无法稳定）的情况下，可考虑同侧上肢动脉入路。保持系统的稳定性十分重要，因为在近端操作时非常容易把导引导管顶出锁骨下动脉进入主动脉弓内。必要时可以选择6F长鞘配合导引导管，以提高系统的稳定性，也可使用支撑导丝经导引导管超选到同侧桡动脉远端，进一步稳定系统。

3）术中抗凝：穿刺成功后，通过静脉注射给予肝素抗凝,一般按体重 60~100U/kg〔一种简单的计算方法是首次肝素剂量的毫克数为患者体重千克数的 2/3（1ml=4mg=500U),或 60kg 体重患者给予 2/5 支肝素,或 60kg 体重患者给予 5 000U 肝素〕,1 小时后给予首次剂量的 1/2,以后每小时给予 10mg,整个操作过程保证 ACT 在 250~300 秒。所有的导管、鞘管等材料均需要用肝素盐水冲洗后使用,并加压滴注持续冲洗各种导管,以降低术中血栓栓塞事件的发生率,但具体的使用剂量和方法尚未达成统一。

4）工作角度的选择：工作角度的选择同椎动脉起始部造影,选择病变部位展开最为充分的角度,便于微导管及微导丝的超选,以及球囊的定位。

5）是否需要保护装置：一般在术中不选择保护装置。解剖学特点的不同导致椎动脉（与起源血管垂直）开口 / 近段形成动脉粥样硬化斑块的类型与颈内动脉系统显著不同。椎动脉起始部斑块较颈内动脉开口斑块更平滑、坚硬、不易形成溃疡。如远端椎动脉管径 ≥ 3.0mm、病变为溃疡斑块等栓塞风险高且远端椎动脉无明显成角时,可以使用远端保护装置以辅助血管内介入治疗。

6）球囊预扩张：需要注意的是,目前脑血管 DEB 应用经验较少,使用时会借鉴冠脉治疗的成熟经验。因为 DEB 是顺应性球囊,其主要作用是输送药物而不是直接物理解除病变狭窄,因此在使用前需要用非顺应性球囊进行预扩张。球囊直径与参考血管直径的比值为 (0.8~1.0):1,球囊长度尽量接近病变长度。若是支架内再狭窄,球囊长度则不超出支架长度。2020 年冠状动脉最新的国际专家共识建议预扩张要尽量充分,球囊直径可尽量接近血管直径(二者比值为 1 : 1),避免比例偏小导致远期效果不佳。

7)判断预扩张效果:扩张结束后,需要造影观察病变部位的情况是否适合行 DEB 治疗。如果同时满足以下情况,可以使用 DEB:血管没有夹层影响血流;局部没有明显残余狭窄(≤30%)。

8)药涂球囊治疗:DEB 球囊的直径尽量与参考血管直径匹配,球囊长度两端各超出预处理区域 2~3mm。目前 DEB 都为紫杉醇涂层,为了提高涂层的生物利用度,建议贴壁扩张持续 60 秒以上,扩张时使用命名压。

9)术中注意事项:手勿触摸药物球囊部位,勿以生理盐水或其他液体浸泡,以免引起药物丢失;DEB 进入人体后应于 2 分钟内送达病变部位;球囊为一次性使用装置,不能重复使用,因为球囊扩张后药物几乎全部释放至病变部位,重复使用并不能达到输送药物的效果(图 3-23)。

(3)围手术期处理

1)术前应充分告知患者及其家属手术的必要性和相应风险,并签署知情同意书。

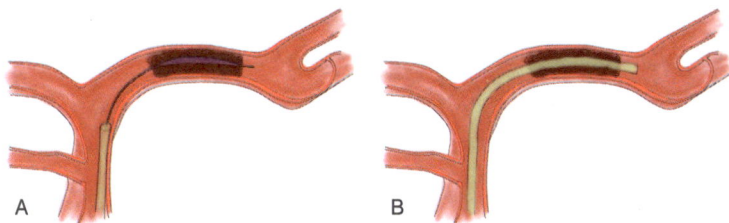

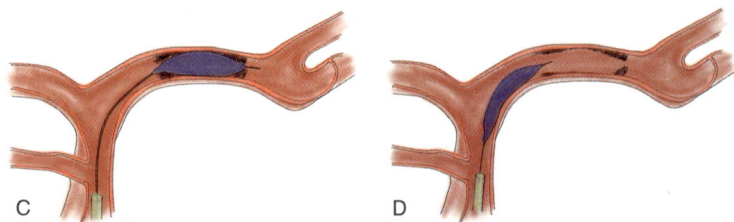

图 3-23　单纯球囊扩张血管成形术治疗椎动脉狭窄

A. 微导丝通过狭窄处;B. 微导管在微导丝保护下超选通过狭窄处;C. 撤出微导丝,更换导丝,将球囊超选至狭窄处并打开球囊;D. 撤出球囊。

2)对于行介入治疗的患者应于术前掌握患者的临床资料,包括现病史和既往史,尤其是有无造影剂过敏史。术前对患者进行详细查体,有助于术中、术后对比观察患者的神经功能变化。必要时应了解患者足背动脉、股动脉的搏动情况,拟行桡动脉穿刺者,需行桡动脉触诊。对于造影前预判可能存在解剖变异或路径困难者,应提前做好介入器材和技术准备。术区备皮、手术前一日晚上 8 点后禁食水、通便、控制基础疾病等。

3)术前血压和心率的控制:术前建议使用抗高血压药物以有效控制血压,但对于术前 TIA 反复发作、收缩压在 180mmHg 以内的患者,术前不建议强烈降压,以防止发生低灌注而诱发脑梗死。

4)术中需要观察患者的意识状态和体征,有时可能因为栓子脱落导致颅内栓塞或者保护装置内破碎斑块堵塞引起缺血性脑卒中。

(4)并发症的防治

1)动脉夹层:球囊预扩张时可能发生动脉夹层,如果动脉夹层影响前向血流,不能继续行 DEB 治疗,应改为支架血管成形术。

2）栓塞事件：椎动脉狭窄介入治疗过程中发生栓塞事件的概率较小，通常在1%以下，主要是由介入过程中栓子脱落造成的。为了防止栓子脱落，术前应该做好抗血小板药物准备。若术中发生急性大血管闭塞，应立即行动脉取栓治疗。

3）高灌注并发症：椎动脉狭窄成形术后发生脑高灌注综合征（cerebral hyperperfusion syndrome，CHS）比较罕见，如果出现头痛、恶心、呕吐等症状，尤其是合并收缩压超过150mmHg时，建议即刻启动静脉药物降压和脱水降颅压处理，症状不能很快缓解者，需行颅脑CT平扫以排除脑出血。

2. 支架血管成形术

（1）造影评估：同单纯球囊扩张血管成形术。

（2）技术要点

1）支架的选择：目前缺乏适合椎动脉起始部狭窄的专用支架，临床上目前可用的支架包括冠状动脉支架、外周动脉支架和颅内动脉支架，支架长度选择应覆盖病变。椎动脉起始部与其他部位不同的地方在于，支架的变形（断裂、打折、受压）也是导致支架内再狭窄的重要原因，而其中除支架置入段血管的过度伸缩、旋转等外力因素外，也有支架本身的设计问题。比如支架的抗疲劳性，Apollo是针对颅内动脉应用设计的支架，它的U形连接使得支架有更好的柔顺性，但用在椎动脉起始部时其支撑力仍有所欠缺，不仅有金属疲劳性，同时其金属网丝不能提供足够的径向支撑力以防止弹性回缩，而合适的径向支撑力又恰恰是防止支架塌陷的非常重要的因素。因此,冠状动脉支架或者外周动脉支架在抗疲劳性方面优于颅内动脉支架。在完全覆盖狭窄病变、支架直径合适的前提下,采用较短的冠状动脉支架或外周动脉支架,有望能减少支架塌陷和断裂的问题。也有专家尝试用镍钛合金自膨胀颈动脉支架治疗椎动脉起始部狭窄,它具有持续径向支撑力和充分的抗疲劳性,从理论上分析,具有合理性,但其尺寸不适合大多数椎动脉起始部狭窄。

关于椎动脉狭窄治疗选用裸支架还是药物涂层支架是临床关注的问题之一。已有多个研究显示,药物涂层支架较裸支架中远期通畅率高,支架内再狭窄发生率低,应作为首选。裸支架可用于不能耐受较长时间双联抗血小板治疗患者的替代选择。

2)球囊预扩张:椎动脉支架一般选用球囊扩张支架,且不需要球囊预扩张,但如果近端狭窄严重球囊扩张支架无法通过时,可先选用小球囊进行预扩张。

3)支架定位:椎动脉起始部病变常累及锁骨下动脉,支架近端应延伸至锁骨下动脉内 2mm 左右。若支架仅覆盖椎动脉边缘或未能完全覆盖病变,会增加再狭窄的发生率;若支架探入锁骨下动脉过多,易导致红细胞机械性破坏。根据标记点或 mark 点定位原理定位支架,因为受到呼吸运动和心脏搏动的影响,路径图定位可能不够精确,因此对支架的定位最好是通过骨性标志。定位后,充盈球囊,同时适当予以张力防止支架往回移位,一旦加压到设定压力,便可泄球囊,并通过造影确认。

4)球囊后扩:根据支架释放后造影评估狭窄的改善情况决定是否需要进行球囊后扩。注意选择与支架远端正常血管直径一致的球囊进行后扩可以达到比较理想的效果。

(3)围手术期处理:同单纯球囊扩张血管成形术。

(4)并发症的防治:除单纯球囊扩张血管成形术内提及的动脉夹层、栓塞事件、高灌注并发症外,还可能发生以下情况。

1)支架内血栓形成:支架内血栓形成与抗血小板药物抵抗有关,因此除在术前进行充分的药物准备外,也要做好术中抗凝。如果发生了急性支架内血栓形成,应立即予以 GP Ⅱ b/ Ⅲ a 受体拮抗剂(如替罗非班),必要时可于局部动脉内使用。使用剂量可参考《替罗非班在动脉粥样硬化性脑血管疾病中的临床应用专家共识》,$0.4\mu g \cdot kg^{-1} \cdot min^{-1}$ 持续 30 分钟(总剂量不超过 1mg),随后静脉泵入 $0.1\mu g \cdot kg^{-1} \cdot min^{-1}$,维持 24~48 小时。

2)再狭窄和支架断裂:药物涂层支架再狭窄的发生率较金属裸支架低,根据目前的研究,支架内再狭窄与很多因素相关,如糖尿病、慢性肾功能不全、抗血小板治疗、支架类型、血管直径、残余狭窄、支架长度及病变形态、位置等。椎动脉起始部通常含有丰富的弹性纤维,一旦出现狭窄性病变其弹性回缩的程度较其他部位(中远段)更加明显。同时,血管成形术治疗对于斑块的损伤可导致术后内膜及平滑肌细胞的增殖,这些也都是可能造成再狭窄的原因。如果在随访期间出现支架内再狭窄,可以考虑使用药涂球囊或者药物涂层支架再次进行治疗(图3-24),同时调整他汀类和抗血小板药物用法,必要时也可考虑行椎动脉起始部内膜剥脱术进行治疗。

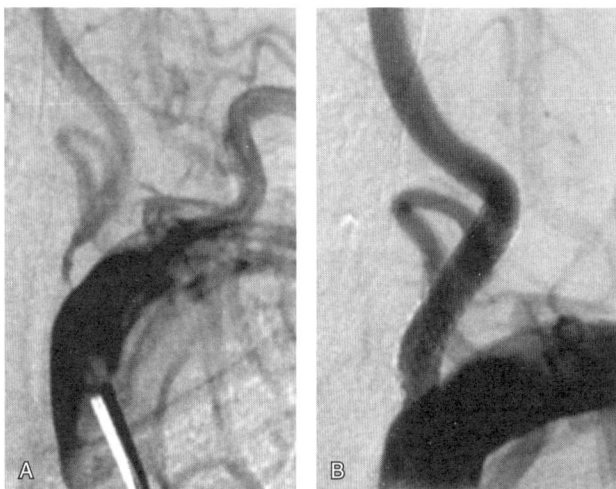

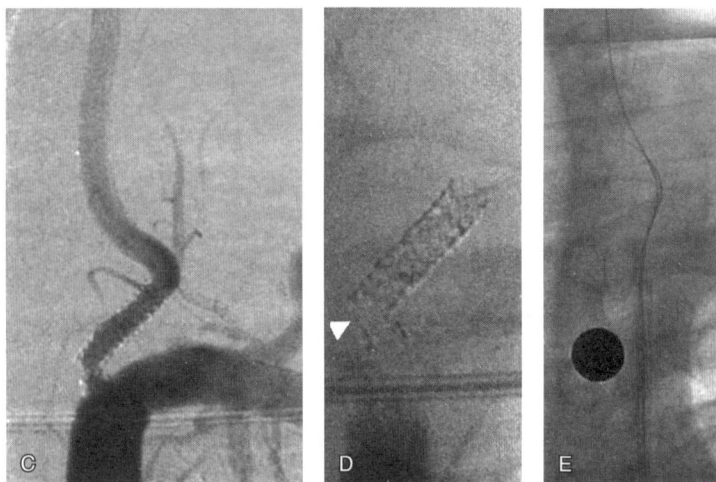

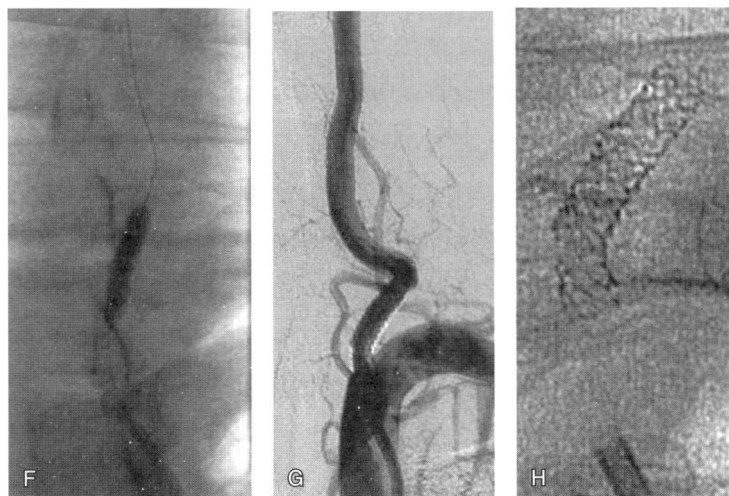

图 3-24 椎动脉狭窄支架成形术

A. 左侧椎动脉重度狭窄;B. 左侧椎动脉起始部支架成形术,置入 1 枚 Firebird 支架,术后即刻无残余狭窄;C. 术后 7 个月复查造影提示支架断裂,伴局部狭窄;D. 支架断裂(箭头);E. 术中尝试采用双导丝支撑,顺直血管;F. 进一步置入 1 枚刚性更好的 XIENCE Prime 支架;G、H. 术后造影支架形态良好,近端成角较前改善。

(戴冬伟 杨鹏飞)

参 考 文 献

[1] EMMANUEL C, MALIN M, ANDREA O R, et al. Trends in risk factors, patterns and causes in hospitalized strokes over 25 years: The Lausanne Stroke Registry [J]. Cerebrovasc Dis, 2007, 24 (1): 97-103.

[2] STAYMAN A N, NOGUEIRA R G, GUPTA R. A systematic review of stenting and angioplasty of symptomatic extracranial vertebral artery stenosis [J]. Stroke, 2011, 42 (8): 2212-2216.

[3] GULLI G, KHAN S, MARKUS H S. Vertebrobasilar stenosis predicts high early recurrent stroke risk in posterior circulation stroke and TIA [J]. Stroke, 2009, 40 (8): 2732-2737.

［4］ GIOSUE G, LARS M, PETER M R, et al. Stroke risk after posterior circulation stroke/transient ischemic attack and its relationship to site of vertebrobasilar stenosis: pooled data analysis from prospective studies [J]. Stroke, 2013, 44 (3): 598-604.

［5］ ANNETTE C, H BART VAN DER WORP, ALE A, et al. Second Manifestations of ARTerial disease (SMART) Study Group. Prevalence and prognosis of asymptomatic vertebral artery origin stenosis in patients with clinically manifest arterial disease [J]. Stroke, 2011, 42 (10): 2795-2800.

［6］ SEBASTIAN K, ANTONIO J B, BERTHA C, et al. Prevalence of vertebral artery origin stenosis and occlusion in outpatient extracranial ultrasonography [J]. J Vasc Interv Neurol, 2014, 7 (2): 29-33.

［7］ KHAN S, CLOUD G C, KERRY S. Imaging of vertebral artery stenosis: a systematic review [J]. J Neurol Neurosurg Psychiatry, 2007, 78 (11): 1218-1225.

［8］ SCOTT S A, SANGKUHL K, STEIN C M, et al. Clinical Pharma-cogenetics Implementation Consortium guidelines for CYP2C19 genotype and clopidogrel therapy: 2013 update [J]. Clin Pharmacol Ther, 2013, 94 (3): 317-323.

［9］ AUTHORS/TASK FORCE MEMBERS, STEPHAN W, PHILIPPE K, et al. 2014 ESC/EACTS Guidelines on myocardial revascularization: The Task Force on Myocardial Revascularization of the European Society of Cardiology (ESC) and the European Association for Cardio-Thoracic Surgery (EACTS) Developed with the special contribution of the European Association of Percutaneous Cardiovascular Interventions (EAPCI)[J]. Eur Heart J, 2014, 35 (37): 2541-2619.

［10］ HWANG G, HUH W, LEE J S, et al. Standard vs Modified Antiplatelet Preparation for Preventing Thromboembolic Events in Patients With High On-Treatment Platelet Reactivity Undergoing Coil Embolization for an Unruptured Intracranial Aneurysm: A Randomized Clinical Trial [J]. JAMA neurology, 2015, 72 (7): 764-772.

［11］ KOERNER H, DERVEAUX C, ALEXANDROU M, et al. Do Clopidogrel Nonresponders Have an Increased Risk of Adverse Events during Supra-Aortal Angioplasty and Stenting? [J]. Stroke Res Treat,

2012, 2012: 904534.

[12] KULICZKOWSKI W, WITKOWSKI A, POLONSKI L, et al. Interindividual variability in the response to oral antiplatelet drugs: a position paper of the Working Group on antiplatelet drugs resistance appointed by the Section of Cardiovascular Interventions of the Polish Cardiac Society, endorsed by the Working Group on Thrombosis of the European Society of Cardiology [J]. Eur Heart J, 2009, 30 (4): 426-435.

[13] LEVINE G N, BATES E R, BLANKENSHIP J C, et al. 2011 ACCF/ AHA/SCAI Guideline for Percutaneous Coronary Intervention. A report of the American College of Cardiology Foundation/American Heart Association Task Force on Practice Guidelines and the Society for Cardiovascular Angiography and Interventions [J]. Journal of the American College of Cardiology. 201, 58 (24): e44-e122.

[14] PANICCIA R, PRIORA R, LIOTTA A A, et al. Platelet function tests: a comparative review [J]. Vasc Health Risk Manag, 2015, 11: 133-148.

[15] PRICE M J, ANGIOLILLO D J, TEIRSTEIN P S, et al. Platelet reactivity and cardiovascular outcomes after percutaneous coronary intervention: a time-dependent analysis of the Gauging Responsiveness with a VerifyNow P2Y12 assay: Impact on Thrombosis and Safety (GRAVITAS) trial [J]. Circulation, 2011, 124 (10): 1132-1137.

[16] STONE G W, WITZENBICHLER B, WEISZ G, et al. Platelet reactivity and clinical outcomes after coronary artery implantation of drug-eluting stents (ADAPT-DES): a prospective multicentre registry study [J]. Lancet, 2013, 382 (9892): 614-623.

[17] WANG Y, WANG Y, ZHAO X, et al. Clopidogrel with aspirin in acute minor stroke or transient ischemic attack [J]. The New England journal of medicine, 2013, 369 (1): 11-19.

[18] BERGUER R, FLYNN L M, KLINE R A, et al. Surgical reconstruction of the extracranial vertebral artery: management and outcome [J]. Journal of vascular surgery, 2000, 31 (1 Pt 1): 9-18.

[19] ANTONIOU G A, MURRAY D, GEORGIADIS G S, et al. Percutaneous transluminal angioplasty and stenting in patients with proximal vertebral artery stenosis [J]. Journal of vascular surgery, 2012,

55 (4): 1167-1177.

[20] STAYMAN A N, NOGUEIRA R G, GUPTA R. A systematic review of stenting and angioplasty of symptomatic extracranial vertebral artery stenosis [J]. Stroke, 2011, 42 (8): 2212-2216.

[21] CHE W Q, DONG H, JIANG X J, et al. Clinical outcomes and influencing factors of in-stent restenosis after stenting for symptomatic stenosis of the vertebral V1 segment [J]. Journal of vascular surgery, 2018, 68 (5): 1406-1413.

[22] JEGER R V, ECCLESHALL S, WAN AHMAD W A, et al. Drug-Coated Balloons for Coronary Artery Disease: Third Report of the International DCB Consensus Group [J]. JACC Cardiovascular interventions, 2020, 13 (12): 1391-1402.

[23] TSUTSUMI M, KAZEKAWA K, ONIZUKA M, et al. Stent fracture in revascularization for symptomatic ostial vertebral artery stenosis [J]. Neuroradiology, 2007, 49 (3): 253-257.

三、锁骨下动脉狭窄

随着我国人口老龄化趋势的加剧,锁骨下动脉狭窄(subclavian stenosis, SS)的患病率逐年增高,但该病在临床上往往无明显症状,常被忽视。锁骨下动脉是后循环系统重要的供血血管,同时也是后循环缺血性脑卒中的重要原因之一。锁骨下动脉狭窄还会影响同侧上肢的血液供应,从而引发一系列症状或综合征,导致患肢功能障碍,甚至需要截肢。

国外社区老年人 SS 的患病率约为 2%,且随着年龄的增长而升高,其中 70 岁以上的人群约占 9%。上海社区老年人中(3 133 例,平均年龄 69 岁),臂间收缩压差值 ≥ 15mmHg 的人数占 1.7%,提示患病率与西方国家类似。老年人锁骨下动脉狭窄常合并其他动脉疾病,合并冠状动脉、颈动脉、下肢动脉疾病的比例分别高达 50%、29% 和 27%。老年人锁骨下动脉狭窄往往提示合并心脑血管疾病，对心血管事件和死亡有预测价值。

(一) 概述

1. 临床表现　锁骨下动脉狭窄主要引起患侧上肢缺血和 / 或后循环缺血的相应症状和体征。锁骨下动脉狭窄好发于左侧，左右侧患病比例约为 3∶1。这可能是由于左锁骨下动脉开口处与主动脉弓的血流方向成近似直角，血流正面冲击血管壁，容易产生血液涡流损伤血管。锁骨下动脉狭窄因部位不同所致缺血症状也有所差异。狭窄位于椎动脉起始部以近时，主要表现为上肢缺血症状和锁骨下动脉盗血综合征；狭窄位于椎动脉起始部远端时主要表现为上肢缺血。上肢缺血主要表现为与上肢运动相关的跛行症状，一般为患侧肢体的运动耐力差，运动时加重，休息后缓解；缺血加重时出现患侧肢体发凉或肩周部酸胀不适，发生严重缺血时患侧肢体远段苍白、冰冷、麻木、无力，晚期可出现静息痛和局部组织坏死。

　锁骨下动脉盗血综合征是指锁骨下动脉近端狭窄所引起的椎 - 基底动脉缺血症状。当位于椎动脉起始部以近的锁骨下动脉出现严重狭窄或者闭塞时，狭窄远段血管内压力显著下降，椎动脉正向血液停止，由于虹吸作用，后循环的血液通过同侧的椎动脉逆流向锁骨下动脉，导致后循环供血的小脑或脑干有不同程度的缺血（图 3-25）。如果后循环供血下降程度超过对侧椎动脉和大脑动脉环后交通支的代偿能力，尤其是当上肢活动增加导致供血增加时,就会出现后循环缺血症状,表现为头晕或眩晕、呕吐、头痛、复视、视觉障碍、肢体或头面部麻木/感觉异常、构音/吞咽障碍、肢体无力或瘫痪、行走不稳或跌倒、短暂意识丧失、霍纳综合征等。查体锁骨下动脉狭窄处听诊可闻及血管杂音,病变同侧桡动脉搏动减弱或消失。怀疑有锁骨下动脉狭窄的患者首先应测量两侧上肢血压,评估双侧收缩压差;通常认为双侧上肢收缩压差值>10mmHg 有临床意义。Framingham 心脏研究中发现,两侧收缩压差值>10mmHg

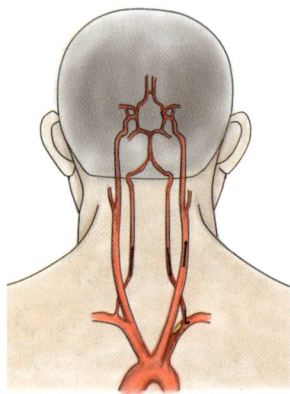

图 3-25　锁骨下动脉盗血综合征

与心脑血管事件的增多相关。与此相似,在一项荟萃分析中显示,两侧上臂间收缩压差值 ≥ 15mmHg 与心脑血管疾病死亡率升高(RR=1.7,95% 可信区间为 1.1~2.5)和全因死亡率升高相关(RR=1.6,95% 可信区间为 1.1~2.3),且独立于冠心病和冠心病相关的危险因素。

　　随着心外科冠状动脉旁路移植术的普及,临床将起源于锁骨下动脉的左侧胸廓内动脉作为桥血管的来源的治疗日益增多,在这些患者中锁骨下动脉狭窄的患病率大约为 5%,如果病变未能在冠状动脉外科手术前被治疗,或者术后发生了锁骨下动脉近段的狭窄,患者可能会发生冠状动脉 - 锁骨下动脉盗血,即冠状动脉的血液经胸廓内动脉桥逆流向锁骨下动脉,导致胸廓内动脉桥供血区域的心肌缺血,引发心绞痛甚至心肌梗死。同样,因腹主动脉远段和 / 或髂动脉闭塞行腋股动脉旁路外科手术的患者也可能由于近段锁骨下动脉狭窄导致移植血管血流无法维持而导致跛行加重。另外,肾衰竭患者使用前臂动静脉瘘行血液透析,如果同侧存在严重锁骨下动脉狭窄,则通道血流量不足,甚至废用。

2. 辅助检查

(1)实验室检查:同椎动脉狭窄。

(2)影像学检查:彩色多普勒超声可观察血管管腔、管壁和血流速度,结合血流频谱进行综合分析和判断,可作为锁骨下动脉狭窄筛查的首选方法。根据管腔大小、狭窄处湍流、流速及患侧椎动脉血流方向,可判断锁骨下动脉的狭窄程度及是否存在锁骨下动脉盗血。研究证实,锁骨下动脉收缩期峰值速度>240cm/s 对诊断>70% 狭窄有较好的敏感性。但是受到锁骨、肋骨、胸骨的影响,有的时候很难充分评估锁骨下动脉狭窄程度。

CT 血管成像分辨率高,对于病变的形态、长度和位置有良好的显示效果,薄层最大密度投影(maximum intensity projection,MIP)能反映血管内斑块状态,对帮助了解钙化灶、混合斑块灶及软斑块等情况有利,但对于血流动力学变化的判断不具有优势;磁共振血管成像受血流减少的影响,可能导致对病情的评估严重于实际情况。

DSA 同样无法对钙化进行量化,但可准确判断狭窄部位、程度和椎动脉血流动力学变化,是诊断锁骨下动脉狭窄的"金标准"。

3. 诊断

(1)无创双上肢动脉血压检测：同时测量双侧上肢血压是筛查 SS 的最简单、无创、经济的检测方法。如果两侧上肢收缩压差值在 10mmHg 以上，提示存在上肢动脉病变可能，荟萃分析显示，其诊断 SS 的敏感度为31%，特异度为 91%；如果两侧收缩压差值在 15mmHg以上，其诊断 SS 的阳性预测价值和阴性预测价值为100%。较低血压一侧一般为患侧，但是双侧病变时两侧血压也有可能差值不大，需结合波形上升加速度和峰值时间延迟进行诊断。这种无创方法的缺点是敏感度较低。一般下肢收缩压比上肢血压高 20~40mmHg，如果升高大于 40mmHg，伴上肢压力波升支振幅低，波谷至波峰时间延迟，需要警惕双上肢动脉严重狭窄。需要注意的是，该方法无法对病变的部位进行准确定位。

(2)病因诊断：同椎动脉狭窄。在此基础上，如果超声、CTA、MRA 或 DSA 提示锁骨下动脉管腔狭窄，则可诊断为动脉粥样硬化性锁骨下动脉狭窄。若存在相关临床表现，可诊断为症状性动脉粥样硬化性锁骨下动脉狭窄。

4. 治疗原则

(1)药物治疗：药物治疗的基本原则和方法同椎动脉狭窄。

(2)血管重建治疗

1)外科手术：外科手术的策略包括颈动脉-锁骨下动脉搭桥术、腋动脉-腋动脉搭桥术、颈动脉-腋动脉搭桥术等,其中颈动脉-锁骨下动脉搭桥术是临床最常用的术式,常用的重建方法包括旁路手术和分流术。旁路手术是使用聚四氟乙烯、涤纶移植物或自体静脉(如隐静脉)将颈动脉-锁骨下动脉、颈动脉-腋动脉或腋动脉-腋动脉相连接;锁骨下动脉分流术是将锁骨下动脉结扎并与颈总动脉再吻合,适用于孤立性病变。锁骨下动脉分流术远期5年通畅率最高(100%),其次是旁路手术[使用聚四氟乙烯(95%),使用涤纶(84%)],隐静脉移植物的通畅率最低(65%)。颈动脉-锁骨下动脉旁路手术的1年、5年和10年的初级通畅率分别为100%、96%和92%,二级通畅率分别为100%、98%和95%;颈动脉-腋动脉和腋动脉-腋动脉旁路术的10年通畅率分别为88%和91%。

目前,尚缺乏随机临床研究比较介入和外科手术治疗锁骨下动脉的安全性和中远期临床结果。有研究显示,介入治疗狭窄病变和闭塞病变的成功率分别为100%和80%~95%,2年随访累积通畅率可达90%以上。外科治疗5年通畅率可达90%以上;围手术期脑卒中的发生率,介入治疗为0.1%~2.6%、外科治疗为0.9%~2.4%。另外,介入治疗可重复多次,但外科手术后再次行外科治疗往往难度很大。外科治疗创伤大,需要全身麻醉,适合手术中低危风险、或介入治疗失败的患者。

2)介入治疗

A.适应证:对于锁骨下动脉狭窄程度≥70%和/或跨狭窄收缩压差≥20mmHg者,如伴有下述情况时,建议行血运重建治疗：①存在相关症状；②无相关症状但伴有如下任何一项者：计划使用患侧胸廓内动脉行冠状动脉旁路移植术者；已使用患侧胸廓内动脉行冠状动脉旁路移植术者（如锁骨下动脉近段狭窄导致心肌相应部位缺血）；血液透析患者使用患侧人工动静脉瘘进行透析治疗者；双侧锁骨下动脉狭窄无法通过上肢血压的测量准确反映中心动脉实际血压者。

B. 治疗方法：包括单纯球囊扩张、支架置入术等。支架置入术是最常见的介入方式，术后再狭窄发生率低于单纯球囊扩张，应作为粥样硬化性锁骨下动脉狭窄的一线血运重建方案。与椎动脉狭窄治疗类似，近些年冠状动脉药涂球囊治疗的快速发展也为锁骨下动脉药涂球囊治疗提供了参考经验，但目前仅有个例文章发表，其安全性和有效性还需要进一步研究证实。以下内容将对文献检索到的药涂球囊治疗案例加以介绍。

（二）治疗技术

1. 造影评估 在行锁骨下动脉狭窄治疗前应再次行血管造影。应先行主动脉弓造影（后前位，左前斜位30°~45°），这样可以清楚地提供大血管间的相互关系及大血管近侧部分的扭曲度，对评估颅内外总体血管情况及患侧锁骨下动脉情况有所帮助，也便于选择合适的通路导管。锁骨下病变一般常规正位造影即可显示，必要时可取同侧斜位 15°~30°。选取病变部位展开最好的角度，对病变长度狭窄程度、正常血管直径进行测量。同时，还应评估病变部位的迁曲程度，与椎动脉、颈动脉及其他分支的关系，以及评估对侧椎动脉及颈内动脉，明确侧支代偿情况及有无合并病变,上述情况可能会影响治疗决策。造影时动作宜轻柔,避免反复通过病变而导致斑块脱落等(图 3-26)。

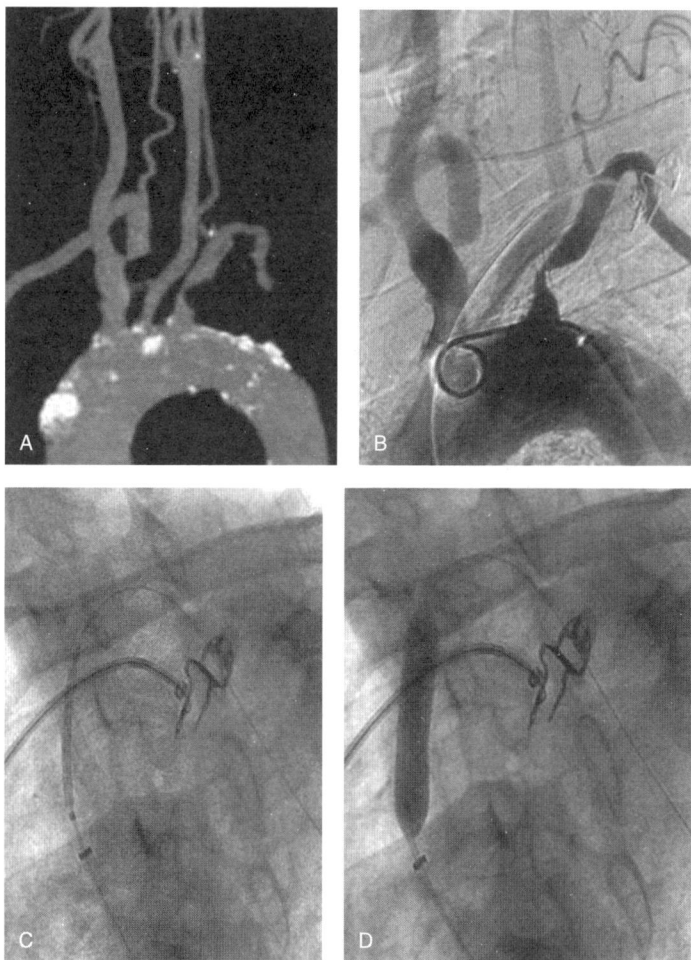

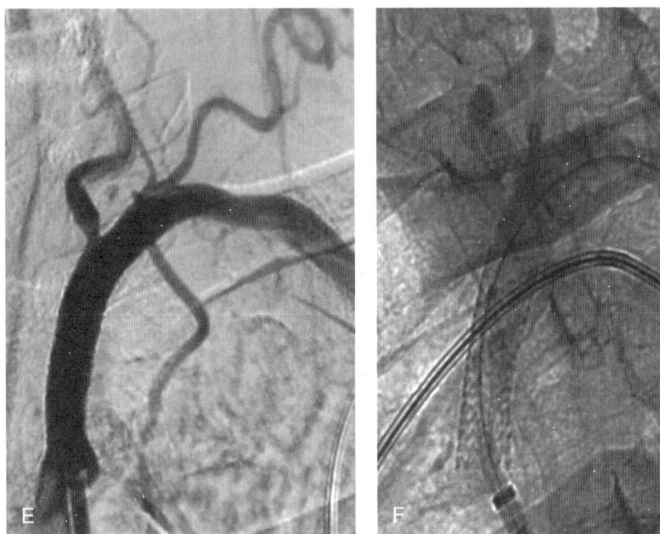

图 3-26　锁骨下动脉狭窄病例

A. 双侧锁骨下动脉重度狭窄;B. 弓上造影提示左侧锁骨下动脉狭窄较重,遂优先行左侧锁骨下动脉狭窄介入治疗;C. 考虑狭窄部位无明显成角,病变较短,未累及椎动脉起始部,遂选用 Express 8-27 球囊扩张支架;D. 球囊打开;E. 支架释放后,血流情况明显改善;F. 支架远端未覆盖椎动脉起始部。

2. 技术要点

(1)麻醉方式:一般情况下,颅外椎动脉狭窄常规在局部麻醉下进行。

(2)通路的建立:对于锁骨下动脉狭窄或闭塞性病变,绝大多数可以通过股动脉路径完成,当路径动脉走行迂曲、为Ⅲ型主动脉弓,或闭塞开通时,则可以通过穿刺患侧肱动脉或桡动脉路径或联合上下肢路径完成。当锁骨下动脉完全闭塞时,肱动脉往往搏动较弱,在超声引导下进行肱动脉穿刺可提高穿刺的成功率,减少神经损伤等并发症。经桡动脉路径可减轻局部血肿和附近组织损伤,减少手术时间和卧床休息时间,但缺点是无法通过较大直径的导管。动脉鞘和导引导管的选择取决于病变血管的直径,考虑到可能需要用到 10mm 或者以上直径的支架时,需要采用 8F 以上的动脉鞘或者导引导管。

(3)支架的选择:支架可分为两大类,即球囊扩张支架和镍钛合金的自膨式支架。应根据狭窄程度、血管形态、病灶范围、侧支循环进行选择。

1)球囊扩张支架:应用比较方便,能够一次性完成狭窄血管支架成形术,定位较准确,径向支撑力强。对于严重钙化处、病变无成角,尤其是左侧锁骨下动脉狭窄者最为适宜,亦可用于较直的右侧锁骨下动脉。但其局限性是,一旦血管成形后不能改变定位,若位置欠佳则无法再进行调整,而且顺应性较差,对于成角病变,球囊扩张支架不能顺应成角的血管形状,尤其是在呼吸动度较大的部位,容易造成支架疲劳或断裂。

2)自膨式支架:优势为受外力作用不易变形、柔顺性好,多用于较长、扭曲的病变,通常经过合适大小的球囊预扩张,效果满意后行支架成形术(图 3-27)。

(4)支架定位释放:术中若因近端迂曲,造成导引导管无法稳定、支架难以输送到位时,可以尝试用支撑导丝置于同侧桡动脉,导引导管在 125cm 单弯辅助下通过病变部位,到达病变远端后,再通过导引导管输送支架,而后回撤导引导管,定位释放支架。因为受到呼吸运动和心脏搏动的影响,路径图定位可能不够精确,因此对

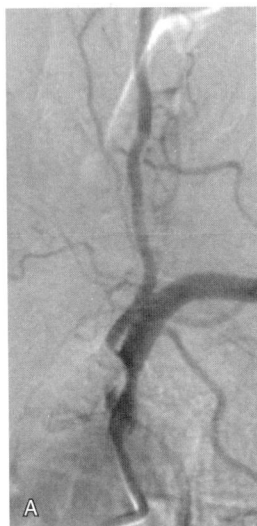
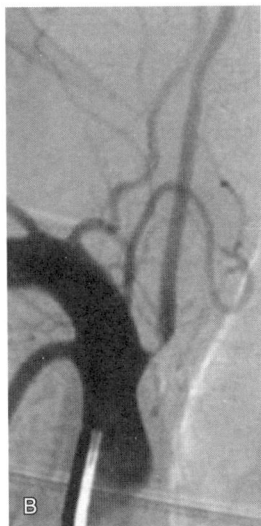
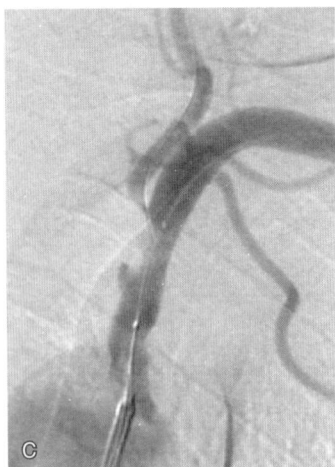
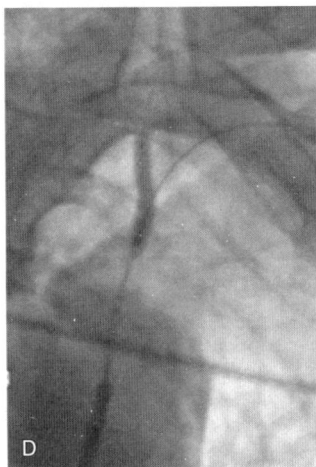

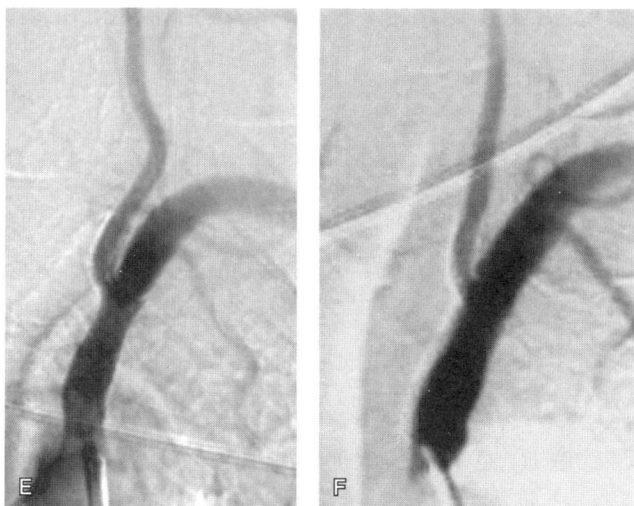

图 3-27 左侧椎动脉狭窄球囊辅助支架成形术

A. 左侧椎动脉狭窄；B. 右侧椎动脉狭窄；C. Submarine 7-20 球囊扩张锁骨下动脉病变处；D. Viatrac 4-20 球囊扩张椎动脉狭窄；E. 置入 1 枚 Acculink 6-8 40 覆盖整个病变，术后即刻无明显残余狭窄；F. 术后半年复查支架内血流通畅，无再狭窄。

支架的定位最好是通过骨性标志，支架到位后通过导引导管注射造影剂仅能确定支架近端位置，而支架远端会由于支架系统阻塞狭窄段而导致造影剂不能通过，难以确定其远端位置。而骨性标志则与血管的位置相对固定。总之，支架的定位可能需要综合路径图、骨性标志和注射造影剂观察等几方面的信息才能确定。准确定位对右锁骨下动脉狭窄尤为重要，因为其远端为右侧椎动脉，近端又有头臂干发出的右侧颈总动脉，支架应尽量避免覆盖这两根动脉血管。

3. 围手术期处理 基本同椎动脉狭窄。术前存在两侧上肢血压差的患者,术后及随访过程中可以关注血压差的变化,以此也可以判断病变部位血流的通畅程度。如有阳性发现,需进一步行超声或 CTA 检查。

4. 并发症的防治

(1)支架内血栓形成:支架内血栓形成与抗血小板药物抵抗有关,因此除在术前进行充分的药物准备外,也要做好术中抗凝。如果发生了急性支架内血栓形成,应立即予以 GP Ⅱ b/ Ⅲ a 抑制剂(替罗非班),必要时可于局部动脉内使用。使用剂量可参考《替罗非班在动脉粥样硬化性脑血管疾病中的临床应用专家共识》,$0.4\mu g \cdot kg^{-1} \cdot min^{-1}$ 持续 30 分钟(总剂量不超过 1mg),随后静脉泵入 $0.1\mu g \cdot kg^{-1} \cdot min^{-1}$ 维持 24~48 小时。

(2)远端栓塞:由于锁骨下动脉狭窄的治疗引起椎-基底系统栓塞很少见,因为对于锁骨下动脉盗血患者,球囊开通锁骨下动脉后,椎动脉并不立即恢复前向血流,一般需要 20 秒至 20 分钟,椎动脉才逐渐恢复前向血流,这可能是脑卒中的发生率很低的原因。

(3)再狭窄和支架断裂:回顾性研究表明,严重钙化、长病变、裸支架(球囊扩张支架)是支架断裂、再狭窄的危险因素。34% 的支架断裂患者并无临床症状。若出现再狭窄,可考虑药涂支架、球囊再次治疗或者外科手术。

(戴冬伟 赵 瑞)

参 考 文 献

[1] BROUNTZOS E N, PETERSEN B, BINKERT C, et al. Primary stenting

of subclavian and innominate artery occlusive disease: a single center's experience [J]. Cardiovascular and interventional radiology, 2004, 27 (6): 616-623.

［2］ CLARK C E, TAYLOR R S, SHORE A C, et al. Association of a difference in systolic blood pressure between arms with vascular disease and mortality: a systematic review and meta-analysis [J]. Lancet, 2012, 379 (9819): 905-914.

［3］ ABOYANS V, CRIQUI M H, MCDERMOTT M M, et al. The vital prognosis of subclavian stenosis [J]. Journal of the American College of Cardiology, 2007, 49 (14): 1540-1545.

［4］ SAHA T, NAQVI S Y, AYAH O A, et al. Subclavian Artery Disease: Diagnosis and Therapy [J]. Am J Med, 2017, 130 (4): 409-416.

［5］ SHENG C S, LI Y, HUANG Q F, et al. Pulse Waves in the Lower Extremities as a Diagnostic Tool of Peripheral Arterial Disease and Predictor of Mortality in Elderly Chinese [J]. Hypertension, 2016, 67 (3): 527-534.

［6］ CHATTERJEE S, NERELLA N, CHAKRAVARTY S, et al. Angioplasty alone versus angioplasty and stenting for subclavian artery stenosis--a systematic review and meta-analysis [J]. Am J Ther, 2013, 20 (5): 520-523.

［7］ ALBASHAIREH D, KHOUEIRY G, MOGABGAB O, et al. Drug coated balloon angioplasty for subclavian artery stenosis: A potential novel indication [J]. Cardiovasc Revasc Med, 2017, 18 (6S1): 45-47.

［8］ VAN DE WEIJER M A, VONKEN E J, DE VRIES J P, et al. Technical and Clinical Success and Long-Term Durability of Endovascular Treatment for Atherosclerotic Aortic Arch Branch Origin Obstruction: Evaluation of 144 Procedures [J]. Eur J Vasc Endovasc Surg, 2015, 50 (1): 13-20.

四、颅内动脉粥样硬化性狭窄

颅内动脉粥样硬化性狭窄（intracranial atherosclerotic stenosis, ICAS）是导致缺血性脑卒中的重要原因之一，也是再发脑卒中的重要危险因素。ICAS 更是我国缺血性脑卒中的最常见病因。不同人种之间颅内动脉粥样硬化性脑卒中的患病率差异明显,亚裔人群中颅内动脉粥样硬化性脑卒中患者占所有脑卒中患者的30%~50%,北美人群中仅占8%~10%。2014年发表的中国颅内动脉粥样硬化性狭窄研究(the Chinese intracranial atherosclerosis study,CICAS)是一项大型、前瞻性、多中心研究,旨在明确ICAS在发病7天内的缺血性脑卒中患者中的发生率、临床特征及结局。研究发现,在入组的2 864例患者中,46.6%的患者存在ICAS(其中的19.6%同时合并颅外颈动脉狭窄),随访12个月时,狭窄程度50%以上的ICAS患者脑卒中复发率为6.0%,高于无ICAS患者(3.3%)。虽然颅内支架置入术与积极药物干预治疗颅内动脉粥样硬化性狭窄研究(stenting vs.aggressive medical management for preventing recurrent stroke in intracranial stenosis,SAMMPRIS)的结果给颅内动脉粥样硬化性狭窄的介入治疗泼了盆冷水,无论是1年还是3年的研究结果均显示强化药物治疗组的主要终点事件发生率显著低于介入治疗组,颅内动脉粥样硬化性狭窄介入治疗也因此陷入寒冬。但我们还是应该看到,即使在SAMMPRIS最佳的药物治疗情况下,药物治疗组1年和3年的主要终点事件发生率仍为12.2%和14.1%。而真实世界的经验也提示,即使按照SAMMPRIS研究的强化药物治疗方案,30天内狭窄导致的同侧供血区域脑卒中复发率也显著高于SAMMPRIS研究介入治疗组(23.2% *vs.* 4.4%,$P<0.01$)。因此,评估哪些患者药物治疗可能无效是非常重要的。

药物治疗脑卒中复发的原因有很多,SAMMPRIS 研究的亚组双变量分析显示,女性、糖尿病、没有服用他汀类药物、以脑卒中为表现的起病方式、狭窄程度>80% 等都是其危险因素;多因素分析显示,狭窄远端供血区有陈旧性梗死、没有服用他汀类药物、以脑卒中为表现的起病方式是药物治疗脑卒中复发的危险因素。因此,针对这类患者进行介入治疗是一个可供选择的方向。

(一)概述

1. 临床表现　颅内动脉粥样硬化性狭窄可以导致短暂性脑缺血发作或脑卒中,临床症状表现如下:①主观症状:头痛、头晕、眩晕、恶心、呕吐、运动性和/或感觉性失语甚至昏迷;②脑神经症状:双眼向病灶侧凝视、中枢性面瘫及舌瘫、假性延髓性麻痹,如饮水呛咳和吞咽困难;③躯体症状:肢体偏瘫或轻度偏瘫、偏身感觉减退、步态不稳、肢体无力、大小便失禁等。

2. 辅助检查

(1)实验室检查:同椎动脉狭窄。

(2)影像学检查:对于拟行血管内介入治疗的颅内动脉狭窄患者,建议常规予以脑组织结构及脑血管路径的影像学评估,以权衡血管内介入治疗的风险及获益,制定手术方案。对病变血管局部的管壁结构及血流动力学状态进行评估,可进一步明确血管内介入治疗的获益。

1)脑组织结构及脑血管路径评估:脑组织结构及脑血管路径的评估方法主要有 CT 平扫、CT 增强扫描,以及磁共振成像(MRI),包括常规 MRI、弥散加权成像

（DWI）、液体抑制反转恢复序列（fluid attenuated inversion recovery，FLAIR）等。患者在术前应当根据病情需求，对上述方法进行适当选择，目的是排除颅内肿瘤及出血性疾病，同时对有脑梗死的患者进行梗死病灶的评估，排除出血转化可能。CTA 和 MRA 可以帮助术者评估脑血管路径，便于术者提前准备通路导管器械。MRI 诊断缺血性脑血管病的价值要优于 CT。

2）病变结构及血流动力学评估：在椎动脉狭窄影像学检查中也提到，MRA 受血流减少影响，可能导致对病情的评估严重于实际情况；同时无法判断支架再狭窄。CTA 分辨率高，对于病变的形态、长度和位置有良好的显示效果，薄层 MIP 图像能反映血管内斑块的状态，对帮助了解钙化灶、混合斑块灶及软斑块情况有利，但对血流动力学变化的判断不具有优势。

CTA 和 MRA 可以对管腔狭窄进行评估，而对管腔狭窄后功能的评估仍显不足。脑循环储备（cerebral circulation reserve，CCR）的概念，指的是脑血管通过自我调节维持脑血流正常状态的能力，包括脑灌注状态、侧支循环状态和血管反应性。脑灌注状态的评估可以通过灌注成像来完成，包括 CT 灌注成像（CT perfusion，CTP）、核磁共振灌注成像（MR perfusion，MRP）等。侧支循环状态的评估目前仍然以 DSA 作为"金标准"，包括一级、二级和三级侧支循环的评估，这个将在后面的造影评估中介绍。对脑灌注状态、侧支循环状态的评估目前主要还是基于静息态的评估，需要结合脑血管反应性（cerebrovascular reactivity，CVR）来综合评估脑动脉狭窄的严重性。CVR 主要是通过无创的方法来评估。CVR 的检测方法很多,目前还没有一致的标准,可以采用 CTP、MRP、PET、单光子发射计算机断层成像术(single photon emission computed tomography,SPECT)和经颅多普勒超声等来评估。评估中需要用到的方法主要有激发试验包括乙酰唑胺静脉注射、CO_2 吸入试验、床旁屏气试验。CTP 主要评估的血流动力学参数包括脑血流量(cerebral blood flow,CBF)、脑血容量(cerebral blood volume,CBV)、平均通过时间(mean transit time,MTT)、峰值时间(time to peak,TTP),这些参数可以将脑组织的灌注状态进行量化分析,目前已广泛应用于临床。灌注加权成像(perfusion weighted imaging,PWI)利用快速扫描技术,通过局部脑毛细血管网的血流动力学变化,反映脑血管的储备功能。PWI 可提供脑血管狭窄后最早和最直接的局部脑血流下降信息,对早期脑组织缺血的发现较传统 DWI 敏感。PWI 不仅可以和 DWI 一样显示脑梗死后的中心梗死病灶,还能显示梗死灶周边的血流灌注不足的区域。SPECT 灌注成像、PET 灌注成像等可用于评估脑代谢,但需要进行核素标记,具有放射性强、检测时间长等缺点,限制了其在临床上的推广应用。对于严重低灌注的患者,术后发生再灌注出血风险相对较高,术后需要严格控制血压。

传统的 CTA、MRA 等针对血管的成像手段,无法准确判断血管壁本身的情况及其病理学特征的相关信息。此外,对于动脉粥样硬化性病变,斑块的大小、形态、信号强度和强化特征均与斑块的易损性相关,而这些特征亦无法通过管壁成像获得。因此,有条件者术前可以通过高分辨率磁共振成像进行管壁成像检查。越来越多的证据表明,颅内动脉粥样硬化斑块的 MR 影像特征与临床症状及其预后具有显著的相关性。管壁成像评估的内容包括狭窄程度、斑块分布、形状、负荷、成分等。这可以帮助鉴别狭窄的病因,同时还可以判断是否是易损斑块。易损斑块的病理特征包括斑块内有出血、斑块内有富含脂质的坏死核心、薄或者破裂的纤维帽、斑块内炎症及新生血管化、斑块表面溃疡等。易损斑块在管壁成像上表现为 T_1WI 高信号(提示斑块内出血可能)、斑块强化(可能为炎症反应、新生血管形成或与内皮细胞渗透性增加有关)、正性重构(有研究证实,症状性斑块更易发生正性重构)。除此之外,颅内大动脉粥样硬化斑块的象限分布亦与临床事件相关。当粥样硬化斑块累及穿支动脉的开口时会增加发生脑深部穿支梗死的风险(图 3-28)。有研究表明,有症状的患者的大脑中动脉斑块更常发生在上象限;基底动脉的斑块好发于侧壁与腹侧壁,且发生于侧壁的斑块与桥脑梗死相关。不同类型病变管壁成像特点见表 3-11。

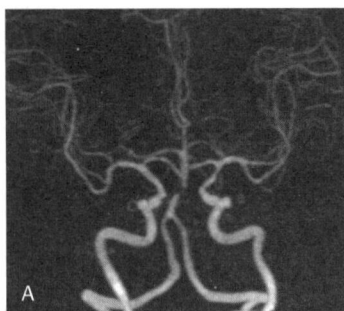

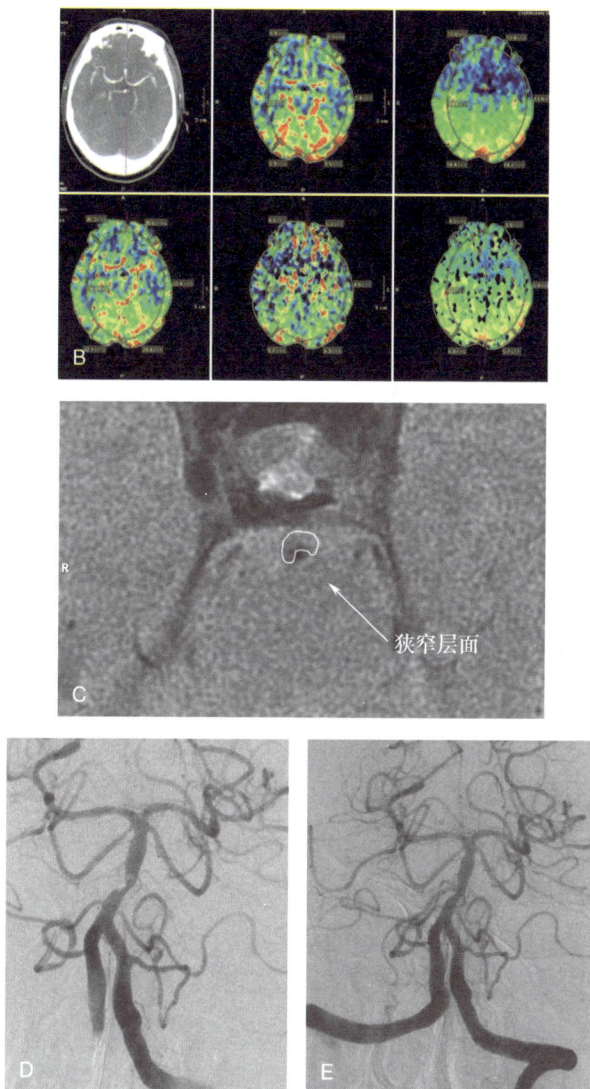

图 3-28 管壁成像对颅内动脉狭窄介入治疗的指导意义

A. 术前 MRA 提示基底动脉重度狭窄；B. 术前 CTP 提示后循环低灌注；C. 管壁成像提示狭窄主要位于前壁，穿支主要从后壁发出；D. 造影提示基底动脉狭窄；E. 血管内支架成形术治疗。

表 3-11 不同类型病变管壁成像的特点

病变类型	分布	形态	信号	强化	重构	其他
动脉粥样硬化	任何动脉	偏心性	混杂	0~2级	正性或负性重构	斑块内出血
动脉夹层	任何动脉（椎-基底动脉多见）	偏心性或混合性	高信号（血肿）	0~2级	–	内膜片，双腔征，动脉瘤样扩张
动脉炎	中小动脉	向心性	均匀	0~2级	负性重构	–
烟雾病	颈内动脉末端、大脑中动脉近端、大脑前动脉近端	向心性	均匀	0~2级	负性重构	颅底异常血管网

注：–，代表不存在或无相关表现。

3. 诊断　诊断方法同椎动脉狭窄。在病因诊断的基础上，如果 CTA、MRA 或 DSA 提示颅内动脉狭窄，则可诊断为颅内动脉粥样硬化性狭窄。若存在相关临床表现，可诊断为症状性颅内动脉粥样硬化性狭窄。

4. 治疗原则

1）药物治疗：同椎动脉狭窄。

2）介入治疗

A. 适应证：参考《症状性颅内动脉粥样硬化性狭窄血管内介入治疗中国专家共识 2018》，血管内介入治疗的适应证为症状性 ICAS 狭窄率 ≥ 70%,强化药物治疗无效或脑侧支循环代偿不良,责任血管供血区存在低灌注。

B. 禁忌证:①>80 岁或预计生命存活 <2 年;②合并严重全身系统性疾病或不适合 / 不耐受双联抗血小板药物治疗;③本次脑卒中或 TIA 发作之前存在严重的神经功能障碍(mRS 评分 ≥ 3 分);④2 周内曾发生严重心肌梗死;⑤烟雾病、活动期动脉炎、不明原因等非颅内动脉粥样硬化性狭窄;⑥国际标准化比值(international normalized ratio,INR)>1.5;⑦妊娠期女性;⑧神经内外科医师、神经介入科医师判定不适合行血管内介入治疗的患者。

C. 治疗方式:目前血管内介入治疗的方式主要有单纯球囊血管成形术、球囊扩张支架置入术、自膨式支架置入术。手术医师需要结合患者的辅助检查结果,选择合适的治疗方式。

D. 手术时机选择:目前对于何时进行手术治疗,并没有明确的结论。SAMMPRIS 研究的末次事件至治疗时间的中位数为 7 天,VISSIT 研究是 9 天,缪中荣教授牵头的中国颅内动脉粥样硬化性狭窄介入治疗研究是 21 天,WEAVE 研究是 22 天。而上述 4 个研究的围手术期并发症发生率分别是 14.7%、24.1%、4.3% 和 2.6%。似乎末次事件至治疗时间越长并发症发生率越低。与症状性颈动脉狭窄患者相似,导致缺血事件的责任颅内血管若存在严重狭窄,短期内再发相同血管供应区缺血事件的风险较高。但是,由于亚急性期责任血管斑块不稳定,所以容易在术中操作时发生脱落导致远端栓塞等并发症。一项症状性颈动脉狭窄研究提示,缺血事件发生2周之内行血管内介入治疗相比2周后治疗的患者,30天内脑卒中或死亡风险显著升高(26.1% *vs.* 1.9%)。ICAS患者在急性缺血性脑卒中3周后行血管内介入治疗可能是安全的。而近些年来,随着急性大血管闭塞性缺血性脑卒中介入治疗如火如荼地开展,不少大动脉粥样硬化性狭窄患者接受了急诊取栓和血管支架成形术治疗,也获得了较好的预后,这也提示该类患者超急性期的介入治疗可以降低围手术期并发症的发生率,但仍需进一步研究证实。

(二)治疗技术

1. 单纯球囊血管成形术 是最早应用于颅内动脉粥样硬化性狭窄介入治疗的方法。尽管早期该技术已成功开展,但围手术期的并发症发生率和病死率较高,后逐渐被支架治疗所替代。SAMMPRIS研究以后,美国心脏病协会/美国卒中协会(AHA/ASA)修改了《症状性颅内动脉狭窄患者治疗指南》(*Systematic Review of Guidelines for the Management of Asymptomatic and Symptomatic Carotid Stenosis*),里面规定颅内支架治疗不作为一线治疗。在这之后,单纯球囊成形术治疗颅内动脉粥样硬化性狭窄又重新进入人们的视野。2016年发表的单纯球囊血管成形术前瞻性研究结果提示,24例接受治疗的患者,30天围手术期并发症发生率为0%,脑卒中复发率为5.5%。2018年,首都医科大学宣武医院团队报道的35例单纯球囊血管成形术,30天围手术期并发症率为2.9%,10个月随访再狭窄率为 12%,引起了学者们的广泛重视。

单纯球囊血管成形术的优势在于操作相对简单,成功率高;手术时间短;可治疗颅内二级分支病变(如 M2/P2等);对于极重度狭窄,特别是 BA 或 M1 等富含穿支的部位,可避免雪犁效应导致的穿支事件。劣势在于弹性回缩比例较高,可能出现动脉夹层,残余狭窄程度较大,容易出现急性血栓和栓塞事件,再狭窄率较高。随着设备及技术的不断改进,操作更加安全。同时,围手术期双联抗血小板药物及 GP Ⅱb/Ⅲa 受体拮抗剂的选择性应用减少了操作所致的血栓形成。近些年来受 DEB 治疗冠状动脉粥样硬化性狭窄的启发,也有颅内动脉粥样硬化性狭窄应用药涂球囊治疗的报道,但其疗效还需要进一步验证,药涂球囊后支架应用可能同样有效(图 3-29)。关于DEB 的介绍,可以参考椎动脉狭窄治疗。

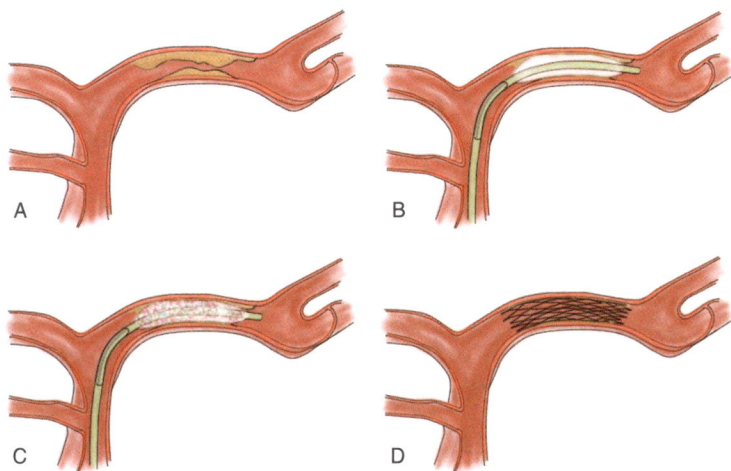

图 3-29 药物涂层球囊辅助支架成形术示意
A. 血管内斑块;B. 球囊打开;C. 球囊涂层药物释放;D. 支架置入。

目前,对于哪些患者更加适合应用单纯球囊血管成形术没有定论,对于一些颅内支架手术风险高或者难以一期进行颅内支架成形术的患者,可以考虑单纯球囊血管成形术,比如极重度狭窄、病变位于二级分支、参考血管直径小(<2mm)、长病变、极端成角等。

(1)造影评估

1)如果术前影像学检查没有评估主动脉弓的情况,应先行主动脉弓造影,这样可以清楚地提供大血管间的相互关系、大血管近侧部分的扭曲度,评估颅内外总体血管情况及患侧锁骨下动脉情况,便于寻找弓上开口和选择合适导管。然后分别行双侧颈内动脉和椎动脉造影评估,需要注意的是,动脉粥样硬化性狭窄是全身性疾病,在进行血管超选之前,需要确认血管起始部没有重度狭窄或者斑块,避免超选过程中导丝导管损伤造成斑块脱落而导致远端栓塞。对病变侧血管行 3D 造影,以便选取合适的工作角度,便于器械超选并使病变部位展开到最佳角度。对病变长度、狭窄程度、远近端正常血管直径进行测量。对侧支循环状态,病变部位的分支情况,是否合并其他病变等进行评估。术者根据以上评估结果制定治疗方案。

2)狭窄程度的测量:准确测量狭窄病变的长度和参考血管直径对血管成形术时球囊或者支架的选择至关重要。所采用的球囊长度和直径也要根据狭窄程度、长度及狭窄邻近部位正常血管的直径进行选择。由于颅内动脉本身固有的解剖结构,用于计算颅外动脉狭窄程度的方法不适合于颅内动脉。一般采用 WASID(warfarin-

aspirin symptomatic intracranial disease)研究的测量方法
(图 3-30)。

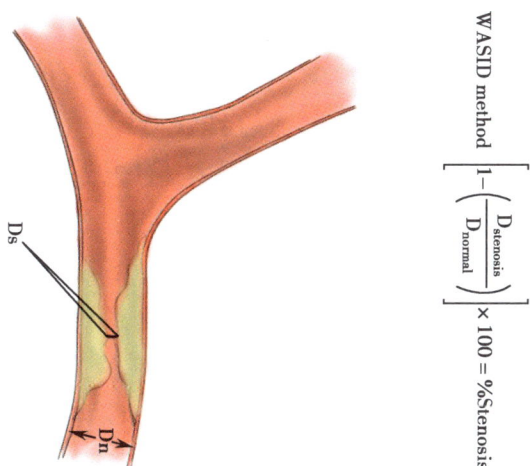

图 3-30　WASID 研究测量方法

$$\text{WASID method}: \left[1 - \left(\frac{D_{stenosis}}{D_{normal}} \right) \right] \times 100 = \%stenosis$$

WASID method:WASID 研究方法;$D_{stenosis}$:狭窄段血管内径;
D_{normal}:正常段血管内径;%*stenosis*:狭窄程度。

3)狭窄范围和程度评估:Mori 等提出一套颅内动脉
造影分类系统来预测单纯球囊血管成形术的临床预后,
在 DSA 下根据病变长度和几何形态学分为三类。
①Mori A,是指短的(≤5mm)同心圆或者适度偏心狭
窄;②Mori B,是指管状(长度为 5~10mm)的极度偏心,
适度成角病变;③Mori C,是指弥漫的(长度>10mm)、
极度成角(>90°)的近端部分迂曲的病变。病变越复
杂,近期和远期预后越差,目前已经广泛用于颅内动脉

粥样硬化性狭窄描述,不仅限于球囊血管成形术。

4)侧支循环分级:目前普遍采用的侧支循环分级为美国介入和治疗神经放射学学会/介入放射学会侧支循环评估系统,分为0~4级。0级,没有侧支血流到缺血区域;1级,缓慢的侧支血流到缺血周边区域,伴持续的灌注缺陷;2级,快速的侧支血流到缺血周边区域,伴持续的灌注缺陷,仅有部分侧支流到缺血区域;3级,静脉晚期可见缓慢但是完全的侧支血流到缺血区域;4级,通过逆行灌注血流快速而完全地灌注到整个缺血区域。

5)稀释增强C臂CT:如果术前没有进行磁共振管壁成像评估,术中也可以通过稀释增强C臂CT(不同厂家名字可能不同,例如DynaCT、XperCT、InnovaCT等)重建后可以对斑块性质和位置进行分析(图3-31)。数据采集参数设置为机器参数,设置为①CT平扫样图像;20秒DR程序采集原始数据,工作站3D任务卡中的MPR模式多平面重建,常规层厚5~8mm。②CTA样图像:8秒DR程序采集原始数据,同时注入浓度为20%~50%的造影剂,工作站3D任务卡中的MIP模式,常规层厚20~60mm。然后在工作站中进行重建分析图像。

(2)技术要点

1)麻醉方式:一般情况下,由于颅内狭窄血管内的治疗手术时间相对较长,手术风险较颅外段高,对于患者的配合要求高,因此常规在全身麻醉下进行。

2)通路建立:一般选择6F动脉鞘,动脉鞘的长度选择主要取决于主动脉弓和颈动脉的迂曲程度。为保证

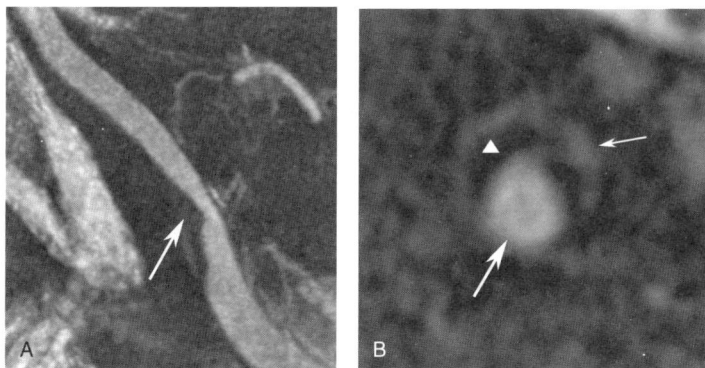

图 3-31　稀释增强 C 臂 CT 检查

粗箭头指的是正常管腔,三角形指的是斑块,细箭头指的是血管壁,可清晰显示斑块与血管壁之间的位置关系。

导引导管的稳定性,便于治疗系统地输送,有时可选用 6F 长鞘置于颈动脉内。动脉粥样硬化性狭窄患者常伴有不同程度的动脉迂曲,有条件可选择 Envoy DA 导引导管或者 Neuro Max 长鞘,可以输送进入颅内段以获得更好的支撑。

3) 球囊选择:球囊直径一般为远端正常血管直径的80%。SAMMPRIS 研究以后,为了减少支架治疗的并发症,也有人提出单纯采用小球囊扩张血管成形术(参考血管直径的 50%~70%)。球囊的长度一般与病变长度尽量相符。

选择好球囊后,用 50%~66% 的造影剂,通过抽吸方式将球囊的空气置换,用生理盐水从球囊头端冲洗导丝通道及支架输送系统的头端和尾端,确保支架输送鞘及快速交换导丝通道水化。

4) 球囊输送:先用微导管配合微导丝在路径图状态下小心超选通过狭窄部位,导丝超选至尽可能远的血管管腔内以便为球囊输送提供足够支撑力。推出微导管，球囊沿导丝输送。若血管迂曲时可能会遇到近端支撑力不足无法输送到位的情况，可以使用多导丝辅助输送技术(图 3-32)，在导引导管中加用 SV-5 增加支撑力。不建议用微导丝带着球囊直接超选，会增加并发症发生风险。

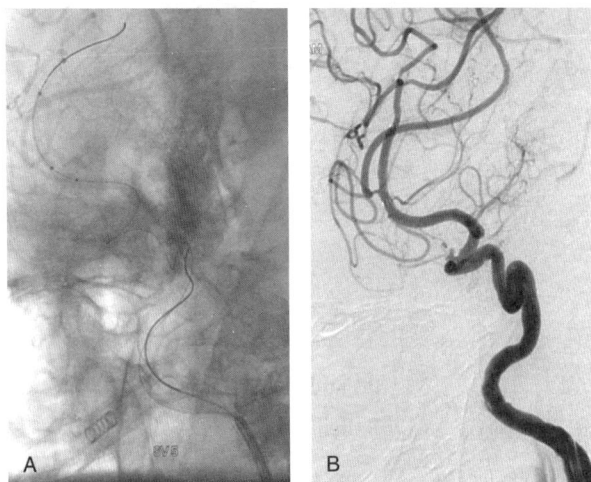

图 3-32　多导丝辅助输送技术
A. 近端血管迂曲，支架系统无法输送到位，近端予以 SV-5 支撑；
B. 血管形态正常。

5) 球囊扩张：球囊到位后，调整系统张力。一定要缓慢充盈球囊，一般以 1 个大气压 /30 秒为宜，充盈至命名压维持 10~20 秒后，释放压力。释放压力也建议缓慢，整个球囊阻断时间不宜超过 5~8 分钟。造影确认没有出血，扩张满意后，撤出球囊。

6) 判断效果：球囊撤出后再次造影确认局部有无动脉夹层影响血流、弹性回缩情况及有无血栓形成。建议初次造影后等待 15~20 分钟,再次造影确认。如果局部有血栓形成,可以考虑使用 GP Ⅱb/ Ⅲa 受体拮抗剂(替罗非班),剂量可以参考椎动脉支架。如果动脉夹层或弹性回缩影响血流或者 GP Ⅱb/ Ⅲa 受体拮抗剂无法控制局部血栓的形成,则需要考虑支架置入。

7) 药涂球囊:目前对于颅内狭窄药涂球囊报道不多,多是采用小球囊,其余注意事项可参考椎动脉狭窄的药物涂层球囊扩张术。长期疗效还有待进一步研究(图 3-33)。

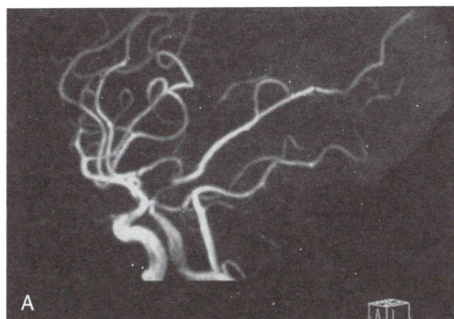

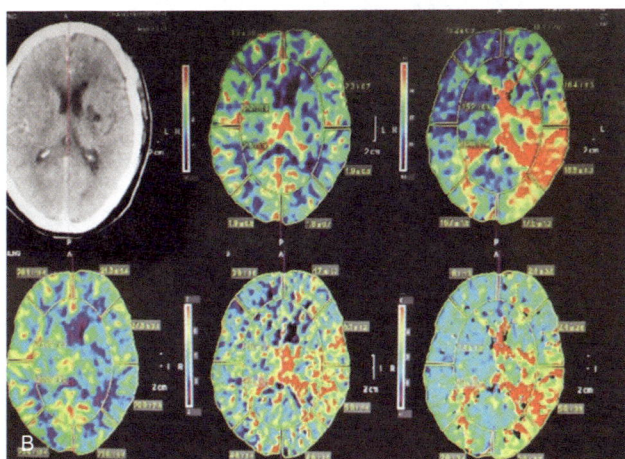

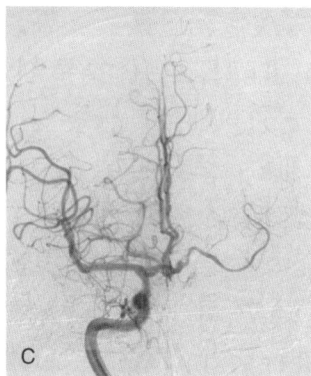
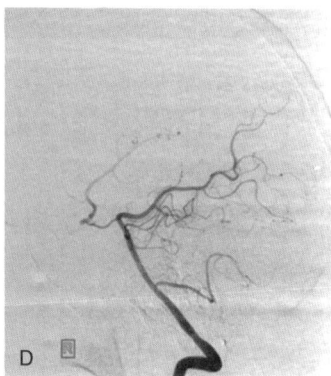
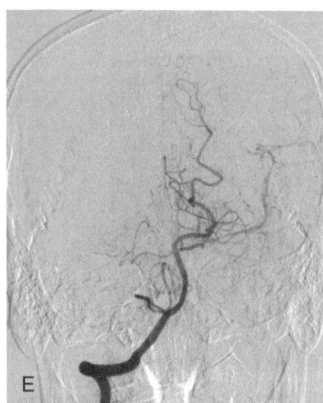
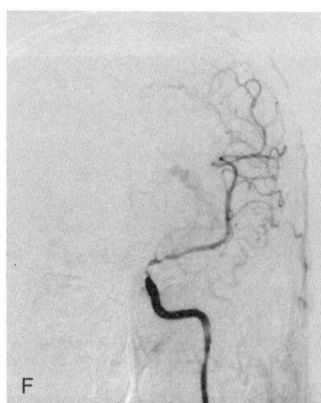
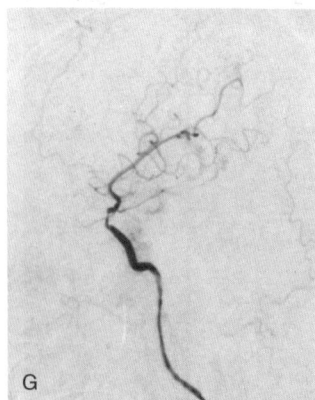
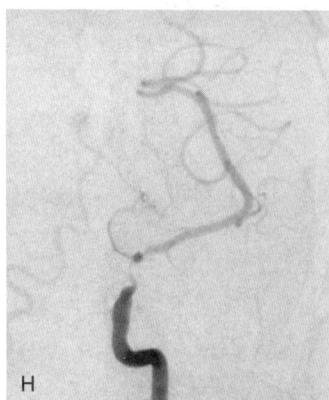

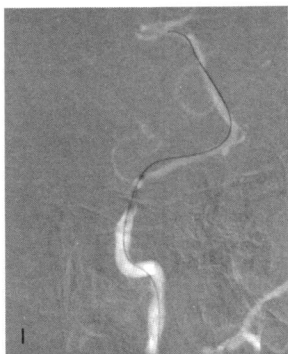

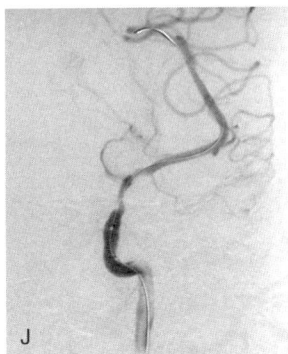

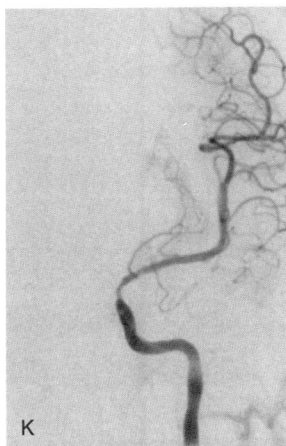

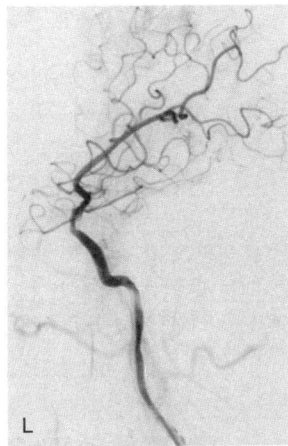

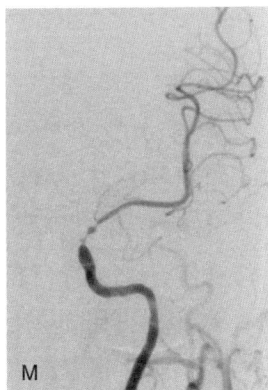

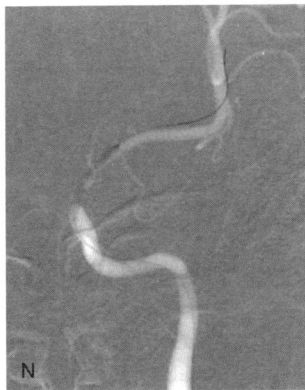

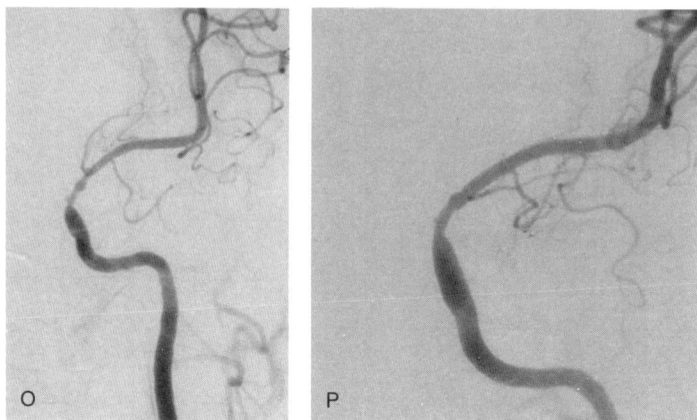

图 3-33 药涂球囊治疗支架内再狭窄

A. MRA 提示左侧颈内动脉末端重度狭窄；B. CTP 提示左侧大脑半球低灌注；C~E. DSA 提示右侧颈内动脉通过前交通代偿，后循环通过左侧后交通代偿；F~H. 左侧颈内动脉造影提示颈内动脉末端重度狭窄，血管扭曲，病变节段较长；I~L. 选用 Gateway2.0/15 球囊预扩张后置入 Enterprise4.5/28 支架，残余狭窄 40%；M. 7 个月后再次出现右侧肢体无力，复查 DSA 提示支架内再狭窄；N、O. 遂用 SeQuent Please（PTX）2/20 球囊治疗；P. 6 个月后复查提示狭窄部位血流通畅，无再狭窄。

（3）围手术期处理

1）术前应充分告知患者及其家属手术的必要性和相应风险，并签署知情同意书。

2）对于行介入治疗的患者，应于术前掌握患者的临床资料，包括现病史和既往史，尤其是有无造影剂过敏史。术前对患者进行详细查体，有助于术中、术后对比观察患者的神经功能变化。必要时应了解患者足背动脉、股动脉的搏动情况，拟行桡动脉穿刺者，需行桡动脉触诊。造影前预判可能存在的解剖变异或路径困难，提前做好介入器材和技术准备。术区备皮、手术前一日晚上 8 点后禁食水、通便、控制基础疾病等。

3）术前血压和心率的控制：术前建议使用抗高血压药物有效控制血压，但对术前 TIA 反复发作、收缩压在 180mmHg 以内的患者，术前不建议强烈降压，以防止低灌注诱发脑梗死。

4）术中麻醉后注意患者的血压波动，未进行血管成形术前，血压不宜过低，否则可能导致低灌注脑梗死。血管成形术后，适当控制血压，避免发生高灌注综合征。

（4）并发症防治：与颅外动脉相比，颅内动脉有其结构形态的特殊性。①走形迂曲，尤其是存在严重动脉粥样硬化的血管；②动脉壁较薄，缺乏弹性；③处于蛛网膜下腔的脑脊液中，周围无组织包绕和支撑；④发出许多穿支动脉供应深部脑实质；⑤大多是终末动脉，侧支循环不完善。由于这些特点，使得 ICAS 的血管内介入治疗难度增加，发生并发症的风险增高。

出血性并发症常导致严重后果，其原因有：高灌注综合征、血管穿通、血管破裂、使用抗血栓药物等。缺血性并发症有：穿支动脉闭塞、病变部位/支架内血栓形成、血管痉挛、残余狭窄及再狭窄等。

1）高灌注综合征：引起血管内介入治疗术后高灌注综合征关键的危险因素是高血压。血管开通后，要及时控制血压，特别是在麻醉苏醒拔管时，尽量避免血压剧烈波动。有研究建议，应将术后收缩压控制在 100~120mmHg，甚至更低。控制血压可选择应用 α 受体阻滞剂、钙通道阻滞剂（CCB）、β 受体阻滞剂等静脉药物预防。应在术后密切观察患者的临床表现，TCD 及

CTP 可用于监测相关指标。如果患者有神经系统症状体征，应及时复查头颅 CT。如果发生出血，内科治疗重点在于控制高颅压和控制出血，必要时使用鱼精蛋白、新鲜冷冻血浆或输注血小板等方法，如果出血量大，需及时行外科手术治疗。

2）术中出血：术中引起脑出血的常见原因包括微导管微导丝刺破细小的供血动脉；球囊扩张时血管破裂。预防和应对方法①操作要轻柔；②如果发生出血立即用鱼精蛋白中和肝素；③如果是球囊扩张造成的出血，立即原位再次充盈球囊以阻断血流，控制血压，5~8 分钟后泄球囊观察出血是否停止，如果无法停止，必要时考虑行血管闭塞术。

3）动脉夹层：球囊扩张可能导致局部动脉夹层的形成，预防措施主要是选择合适尺寸的球囊，球囊充盈和释放压力时都要缓慢。如果出现了动脉夹层，需要观察是否对血流有影响，必要时考虑置入支架覆盖动脉夹层。

4）局部血栓形成：球囊扩张可能会损伤内膜导致局部血栓形成，可以考虑使用 GP Ⅱb/Ⅲa 受体拮抗剂（替罗非班），动态造影观察血栓变化，如果仍旧无法维持血流，则需行支架成形术。

5）穿支事件：在大脑中动脉 M1 段和基底动脉治疗中较多，术前管壁成像观察斑块位置有助于术者对穿支事件进行风险评估，必要时可以考虑小球囊扩张。发生穿支事件后可尝试扩容、升高血压等治疗方法，但慎用动脉内溶栓。

6）再狭窄：随访过程中如果发现再狭窄、无症状且无明显低灌注时，可考虑使用强化他汀类药物或者调整抗血小板药物的使用；有低灌注相关症状时，可考虑再次行介入治疗。

2. 支架成形术　和单纯球囊血管成形术相比，支架成形术的优势在于弥补了单纯球囊血管成形术后弹性回缩、动脉夹层的风险，使残余狭窄率和再狭窄率更低。劣势在于支架内血栓形成风险和穿支闭塞风险相对增高，治疗费用增加。

（1）造影评估：同单纯球囊血管成形术。

（2）技术要点：大部分同单纯球囊血管成形术。

1）球囊的选择：球囊直径一般为远端正常血管直径的 80%。球囊的长度与病变长度尽量相符。

2）支架的选择：颅内动脉支架分为自膨胀式和球囊扩张式。球囊扩张式支架的优势在于使用比较方便，能够一次性完成狭窄血管支架成形术，定位较准确，径向支撑力强，残余狭窄低；劣势在于柔顺性差，应用在扭曲血管时无法输送到位，迂曲部位无法贴合血管形态。自膨胀式支架的优势在于柔顺性好，能够更好地贴合扭曲血管的形态，外力作用不易变形，能够适应远近端管径差距较大的血管，有持续径向支撑力；劣势在于操作比较复杂，定位准确性不如球囊扩张式支架，残余狭窄相对球囊扩张式支架高。

目前颅内动脉狭窄专用支架为自膨胀式 Wingspan 支架和球囊扩张式 Apollo 支架。近些年来，颅内动脉瘤支架用于颅内动脉狭窄治疗的病例数也在逐渐增加。

自膨胀式支架可分为激光雕刻支架［开环（Wingspan、Neuroform）和闭环（Solitaire、Enterprise、LEO）］和连续编织支架（LVIS）（图 3-34），应根据病变解剖和病理形态的特征确定。其中激光雕刻支架径向支撑力要高于编织支架，血管贴壁性编织支架>开环支架>闭环支架。需要术者在术中根据病变部位的特点选择合适的支架。一般直径应超过参考血管直径 0.5~1.0mm，长度应保证支架两端超过病变长度各 3mm 以上。

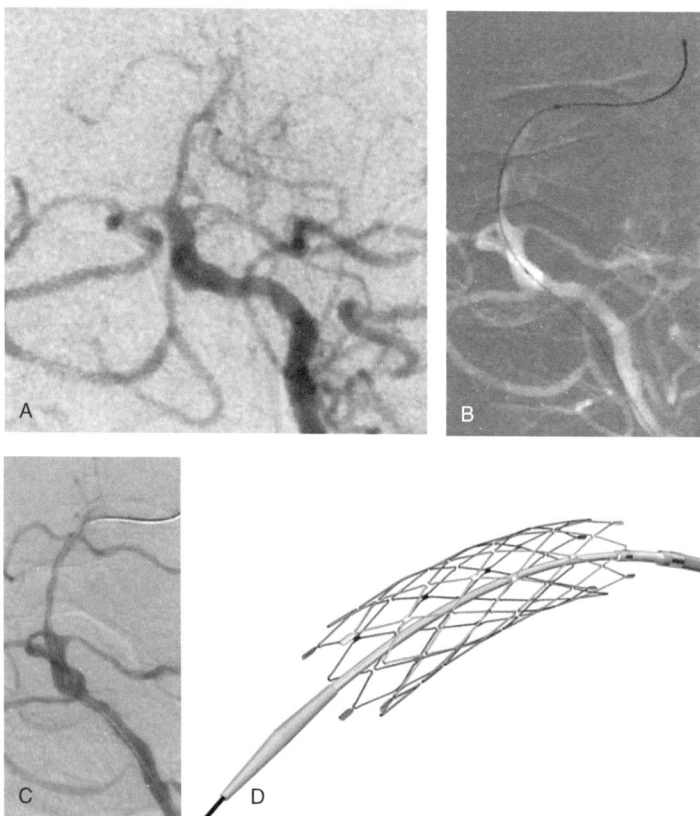

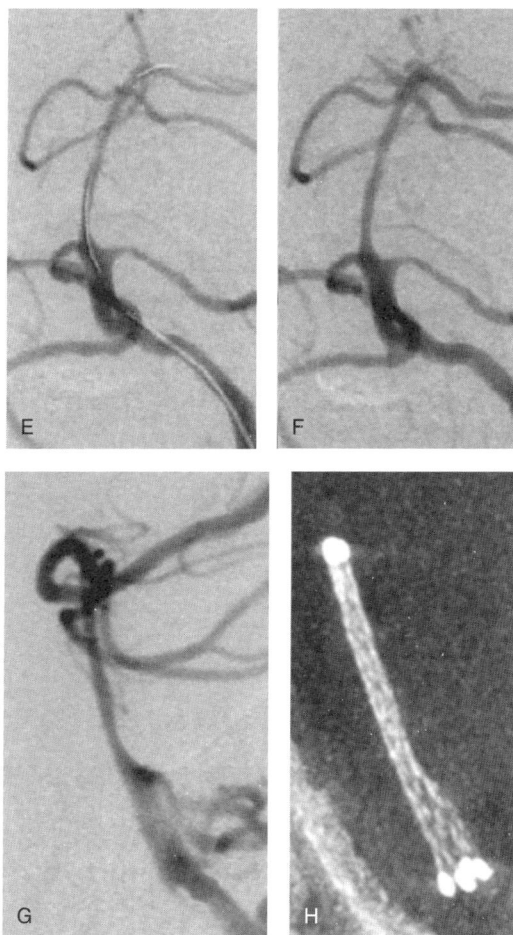

图 3-34　基底动脉长节段狭窄病例

A. 基底动脉狭窄,病变长度为 16.3mm,远端血管显影不清;B、C. 采用 Gateway 1.5/2 球囊扩张后;D~H. 考虑 Wingspan 支架锥形头端可能在释放的时候会损伤血管,采用 Enterprise 4.5/22 支架,支架打开良好。

3)支架释放:需要注意的是,开环支架节段打开后无法回收,闭环支架或编织支架可以进行回收调整。支架释放后,经造影确认,若无异常,撤回输送系统并再次造影,若残余狭窄>50%,视情况决定是否后扩。有条件者可以通过稀释增强 C 臂 CT 评估支架贴壁情况,用以指导是否后扩(图 3-35)。

(3)围手术期处理:同单纯球囊血管成形术。对于术后高灌注综合征高危患者,可考虑采用分期治疗方式(图 3-36)。

(4)并发症防治:参考单纯球囊血管成形术。

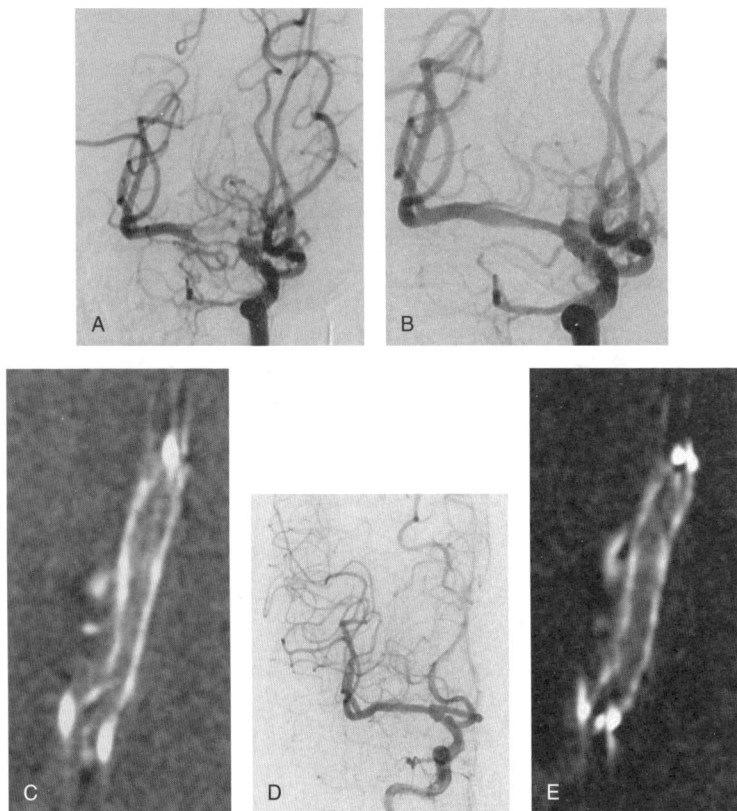

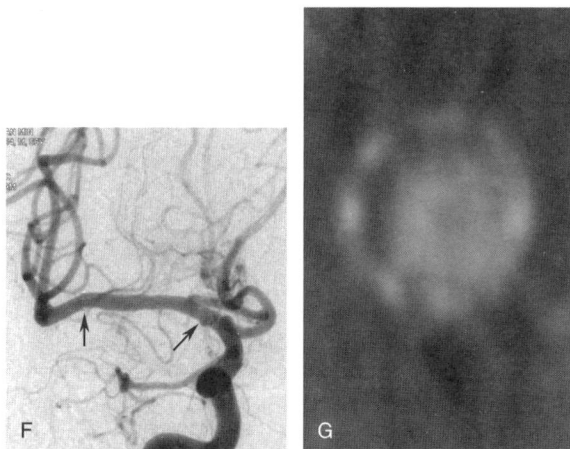

图 3-35 支架成形术后稀释增强 C 臂 CT 评估

A. 右侧 MCA M1 段重度狭窄；B. 置入 Wingspan 支架，造影可见残余狭窄约为 30%；C. 稀释增强 Dyna CT 提示，支架没有完全贴壁，部分网丝突入管腔；D. 进行球囊后扩，造影可见无明显残余狭窄；E. 稀释增强 Dyna CT（血管造影三维软组织成像技术）提示支架贴壁良好；F. 术后 6 个月造影无支架内再狭窄；G. 稀释增强 Dyna CT 显示支架打开良好，轻度内膜增生。

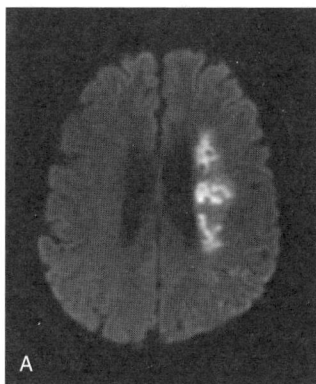

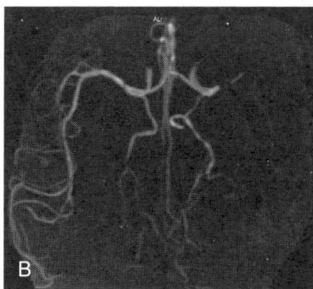

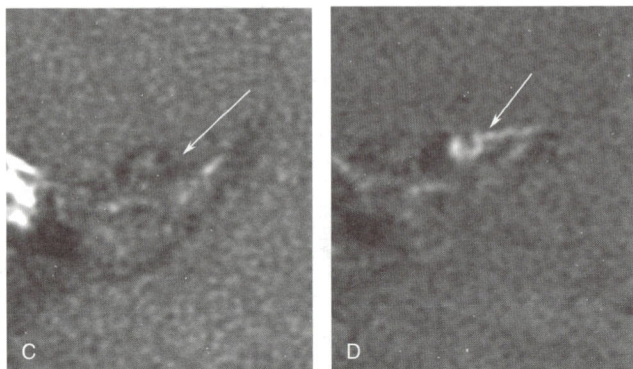

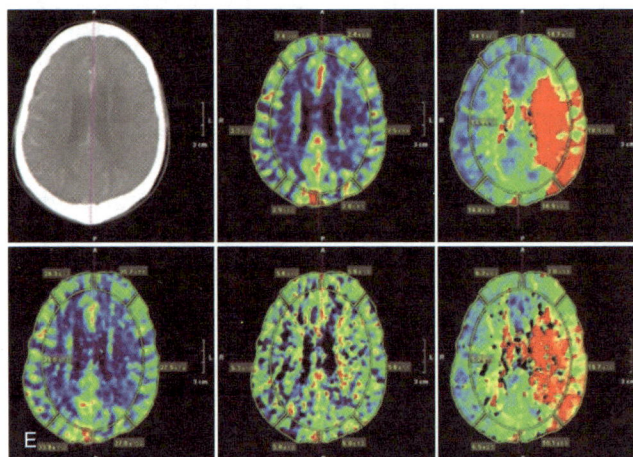

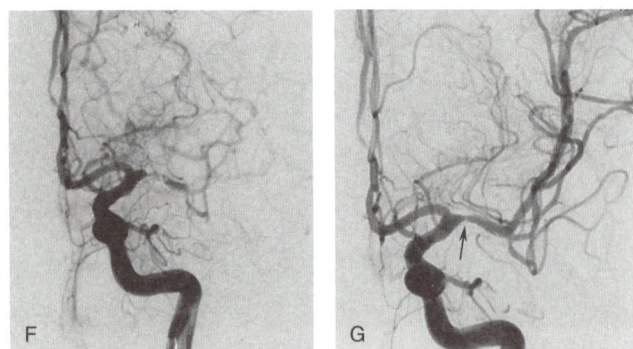

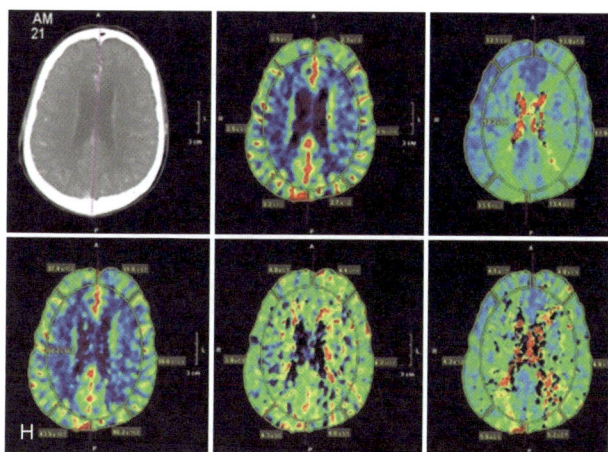

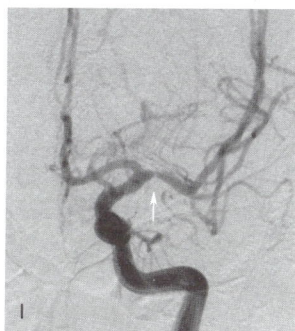

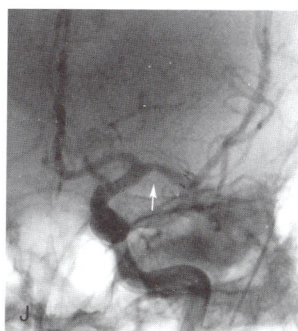

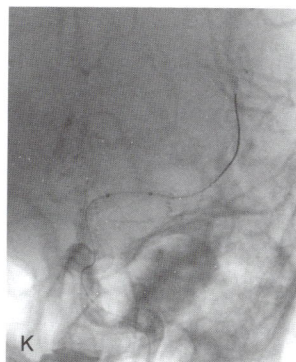

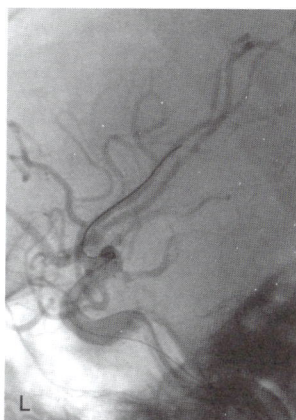

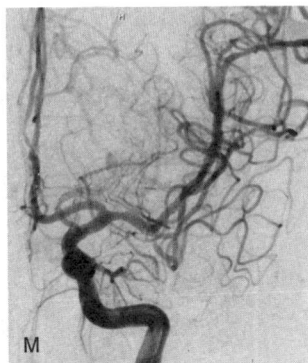

图 3-36 左侧 MCA 狭窄的分期治疗

A. 磁共振提示左侧分水岭区脑梗死;B. MRA 显示左侧大脑中动脉重度狭窄,远端血管稀疏;C、D. 管壁成像提示斑块主要位于前下壁,T_1WI 未见高信号(C 图中箭头),增强明显强化(D 图中箭头),提示为不稳定斑块;E. CTP 提示左侧大脑半球明显低灌注;F. 考虑患者血管重建后发生高灌注可能性大,遂决定分期治疗;F、G. 一期先用 Gateway 1.5/15 小球囊扩张,前向血流改善,观察局部稳定无血栓形成;H. 术后第 1 天 CTP 提示灌注较前明显改善;I、J. 术后第 5 天,予以 Gateway 2.0/15 球囊扩张后,置入 1 枚 Wingspan 3.5/15 支架,残余狭窄明显(白色箭头);K~M. 用 Gateway 2.25/15 球囊后扩,残余狭窄 15%。

3. 支架内血栓形成　可以考虑使用 GP Ⅱb/Ⅲa 受体拮抗剂(替罗非班),动态造影观察血栓变化,必要时考虑球囊后扩。如果血管完全闭塞,可以考虑将微导管置于支架内,用小剂量 rt-PA 溶栓联合替罗非班治疗,必要时考虑球囊后扩或支架成形术(图 3-37)。

4. 支架内再狭窄　支架内再狭窄和多种因素有关,包括残余狭窄、病变长度、支架类型、支架大小、糖尿病、慢性肾功能不全、抗血小板治疗、病变形态及位置等。如果出现症状性再狭窄,则需要考虑再次行介入治疗。如果是无症状性再狭窄,且无明显低灌注,可以考虑调整抗血小板药物用法,强化他汀类药物治疗后继续观察。

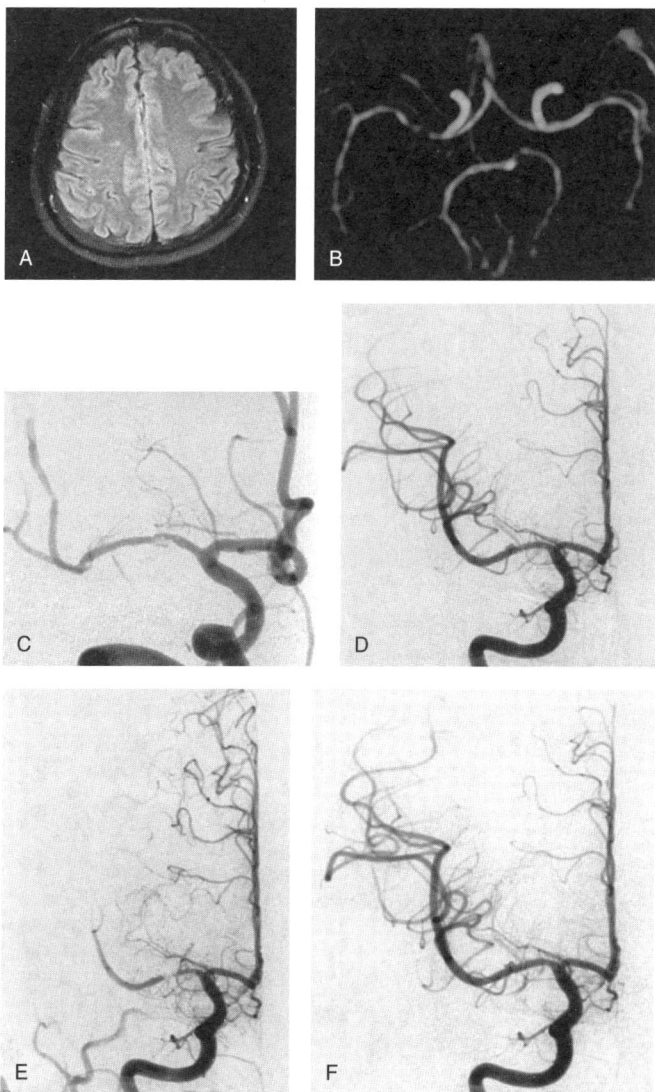

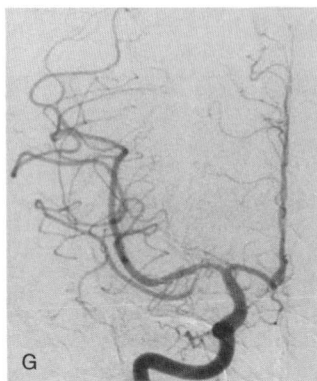

图 3-37 支架内血栓形成病例

A. 头颅 MRI 见右侧脑室旁点状梗死灶;B. MRA 提示右侧大脑中动脉 M1 段重度狭窄;C. DSA 检查提示右侧大脑中动脉 M1 段重度狭窄,远端血流缓慢;D. 予以 Gateway 球囊扩张及 Wingspan 支架置入,术后即刻造影见支架通畅,血流改善;E. 10 分钟后再次造影发现支架内急性血栓,远端血流缓慢;F. 立即给予微导管内注射替罗非班,复查造影见支架内血栓完全消失,术后无明显神经功能缺失;G. 复查造影示支架通畅,无明显再狭窄。

5. 其他 其他并发症包括新流域梗死(图 3-38)、动脉夹层等。

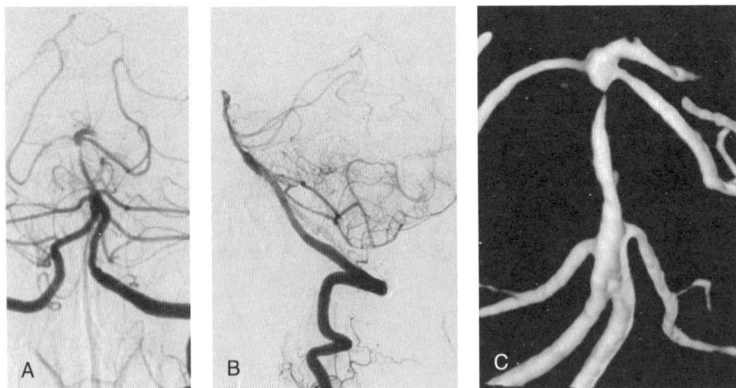

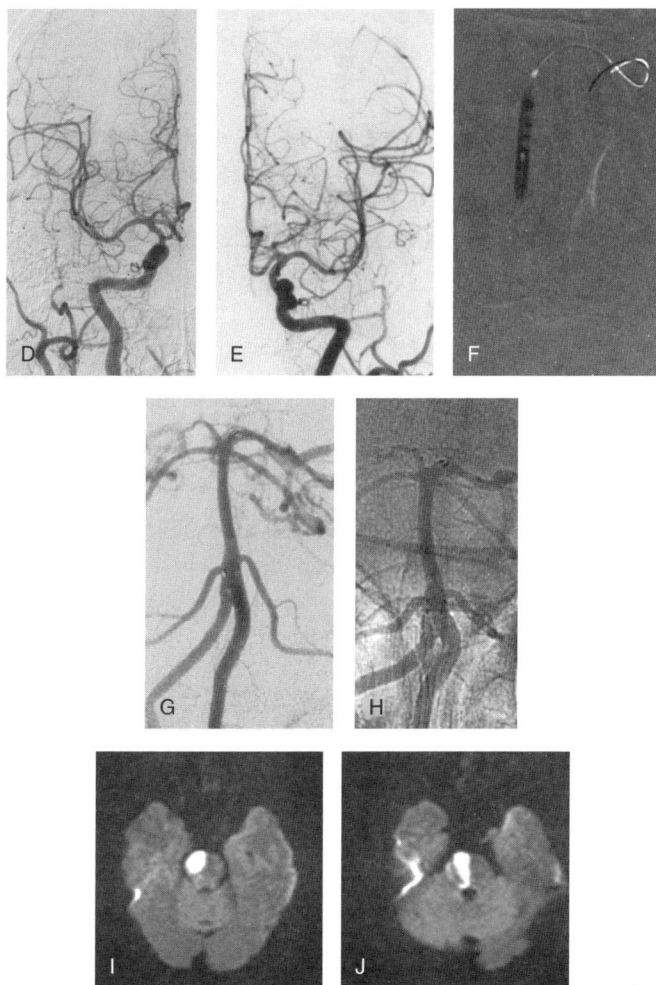

图 3-38 基底动脉上段重度狭窄治疗后新流域梗死病例

A~C. 基底动脉狭窄,大脑后血流减慢;D、E. 双侧颈内造影提示后交通代偿;F. 采用 Gateway 2.5/15 球囊扩张;G、H. 置入 Wingspan 3.5/20 支架,术后无明显残余狭窄;I、J. 术后 4 小时突发言语含糊伴左侧肢体无力,急查头颅 MRI 提示脑干新发穿支梗死。

（戴冬伟 张磊 李司司）

参 考 文 献

［1］ WANG Y, ZHAO X, LIU L, et al. Prevalence and outcomes of symptomatic intracranial large artery stenoses and occlusions in China: the Chinese Intracranial Atherosclerosis (CICAS) Study [J]. Stroke, 2014, 45 (3): 663-669.

［2］ CHIMOWITZ M I, LYNN M J, DERDEYN C P, et al. Stenting versus aggressive medical therapy for intracranial arterial stenosis [J]. The New England journal of medicine, 2011, 365 (11): 993-1003.

［3］ ESKEY C J, SANELLI P C. Perfusion imaging of cerebrovascular reserve [J]. Neuroimaging Clin N Am., 2005, 15 (2): 367-381, xi.

［4］ VERNIERI F, PASQUALETTI P, MATTEIS M, et al. Effect of collateral blood flow and cerebral vasomotor reactivity on the outcome of carotid artery occlusion [J]. Stroke, 2001, 32 (7): 1552-1558.

［5］ SETTAKIS G, MOLNAR C, KERENYI L, et al. Acetazolamide as a vasodilatory stimulus in cerebrovascular diseases and in conditions affecting the cerebral vasculature [J]. Eur J Neurol, 2003, 10 (6): 609-620.

［6］ HOEFFNER E G. Cerebral perfusion imaging [J]. J Neuroophthalmol, 2005, 25 (4): 313-320.

［7］ SCHELLINGER P D, BRYAN R N, CAPLAN L R, et al. Evidence-based guideline: The role of diffusion and perfusion MRI for the diagnosis of acute ischemic stroke: report of the Therapeutics and Technology Assessment Subcommittee of the American Academy of Neurology [J]. Neurology, 2010, 75 (2): 177-185.

［8］ FISHER M, BASTAN B. Identifying and utilizing the ischemic penumbra [J]. Neurology, 2012, 79 (13 Suppl 1): S79-S85.

［9］ TARPLEY J, FRANC D, TANSY A P, et al. Use of perfusion imaging and other imaging techniques to assess risks/benefits of acute stroke interventions [J]. Current atherosclerosis reports, 2013, 15 (7): 336.

［10］ 中华医学会放射学分会 . 颅内 MR 血管壁成像技术与应用中国专家共识 [J]. 中华放射学杂志 , 2019, 53 (12): 1045-1059.

［11］ SANGHA R S, NAIDECH A M, CORADO C, et al. Challenges in the Medical Management of Symptomatic Intracranial Stenosis in an Urban Setting [J]. Stroke, 2017, 48 (8): 2158-2163.

［12］ ZAIDAT O O, FITZSIMMONS B F, WOODWARD B K, et al. Effect of a balloon-expandable intracranial stent vs medical therapy on risk of stroke in patients with symptomatic intracranial stenosis: the VISSIT randomized clinical trial [J]. Jama, 2015, 313 (12): 1240-1248.

［13］ MIAO Z, ZHANG Y, SHUAI J, et al. Thirty-Day Outcome of a Multicenter Registry Study of Stenting for Symptomatic Intracranial Artery Stenosis in China [J]. Stroke, 2015, 46 (10): 2822-2829.

［14］ CHIMOWITZ M I, LYNN M J, HOWLETT-SMITH H, et al. Comparison of warfarin and aspirin for symptomatic intracranial arterial stenosis [J]. The New England journal of medicine, 2005, 352 (13): 1305-1316.

［15］ MORI T, FUKUOKA M, KAZITA K, et al. Follow-up study after intracranial percutaneous transluminal cerebral balloon angioplasty [J]. AJNR American Journal of Neuroradiology, 1998, 19 (8): 1525-1533.

［16］ TRAVIS M D, ASHISH S, MAXIM M, et al. Submaximal angioplasty for symptomatic intracranial atherosclerosis: a prospective Phase I study [J]. Journal of neurosurgery, 2016, 125 (4): 964-971.

［17］ WANG Y, MA Y, GAO P, et al. Primary Angioplasty without Stenting for Symptomatic, High-Grade Intracranial Stenosis with Poor Circulation [J]. AJNR American journal of neuroradiology, 2018, 39 (8): 1487-1492.

［18］ HIGASHIDA R T, FURLAN A J, ROBERTS H, et al. Trial design and reporting standards for intra-arterial cerebral thrombolysis for acute ischemic stroke [J]. Stroke, 2003, 34 (8): e109-e137.

第四节　头颈部非动脉粥样硬化性狭窄

一、头颈部动脉夹层

动脉夹层（cerebral artery dissection）是指由动脉壁层内的撕裂而导致血液成分通过破损的血管内膜进入血管壁，使血管壁分离，造成血管狭窄、闭塞或形成假性动脉瘤。头颈部动脉夹层根据发病部位可以分为颈动脉夹层(carotid artery dissection,CAD)与椎动脉夹层。CAD是导致TIA和脑卒中的相对常见的原因,尤其多见于年轻患者。严重的头部或颈部创伤可导致动脉夹层,但约半数者为自发性的或仅由轻微的损伤所致。许多结缔组织病也是自发性动脉夹层的危险因素,包括纤维肌发育不良(FMD)、马方综合征、埃勒斯-当洛斯综合征(IV型)、成骨不全及多种胶原形成异常的遗传病等。目前,上述潜在因素均未能作为疾病特异性修饰治疗的靶点。当动脉壁的结构完整性受损,血液在动脉壁层间积聚形成壁内血肿时,即出现动脉夹层。内膜下动脉夹层可能引起管腔狭窄或者闭塞,而外膜下动脉夹层可能导致夹层动脉瘤的形成。动脉夹层相关的缺血性脑卒中可能由血栓栓塞或血流动力学障碍所致,前者可能是主要机制。CAD引起的脑血管事件占普通人群缺血性脑卒中的2.5%,在45岁以下的青年患者中比例约为20.0%。CAD按照病因可分为创伤性病变和自发性病变。

(一)临床表现

根据动脉夹层所在位置的不同,临床症状可有不同。硬膜外动脉夹层的临床表现包括头痛、颈项部疼痛、霍纳综合征、短暂性脑缺血发作(transient ischemic attacks,TIA)、缺血性脑卒中、搏动性耳鸣。非典型症状包括脑神经麻痹和味觉的丧失。硬膜内段的动脉夹层经常表现为脑组织迟发性缺血或蛛网膜下腔出血。

(二)辅助检查

动脉夹层可以通过一些非侵入性的诊断方法(如超声、CTA、MRI及MRA等)确诊。这些方法都可以作为动脉夹层的可靠诊断手段,但也都有其局限性。在大多数病例中,无论是硬膜内还是硬膜外,数字减影血管造影仍然是确定诊断动脉夹层的"金标准"(图 3-39)。

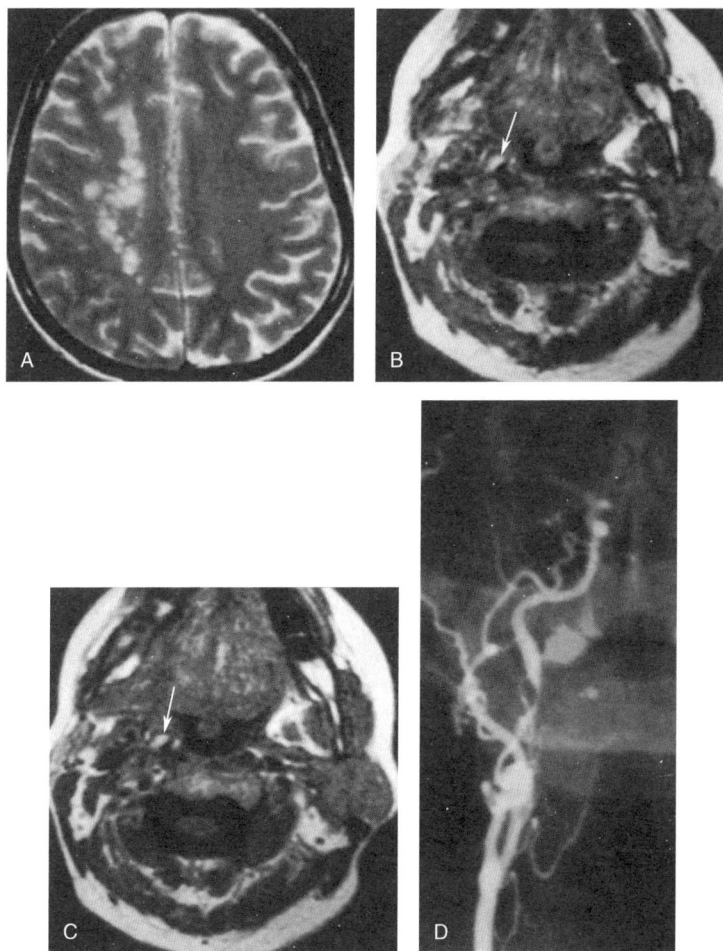

图 3-39 颈内动脉夹层病例 1

A. 车祸后 48 小时检查 T_2WI 提示右侧分水岭区梗死;B、C. 轴位 T_1WI 提示高信号的壁间血肿累及右侧颈内动脉;D. 颈总动脉正位血管造影提示不规则颈动脉夹层特征性狭窄。

（三）诊断

典型的颈动脉夹层可通过 DSA 明确诊断。动脉夹层可疑颈内动脉（ICA）夹层的影像学评估开始于颈总动脉造影，颈总动脉（common carotid artery，CCA）分叉部的造影成像可以提示颈内动脉夹层近心端的情况，因为颈总动脉分叉部在颈内动脉夹层中不易受累。评估应该包括颅内循环及其代偿机制。数字减影摄影应该扩展至静脉期，以显示静脉期造影剂在动脉损毁处或动脉瘤内的缓流甚至停滞。

（四）治疗原则

CAD 的治疗方法包括抗凝、抗血小板、溶栓、血管内介入治疗及外科手术。鉴于抗凝和抗血小板治疗的无创性及临床可及性，上述两种治疗方法仍是国内 CAD 治疗的首选方法。但两者的选择目前还存在争议。目前已有的观察数据显示，抗血小板治疗和抗凝治疗的后续脑卒中风险相当，但前者似乎更安全，这还需要进一步地研究证实。动脉夹层常可随时间愈合，患者通常需要维持抗栓治疗至少 3~6 个月。治疗持续时间并不确定，一些学者建议在改变治疗方法前进行反复地影像学检查以确定血管是否再通。大部分患者可实现血管再通并达到解剖学愈合。没有完全愈合的动脉夹层并不增加脑卒中复发的风险。尽管大部分动脉夹层造成的缺血性脑卒中是因为血栓栓塞，但小部分则是由血流动力学障碍所致。这些情况的预后可能较差，可能需要考虑进行血流重建，如支架置入或旁路手术，但目前还没有相关的前瞻性研究证实其疗效。

CAD 需要行支架治疗的情况包括：药物治疗失败、在药物治疗期间新发脑梗死、神经功能症状进行性加重、影像学上显示存在明显的同侧脑灌注不足和假性动脉瘤进行性增大。约 85% 的颅外段 CAD 能自愈或经抗栓治疗后可好转，对于那些尽管给予了抗凝、抗血小板治疗，但症状仍持续存在的 CAD 患者，应考虑外科手术治疗或血管内介入治疗。治疗的目的是重建损伤的血管壁，同时恢复正常血流。该疾病的治疗替代技术有：①在一些特定病例，可选择血流导向装置；②必要时可考虑闭塞血管，但必须做球囊闭塞试验。

（五）注意事项

为预防急性血栓栓塞并发症的发生，有必要在血管内介入治疗术中常规给予肝素（活化凝血时间为基准值的 2.0~2.5 倍）抗凝治疗。在需要置入支架的情况下，考虑到金属支架固有的致血栓性，要求在术前和术后予以充分的抗血小板治疗。一般建议的抗血小板治疗方案是：支架置入术前至少连续 3 天每日给予 75mg 氯吡格雷和 100mg 阿司匹林；支架置入后给予双抗治疗至少 12 周，然后改为单抗长期药物治疗。在急诊情况下，术前 2~5 小时给予负荷量双抗及术中辅助以静脉用 GP Ⅱb/ Ⅲa 受体拮抗剂也可达到最大的血小板抑制效果。

术后还需进行血管重建的血管造影评估，评估内容包括管腔扩张的充分性、支架是否均匀贴壁、改善血流动力学情况、支架内有无血栓形成或有无远端颅内血栓栓塞并发症。常规影像学和临床随访不应少于 1 年，时间间隔为 3 个月，以监测内膜增生、支架内狭窄或血栓形成等并发症。

（六）造影评估

可疑颈内动脉夹层的影像学评估开始于颈总动脉造影。对侧血管造影对排除双侧动脉夹层非常重要，鉴于动脉夹层引起的不规则动脉狭窄，无论在发生的部位还是构型上，都有别于动脉粥样硬化性动脉狭窄。动脉夹层造成的动脉狭窄，常不发生于颈动脉球，而发生于距离颈动脉起始部 4~6cm 的颈内动脉，终止于颅底，并在入颅处动脉内的构型恢复正常。动脉夹层相关的血管闭塞，通常也不会累及血管近段，而是在急性期自下而上形成一个逐渐变细的形态。其他影像学特点包括：内膜活瓣、双腔征、腔内充盈缺损、夹层动脉瘤等。预示动脉夹层发生的影像学特征也应注意寻找，最常见的是纤维肌发育不良（fibromuscular dysplasia，FMD）。有报道说，约 20% 的颈内动脉夹层发生于 FMD 患者，患病率比一般人群要高。

（七）技术要点

颈内动脉夹层导致狭窄的血管内介入治疗方法是支架管腔重建，即扩张由动脉夹层引起的动脉狭窄或闭塞，在恢复管腔血流的同时治疗动脉夹层。简单说就是保留了主干血管，理论上可增加患者获益（图 3-40）。

1. 器械选择　在血管重建过程中，支架数量、类型的选择是关键问题之一。通常基于夹层部位、管径大小、病变长度、血管迂曲程度和支架自身特性（顺应性、径向力、金属网比和置入方法）来考虑。支架的功能（包括扩大真腔和套结内膜瓣）与维持夹层动脉通畅的圆周力成正比。较高的金属网比可减小横跨流入区的孔隙度,使内膜愈合,并且可以防止夹层血管壁的血栓脱落导致颅内栓塞。

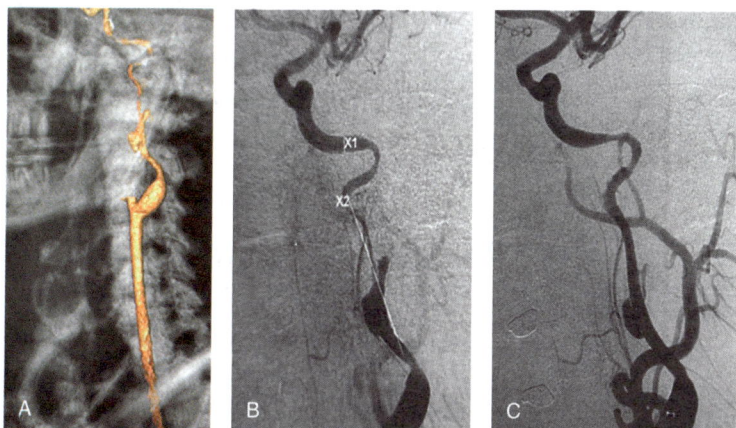

图 3-40 颈内动脉夹层病例 2
A.颈内动脉 CTA 重建显示左侧颈内动脉夹层;B.造影证实颈内动脉夹层伴假性动脉瘤形成;C.支架置入后复查造影提示管腔通畅,与假性动脉瘤之间存在分隔。

支架数量的选择:对于颅外段动脉夹层,支架使用数量通常不超过 1 枚,除非单一支架无法完全覆盖病变。支架重叠在长节段夹层血管中是有用的。一些研究表明,使用双支架或者多支架置入后,夹层动脉瘤瘤腔内可发生自发性血栓形成从而实现血流重建。

支架类型的选择:颈动脉夹层血管内支架主要使用多孔的自膨式支架,以便更灵活、更容易进入颈部血管。自膨式颈动脉支架的设计就是为了减小但仍有充足的径向支撑力以达到无创伤性置入来治疗动脉粥样硬化病变。目前已有很多研究报道使用这些支架成功治疗颈内动脉夹层的案例。这些颈动脉支架在近端至中颈部动脉夹层和夹层动脉瘤中可供使用。但是，自膨式颈动脉支架较大的尺寸及刚性结构使得它在迂曲的解剖结构、冗余血管或高颈段、颅底段顺应性有限。在这些情况下，自膨式颅内专用支架由于其尺寸较小且具有弹性特性而非常有用，该支架可以为无创伤扩张治疗远端动脉夹层提供足够的径向力。

2. 支架治疗指征　急性颈动脉夹层支架治疗指征如下：①药物治疗无效；②新出现脑缺血症状；③神经功能症状进行性加重；④影像学检查提示存在脑灌注不足。颈动脉夹层行支架置入术的目的是修复管腔、改善血流，支架置入后有助于改变血流方向，促进血栓形成和血管壁愈合，阻止神经功能障碍进行性加重或新发脑梗死等。

3. 血管内支架治疗的术中操作

(1)在支架置入技术方面，使用微导丝作引导，将微导管无损伤地越过夹层段血管很关键，必须经微导管造影以确保微导管在真腔内。然后通过交换技术选择合适的导丝越过动脉夹层段。理想情况是直到支架完全展开后再撤出导丝。支架的远、近端应该完全覆盖病变，否则可能导致动脉夹层继续进展。与可能有更大血栓栓塞风险的粥样硬化病变不同，在治疗颈动脉夹层的血管成形术或支架置入过程中没有使用远端过滤器等保护装置。此外，支架置入前后必要时可行球囊成形术，通常是为了帮助支架通过狭窄部位并能够完全展开。

(2)支架置入后可扩张动脉夹层血管真腔，重新建立血流并吻合内膜瓣、消除内膜下血肿。接下来的几周到几个月,血肿逐渐吸收、血管内膜愈合直至支架内皮化从而重建主干动脉。此外,支架可通过支架网眼降低孔隙度(降低动脉瘤内流入速度和涡量)来改变血流分布,促进继发血栓形成,并在动脉瘤模型和动物实验中得到支架内皮化的验证。另外,支架为假性动脉瘤的治疗与弹簧圈栓塞术提供机会,以保护主干动脉通畅,并为后续血管内支架治疗提供通路。

4. **手术风险**　手术风险包括血栓脱落导致脑梗死、支架释放至动脉夹层里等。为减少这些风险的发生,可实施以下措施:①术前充分抗血小板治疗,术中充分肝素化。②微导管+微导丝同轴技术:利用微导丝将微导管超选至远端管腔,然后进行微导管造影证实在真腔里。

5. **手术步骤**

(1)导引导管超选至颈总动脉、动脉夹层的近端,行颈段及颅内血管正位、侧位和斜位造影。

(2)造影完成后,用微导管+长交换微导丝探查至颈动脉颅内段,经微导管造影证实其是否在真腔内。

(3)证实微导丝在真腔内后,撤下微导管,保留微导丝在位。直接透视下,将已排气处理的支架沿着导丝输送至动脉夹层病变处,定位满意后,右手固定推送杆,左手后撤输送鞘,平稳释放支架。

(4)撤下支架输送系统,保持微导丝在位,常规进行术后造影,确定不需要进一步处理后,方可撤回微导丝。

(八)围手术期处理

1. 术前应充分告知患者及其家属手术的必要性和相应风险,并签署知情同意书。

2. 对于行介入治疗的患者应于术前掌握患者的临床资料,包括现病史和既往史,尤其是有无造影剂过敏史。术前对患者进行详细查体,有助于术中、术后对比观察患者的神经功能变化。必要时应了解患者足背动脉、股动脉的搏动情况,拟行桡动脉穿刺者,需行桡动脉触诊。对于造影前预判可能的解剖变异或是路径困难,提前做好介入器材和技术准备。术区备皮、手术前一日晚上 8 点后禁食水、通便、控制基础疾病等。

3. 术前血压和心率的控制 术前建议使用抗高血压药物以有效控制血压,但对术前 TIA 反复发作、收缩压在 180mmHg 以内的患者,术前不建议强烈降压,以防止低灌注诱发脑梗死。

4. 术中需要观察患者的意识状态和体征,因为有时可能会发生栓子脱落导致的颅内栓塞或者保护装置内破碎斑块堵塞引起的缺血性脑卒中。

5. 术后双抗治疗至少 3 个月,然后转为单抗治疗。如果发生高灌注现象,则要进一步降低血压。

(九) 并发症的防治

1. 为减少术中困难与意外,最重要的是充分了解相关材料的特性,同时严格遵循操作步骤。

2. 在介入操作完成前,务必保证微导丝始终在远端正常管腔内,这样可以避免在新置入的支架内超选,防止支架移位。

3. 不要将部分释放的支架尝试后拉至输送鞘或导引导管内,否则易发生支架脱落。

(戴冬伟 张磊 李司司)

参 考 文 献

[1] BELETSKY V, NORRIS J W. Spontaneous dissection of the carotid and vertebral arteries [J]. N Engl J Med, 2001, 345 (6): 467.

[2] LEE V H, BROWN R D Jr, MANDREKAR J N, et al. Incidence and outcome of cervical artery dissection: a population-based study [J]. Neurology, 2006, 67 (10): 1809-1812.

[3] VON BABO M, DE MARCHIS G M, SARIKAYA H, et al. Differences and similarities between spontaneous dissections of the internal carotid artery and the vertebral artery [J]. Stroke, 2013, 44 (6): 1537-1542.

[4] TOUZE E, OPPENHEIM C, ZUBER M, et al. Early asymptomatic recurrence of cervical artery dissection: three cases [J]. Neurology, 2003, 61 (4): 572-574.

[5] MAJIDI S, HASSAN A E, ADIL M M, et al. Incidence and outcome of vertebral artery dissection in trauma setting: analysis of national trauma data base [J]. Neurocrit Care, 2014, 21 (2): 253-258.

[6] ENGELTER S T, GROND-GINSBACH C, METSO T M, et al. Cervical artery dissection: trauma and other potential mechanical trigger events [J]. Neurology, 2013, 80 (21): 1950-1957.

[7] RENARD D, AZAKRI S, ARQUIZAN C, et al. Styloid and hyoid bone proximity is a risk factor for cervical carotid artery dissection [J]. Stroke, 2013, 44 (9): 2475-2479.

[8] RASER J M, MULLEN M T, KASNER S E, et al. Cervical carotid artery dissection is associated with styloid process length [J]. Neurology, 2011, 77 (23): 2061-2066.

[9] GRAU A J, BRANDT T, BUGGLE F, et al. Association of cervical artery dissection with recent infection [J]. Arch Neurol, 1999, 56 (7): 851-856.

[10] GUILLON B, BERTHET K, BENSLAMIA L, et al. Infection and the risk of spontaneous cervical artery dissection: a casecontrol study [J]. Strok, 2003, 34 (7): e79-e81.

[11] LINDSBERG P J, GRAU A J. Inflammation and infections as risk factors for ischemic stroke [J]. Stroke, 2003, 34 (10): 2518-2532.

[12] RUBINSTEIN S M, PEERDEMAN S M, VAN TULDER M W, et al. A

systematic review of the risk factors for cervical artery dissection [J]. Stroke, 2005, 36 (7): 1575-1580.

[13] DEBETTE S, MARKUS H S. The genetics of cervical artery dissection: a systematic review [J]. Stroke, 2009, 40 (6): e459-e466.

[14] GENIUS J, DONG-SI T, GRAU A P, et al. Postacute c-reactive protein levels are elevated in cervical artery dissection [J]. Stroke, 2005, 36 (4): e42-e44.

[15] DEBETTE S, METSO T M, PEZZINI A, et al. Cadisp-genetics: an international project searching for genetic risk factors of cervical artery dissections [J]. Int J Stroke, 2009, 4 (3): 224-230.

[16] SCHIEVINK W I, MOKRI B, O'FALLON W M. Recurrent spontaneous cervical-artery dissection [J]. N Engl J Med, 1994, 330 (6): 393-397.

[17] TOUZE E, GAUVRIT J Y, MOULIN T, et al. Risk of stroke and recurrent dissection after a cervical artery dissection: a multicenter study [J]. Neurology, 2003, 61 (10): 1347-1351.

[18] CALVET D, BOUTOUYRIE P, TOUZE E, et al. Increased stiffness of the carotid wall material in patients with spontaneous cervical artery dissection [J]. Stroke, 2004, 35 (9): 2078-2082.

二、动脉炎等特殊病因所致的脑血管狭窄

动脉粥样硬化和动脉夹层是脑动脉狭窄的最常见原因,除此之外,还有血管炎(Takayasu 病、巨细胞动脉炎等)、纤维肌发育不良(fibromuscular dysplasia,FMD)、放疗后颈动脉狭窄等。

(一)血管炎

血管炎的药物治疗主要是使用免疫抑制剂,这里不多做阐述。巨细胞动脉炎发生脑血管意外的概率是比较低的。目前,文献报道的巨细胞动脉炎累及颈动脉发生脑卒中的概率为 1.5%~7.0%,椎动脉受累发生脑卒中的概率为 3%~4%。Lupi-Herrera 对 107 例 Takayasu 病患者进行平均 33.2 个月的随访,其中 6.8% 的患者发生

偏瘫,4.5% 的患者出现失明。

血管重建对血管炎的患者来说可以起到辅助作用,可降低死亡率,改善预后。当患者因为狭窄出现血流动力学改变的时候需要行血管重建术。需要注意的是,手术应该在疾病的静止期进行。治疗方式主要是球囊扩张成形术和支架成形术。与动脉粥样硬化病变不同,血管炎性病变血管管壁坚固、有瘢痕、纤维化、无溃疡,因此需要用较高充盈压力的球囊或者切割球囊。支架成形术目前也多是颅外段血管治疗,多采用高径向支撑力支架。

对于血管炎患者血管内介入治疗的疗效,目前仍缺乏高级别的循证医学证据,小样本量研究报道的结果不一,尽管具有短期疗效,但发生再狭窄仍然很常见,且一般在术后 1~2 年发生。Kim 对 20 例血管内介入治疗 Takayasu 病的患者进行了平均 34 个月的影像学随访,15% 的患者出现了再狭窄或闭塞,弥漫性狭窄患者发生再狭窄的概率高于局限性狭窄患者。药物涂层支架和球囊也可能起到降低再狭窄率的作用,需要进一步研究。

(二) 纤维肌发育不良

纤维肌发育不良(FMD)是一组异质性的血管病变,其特征是特发性、非炎症性、非动脉粥样硬化的中小动脉病变,其确切的发病原因及发病率尚不清楚,基本病理表现为动脉壁的纤维化或纤维肌性增厚,血管壁的任何一层(内膜、中膜或外膜)都可能受到影响,无炎性细胞浸润。DSA 是诊断 FMD 主要的影像学检查手段,典型的 FMD 表现为"串珠征"。

因临床数据较少,大部分治疗决策是基于病例报道或小样本的回顾性研究,并参照动脉粥样硬化患者的治疗方式,目前对于 FMD 的治疗尚未形成统一观点和规范。目前的主要治疗方式包括药物治疗、手术治疗和血管内介入治疗。临床具体采取何种治疗方式,应根据患者的年龄、症状、治疗意向、病变部位、是否伴发动脉瘤或夹层等予以个体化的治疗。一般情况下,不建议对无症状 FMD 患者行血管内介入治疗或手术治疗;对于伴发动脉夹层的 FMD 患者的治疗方式与单纯动脉夹层患者类似,需予以肝素和华法林进行 3~6 个月的抗凝治疗,或阿司匹林联合氯吡格雷抗血小板治疗,若药物效果不佳,则考虑支架置入术进行血管重建。

(三) 放疗后颈动脉狭窄

近年来,我国头颈部肿瘤年发病率为 23.85/10 万,占全身恶性肿瘤的 7.61%,放疗已成为治疗头颈部肿瘤的重要手段。放疗导致的颈动脉损伤包括早期的颈动脉爆裂综合征、颈动脉闭塞及晚期的颈动脉粥样硬化性狭窄,其中放疗 10 年后狭窄程度>50% 的颈动脉狭窄发病率为 36.7%~78.9%。目前,放疗引起颈动脉狭窄的具体病理机制尚不明确,有研究认为,可能与加速颈动脉粥样硬化、动脉内皮细胞损伤及弹力膜损伤等机制相关,其主要影响因素为放疗时间及放疗剂量。放疗后颈动脉狭窄与常规颈动脉狭窄在临床表现上并无区别。Silverber 于 1978 年率先报道了放疗后患者颈动脉狭窄的特殊病理表现与流行病学特点,而目前已有多项研究证明头颈部放疗后患者脑卒中及短暂性脑缺血(TIA)的发病率增高。Plummer 等人的系统综述,基于 99 项研究,放疗使 TIA 和脑卒中的发生风险增加了 1 倍,因此放疗后颈动脉狭窄需要及时有效的治疗以预防脑卒中等并发症的发生,但因其与常规颈动脉狭窄患者的区别,目前学界对其外科处理的时机及术式选择尚无统一意见。放疗后的颈动脉重度狭窄,通常首先考虑支架置入术。放疗后造成的颈动脉中膜和外膜的纤维化,以及颈部皮下组织的纤维化,可能会使得内膜剥脱术遇到困难。血管内介入治疗器械的选择与颈动脉狭窄无明显区别。对于其长期疗效的报道较少,再狭窄率和动脉粥样硬化病例的比较结果不一,还需要进一步的研究。

第五节　慢性闭塞性疾病

一、慢性颈内动脉闭塞

颈内动脉闭塞(internal carotid artery occlusion,ICAO)是引起缺血性脑卒中的主要原因之一,通常认为闭塞时间超过 4 周的称为慢性颈内动脉闭塞(chronic internal carotid artery occlusion,CICAO),无症状的 CICAO 脑卒中复发率低,有短暂性脑缺血发作(transient ischemic attack,TIA)或者轻型脑卒中者的年复发风险为 5%~6%,如果存在血流动力学障碍,发生脑卒中的风险可能更高。慢性颈内动脉闭塞往往见于颈内动脉狭窄基础上的血栓形成或粥样硬化斑块进展性增厚导致的管腔闭塞、突发动脉夹层病变、斑块或栓子脱落栓塞,或者炎性血管病变持续进展。

（一）临床表现

因灌注代偿不同，CICAO 的临床表现差异较大：若代偿充分可能无症状，而代偿不足可能引起脑缺血事件，如脑卒中或 TIA。

1. 肢体抖动型 TIA 是 CICAO 的一个少见而有特征性的临床表现。

2. 单侧视力障碍可能是颈动脉系统疾病的特有症状。

3. 非特异性临床表现有头痛和认知障碍。CICAO 所致的头痛往往是描述不清的慢性头痛，可能与颈内动脉慢性闭塞后侧支循环建立及颈外动脉异常搏动有关，血管性痴呆可能与 CICAO 所致的慢性脑缺血有关。

4. 有报道称晕厥可能是 CICAO 的少见症状。

（二）辅助检查

1. CICAO 的影像学诊断首选无创检查，如超声、CTA、MRA 等。

2. 对于可能需要外科干预的 CICAO 病例，血管评估应综合颈动脉超声、头颈部 CTA、DSA，怀疑远端颈动脉病变时可行磁共振检查进行斑块分析。

3. CICAO 患者应进行脑组织灌注评估，根据医疗中心实际情况选择 CTP 或 MR 灌注成像，有条件的单位可以选择 PET 评估，会更精准。

（三）诊断

颈部超声、CTA、MRA 或 DSA 提示颈内动脉管腔部分或全程不显影，则可诊断为颈内动脉闭塞。若存在相关临床表现，可诊断为症状性颈内动脉闭塞。

（四）治疗原则

慢性颈内动脉闭塞的药物治疗主要还是基于颈内动脉狭窄和脑卒中的二级预防，实施抗血小板及他汀类药物治疗方案。高血压病、高脂血症、糖尿病和吸烟等是颈内动脉闭塞患者再发脑卒中的主要危险因素，应积极控制。

除药物治疗外，慢性颈内动脉闭塞可选择血管重建和闭塞开通。慢性颈内动脉闭塞开通的适应证须遵循：①存在闭塞相关的症状性脑卒中或短暂性脑缺血发作；②存在经影像学证实的颅内低灌注；③闭塞血管远端不超过眼动脉段；④近端闭塞段存在闭塞血管的残端。在临床上存在缺血相关的症状结合影像学证实的低灌注成为再通适应证的重要标准。闭塞血管远端不超过眼动脉段及近端闭塞段存在血管残端开口则保证了介入治疗的可行性，而近端无闭塞残端开口则意味着闭塞开口段存在着纤维帽，使开通的成功率降低。

（五）造影评估

1. 造影评估基本同本章第三节"颅内动脉粥样硬化性狭窄"。

2. 在使用数字减影血管造影评估时，需要注意：①闭塞血管远端显影的位置；②侧支循环的代偿，有无前后交通、眼动脉或者软膜支的代偿；③有无合并其他颅内血管病，如前交通动脉瘤；④是否合并其他血管病变，是否存在椎动脉、基底动脉或者对侧颈动脉狭窄或其他烟雾样血管病等；⑤是否合并其他部位的血管闭塞，如血管炎引起的其他血管闭塞。通过多种影像学联合评估血管内血栓特征、颅内灌注状态、侧支循环代偿等,对于筛选合适的患者具有重要的指导价值。

(六)术前准备

术前需要进行包括颈动脉超声、CTA、CT灌注、磁共振成像斑块分析、DSA在内的综合评估,以预判手术的成功率、远期再闭塞率并进行围手术期分析。

手术过程中,给患者轻度镇静或全身麻醉。在治疗开始时,先进行血管造影,了解闭塞血管特征;在实施开通前,要使用近端或远端保护装置以防止栓子进入颅内血管分支。整个过程在全身肝素化的状态下进行(ACT>250秒)。择期手术患者,术前给予双抗治疗5~7天。

(七)技术要点

1. 材料选择 建议使用8~9F的导引导管,可同时容纳开通术所需的多根导管、导丝,6F的长鞘也能满足这种需求,闭塞病变延伸至颅内或血管极度扭曲,建议使用中间导管。低压/顺应性球囊能很好地沿着管腔充盈,因此可以较好地满足血流控制的要求;而闭塞病变的扩张,则需要使用非顺应性球囊。选择近端保护时,可用球囊导管,球囊充盈点在颈内动脉闭塞病变近端;如果闭塞始于分叉部,则需同时阻断颈外动脉;如果闭塞延伸至颈总动脉,则球囊只需在颈总动脉阻断。远端保护装置包括球囊和保护伞,使用的前提是保护装置能穿过闭塞病变。少数情况下,颈内动脉闭塞病变距离颈总动脉起始部太近,无法施行近端保护,只好在无保护状态下穿越闭塞病变。在支架选择方面,除自膨式支架外,球囊扩张支架也可使用。

2. 穿越闭塞病变 首先推荐选择0.014in微导丝+微导管组合进行探查。先用微导丝小心探查后,用微导管跟进,一旦顺利穿越闭塞病变,经微导管注射造影剂,用于证实微导管和微导丝在真腔,以及了解远端血管情况并判断闭塞病变的长度。探查时可用 5F 造影管加强支撑并稳定微导管。如果微导管 + 微导丝的组合反复探查尝试未果,可以用 0.035in 泥鳅导丝加造影管组合探查,探查时,将造影管顶至闭塞口,然后用泥鳅导丝小心穿越闭塞病变。

3. 远端保护　可以在闭塞病变远端充盈球囊或使用保护伞。如前所述,导丝穿过闭塞段并进入远端真腔是手术成功的关键。导丝成功穿越后,将导管沿着导丝送至远端管腔,如果有血液反流,证明导丝在真腔内,随后将保护球囊送至远端管腔,获得远端保护。有时需先进行小球囊扩张才能帮助保护伞、预扩张球囊等通过闭塞病变。如果血管条件好,也可采用远端保护装置。所谓的血管条件好是指远端血管相对正常,没有严重迂曲。

4. 闭塞病变的扩张　获得充分保护后,可用 3~4mm 的球囊扩张闭塞病变,球囊扩张后务必抽吸可能存在的斑块碎片及血栓,以防止远端栓塞事件的发生。

5. 支架释放　在球囊扩张后,斑块破裂,需及时置入自膨式支架,支架释放后,可经导引导管轻轻推注造影剂,观察管腔内有无血栓。血管内超声检查也有助于发现管腔内有无碎片或血栓。如果发现支架贴壁不理想,可用球囊再次扩张。在抽泄保护远端球囊、恢复血流前,务必充分回抽以防止远端栓塞事件的发生。

图 3-41 为一例颈内动脉闭塞开通实例。

（八）注意事项

血管开通手术建议在全身麻醉下进行,由神经专科麻醉医师负责麻醉监护。术中成功开通前血压不应低于患者术前基础血压。成功开通后应严格控制血压,若不合并其他脑血管狭窄,可将血压降至患者基础血压的20%或将收缩压降至120mmHg以下。若术后因过度灌注出现烦躁,应给予镇静治疗。长节段闭塞开通术中若使用支架较多或术后即刻管壁不光滑,术后建议静脉应用替罗非班1~2天。开通成功的患者建议出院前复查颈动脉超声,出院后2个月建议复查CTA,CTA无法判断时可行DSA复查,以后每隔半年复查颈动脉超声。

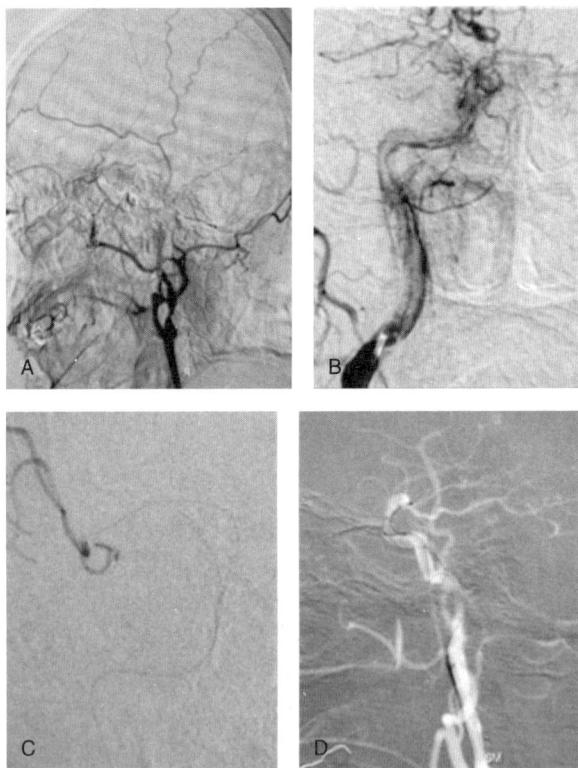

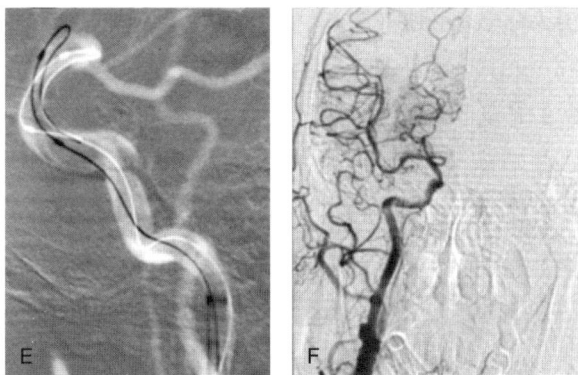

图 3-41 右侧颈内动脉闭塞开通

A. 术前造影右侧颈内动脉起始部闭塞；B、C. 在 8F 的导引导管支撑下，单弯造影管顶住闭塞病变起始部，微导管＋微导丝组合探查，找到远端真腔并确认；D. 经过 Sterling 4/30 球囊多次扩张后在起始置入 1 枚 Wallstent 9/40 自膨式支架；E、F. 导引导管通过支架段高位支撑，以 goodman 3.75/15 球囊在虹吸部和海绵窦段多次扩张并在虹吸弯置入 Enterprise 4.5/28 支架，开通满意。

1. 术前应充分告知患者及其家属手术的必要性和相应风险，并签署知情同意书。

2. 对于行介入治疗的患者应于术前掌握患者的临床资料，包括现病史和既往史，尤其是有无造影剂过敏史。术前对患者进行详细查体，有助于术中、术后对比观察患者的神经功能变化。必要时应了解患者足背动脉及股动脉的搏动情况，拟行桡动脉穿刺者，需行桡动脉触诊。造影前预判可能存在的解剖变异或路径困难，提前做好介入器材和技术准备。术区备皮、手术前一日晚上 8 点后禁食水、通便、控制基础疾病等。

3. 术前血压和心率的控制 术前建议使用抗高血

压药物以有效控制血压,但对术前 TIA 反复发作、收缩压在 180mmHg 以内的患者,术前不建议强烈降压,以防止低灌注诱发脑梗死。

4. 术中需要观察患者的意识状态和体征,因为可能出现由于栓子脱落导致的颅内栓塞或者保护装置内破碎斑块堵塞引起的缺血性脑卒中。

5. 术后双抗治疗至少 3 个月,然后转为单抗治疗。如果发生高灌注现象,则要进一步降低血压。

(九) 术后并发症

1. 闭塞血管的介入开通术具有相当的挑战性,其是否成功主要取决于导丝能否穿过闭塞病变,据统计,成功率为 69%~88%。导丝穿越过程中可能发生医源性损伤,包括颈动脉夹层、假性动脉瘤的形成等。另外,各种导丝、导管在闭塞病变处的操作还会导致远端血管的栓塞事件。当然,栓塞事件的发生也与闭塞后血流动力学改变有关。由于导丝穿过后建立的血流速度较慢,加上近端保护装置的使用,远端栓塞事件的实际发生率很低,如果使用远端保护装置,则可进一步降低栓塞风险。

2. 血管成功开通后,要特别当心过度灌注和脑出血的发生。术后应严密监测并严格控制血压,可显著减少这一并发症的发生。

3. 闭塞血管的介入开通费力且费时,据统计,开通术需要的时间平均为 220 分钟(145~290 分钟);需要的造影剂平均为 245ml(198~400ml)。过量的造影剂可导致术后神经系统或全身毒性反应,因此术中要尽可能减少造影剂的使用,控制总量。

4. 在整个治疗过程中,最具有挑战性的一步是穿过闭塞病变,蛮力操作可导致血管壁破损,应轻柔地前后抽动导丝,从而使导丝安全地通过闭塞病变。

5. 如果发现颅内段动脉夹层,可置入颅内支架。在没有合适的颅内支架时,也可选择冠状动脉支架。如果判断动脉夹层不会很快导致闭塞时,也可观察随访。

6. 所有导管、导丝的操作,均应轻柔、灵巧,以减少医源性损伤。

7. 如果患者术后出现同侧头痛、恶心、局灶性癫痫、局灶性神经功能障碍而影像检查未见明显异常,则要怀疑是否存在过度灌注综合征。发生的机制如前所述,与长期的低灌注及血管自动调节障碍相关。高灌注可发生在术后4小时至4天,预防的主要措施是严格控制围手术期血压、严密监测生命体征。如果术中采用球囊阻断血流,则泄球囊前要适当降低血压。

(洪　波　戴冬伟　张　磊　李司司)

参 考 文 献

[1] OTITE F O, KHANDELWAL P, MALIK A M, et al. National Patterns of Carotid Revascularization Before and After the Carotid Revascularization Endarterectomy vs Stenting Trial (CREST)[J]. JAMA Neurol, 2018, 75 (1): 51-57,

[2] LICHTMAN J H, JONES M R, LEIFHEIT E C, et al. Carotid Endarterectomy and Carotid Artery Stenting in the US Medicare Population, 1999-2014 [J]. JAMA, 2017, 318 (11): 1035-1046.

[3] MA Y, GU Y, TONG X, et al. The Carotid and Middle cerebral artery Occlusion Surgery Study (CMOSS): A study protocol for a randomised controlled trial [J]. Trials, 2016, 17: 544.

［4］ MICHEL P, NTAIOS G, DELGADO M G, et al. CT angiography helps to differentiate acute from chronic carotid occlusion: The 'carotid ring sign [J]. Neuroradiology, 2012, 54 (2): 139-146.

［5］ IWATA T, MORI T, TAJIRI H, et al. Long-term angiographic and clinical outcome following stenting by flow reversal technique for chronic occlusions older than 3 months of the cervical carotid or vertebral artery [J]. Neurosurgery, 2012, 70 (1): 82-90.

［6］ USACHEV D Y, LUKSHIN V A, SHMIGEL'SKIY A V, et al. An anastomosis between the internal carotid and vertebral arteries in the treatment of a patient with bilateral carotid arteries occlusions [J]. Vopr Neirokhir, 2016, 80 (2): 72-77.

［7］ ESPOSITO G, AMIN-HANJANI S, REGLI L. Role of and Indications for Bypass Surgery After Carotid Occlusion Surgery Study (COSS)? [J]. Stroke, 2016, 47 (1): 282-290.

［8］ POWERS W J, CLARKE W R, GRUBB R L Jr, et al. Extracranial-intracranial bypass surgery for stroke prevention in hemodynamic cerebral ischemia: the Carotid Occlusion Surgery Study randomized trial [J]. JAMA, 2011, 306 (18): 1983-1992.

［9］ ROBERT L G, WILLIAM J P, WILLIAM R C, et al. Surgical results of the Carotid Occlusion Surgery Study [J]. J Neurosurg, 2013, 118 (1): 25-33.

［10］ ROCHA M, DELFYETT W T, AGARWAL V, et al. Diagnostic accuracy of emergency CT angiography for presumed tandem internal carotid artery occlusion before acute endovascular therapy [J]. J Neurointerv Surg neurintsurg, 2017, 10 (7): 653-656.

［11］ DIOUF A, FAHED R, GAHA M, et al. Cervical Internal Carotid Occlusion versus Pseudo-occlusion at CT Angiography in the Context of Acute Stroke: An Accuracy, Interobserver, and Intraobserver Agreement Study [J]. Radiology, 2018, 286 (3): 1008-1015.

［12］ LEE C W, LIN Y H, LIU H M, et al. Predicting procedure successful rate and 1-year patency after endovascular recanalization for chronic carotid artery occlusion by CT angiography [J]. Int J Cardiol, 2016, 221: 772-776.

［13］ POWERS W J, DERDEYN C P, FRITSCH S M, et al. Benign prognosis of never-symptomatic carotid occlusion [J]. Neurology, 2000,

54 (4): 878-882.

[14] CHEEMA S, CLARKE-MOLONEY M, KAVANAGH E G, et al. Natural history and clinical outcome of patients with documented carotid artery occlusion [J]. Ir J Med Sci, 2007, 176 (4): 289-291.

[15] GRUBB R L Jr, DERDEYN C P, FRITSCH S M, et al. Importance of hemodynamic factors in the prognosis of symptomatic carotid occlusion [J]. JAMA, 1998, 280 (12): 1055-1060.

[16] COTE R, BARNETT H J, TAYLOR D W. Internal carotid occlusion: A prospective study [J]. Stroke, 1983, 14 (6): 898-902.

[17] Delgado M G, Vega P P, Lahoz C H. Late spontaneous recanalization of symptomatic atheromatous internal carotid artery occlusion [J]. Vascular, 2015, 23 (2): 211-216.

[18] MORRIS-STIFF G, TELI M, KHAN P Y, et al. Internal carotid artery occlusion: Its natural history including recanalization and subsequent neurological events [J]. Vasc Endovascular Surg, 2013, 47 (8): 603-607.

二、慢性锁骨下动脉闭塞

(一) 手术指征

1. 存在锁骨下动脉盗血综合征,表现为椎 - 基底动脉系统短暂性脑缺血发作(如眩晕、恶心、呕吐、视力损害、构音障碍和共济失调)和 / 或表现为上肢缺血症状,或双侧上肢脉压差>20mmHg(1mmHg=0.133kPa)。

2. 实验室及影像学检查提示锁骨下动脉近端动脉粥样硬化性狭窄或闭塞,狭窄率≥70%。

3. 锁骨下动脉闭塞开通的入选标准参照以上标准,同时具备锁骨下动脉闭塞时间最好<3 个月,近端有残端,闭塞长度在 2cm 以内,闭塞远端血管正常。

(二) 手术禁忌证

1. 无症状性锁骨下动脉狭窄或非动脉粥样硬化性

狭窄。

2. 有抗血小板或抗凝药物治疗禁忌证。

3. 严重出血倾向或有出血性疾病者,3 个月内有颅内出血,2 周内有新鲜脑梗死灶者;在 30 天内,预计有其他部位外科手术者;2 周内曾发生心肌梗死者;不能控制的高血压者。

4. 造影剂过敏,患者本人或其家属拒绝施行血管内介入治疗者。

(三) 术前评估

1. 掌握患者临床表现及体征,行 DSA 进一步确定是否符合入选标准。

2. 明确病变为动脉粥样硬化性狭窄或闭塞,同时确定斑块的稳定性、有无钙化等情况,并确定是否运用椎动脉保护伞。

3. 评估患者对手术和麻醉的耐受性、术前抗血小板等药物治疗是否规范及术后对抗血小板等药物治疗的依从性。

4. 评估患者症状是否与病变血管相关。根据 DSA 结果明确需要治疗的血管是否为责任血管,术后患者相关症状能否得到改善,明确患者是否有一级侧支循环(大脑动脉环)、二级侧支循环(软膜支血管吻合及颅内外血管吻合)、三级侧支循环(新生血管)代偿。

5. 如患者病变血管为非闭塞病变,根据 DSA 结果依据 NASCET 标准进行狭窄程度的计算。

(四) 手术过程

所有患者均采用局部麻醉,采用改良的 Seldinger 技术行右侧股动脉穿刺,置入 8F 的动脉鞘,或联合桡动脉穿刺置入 6F 的桡动脉鞘。术中均肝素化。首先造影确定闭塞及狭窄情况;明确侧支循环状况及锁骨下动脉盗血情况;如为狭窄则计算狭窄程度;确定是否需要保护伞及保护伞的大小。造影结束后,更换 8F 的导引导管。在路径图引导下,如为右侧锁骨下动脉狭窄,将泥鳅导丝送入右侧颈内动脉 C1 段远端,将 8F 的导引导管口置于头臂干,行右锁骨下动脉造影;如为左侧锁骨下动脉狭窄,将泥鳅导丝送入左侧锁骨下动脉远端,将 8F 的导引导管置于左侧锁骨下动脉开口处;如为闭塞病变,可于同侧桡动脉置入多功能导管造影剂。利用 NASCET 标准计算狭窄率、病变长度,观察盗血情况及患侧椎动脉前向血流情况。对于锁骨下动脉狭窄病变,在路径图引导下,选择合适的 Transend 微导丝小心通过狭窄段,送至病变锁骨下动脉远端。沿微导丝送入合适的球囊,对位准确后球囊逐渐加压至命名压,持续 3 秒,见球囊完全张开,快速泄球囊;造影观察残余狭窄率,如残余狭窄过多,可再次行球囊扩张,沿微导丝送入合适长度、直径的自膨式支架,准确定位后,释放支架,释放后如残余狭窄仍>20%,可考虑行球囊后扩。对于锁骨下动脉闭塞病变,造影必须观察闭塞病变近端和闭塞病变远端血管形态及残端形态,清晰显示闭塞病变的长度,并可在股动脉进入的导引导管和桡动脉进入的多功能管同时置入导丝,以利于开通闭塞病变血管。对于需要保护伞的病变,右侧锁骨下动脉病变将保护伞释放于颈内动脉 C2 段平直处,左侧锁骨下动脉病变将保护伞置于椎动脉 V2 段平直处。术后股动脉穿刺处均用血管缝合器缝合,桡动脉穿刺处用专用桡动脉压迫器压迫。

（五）术中评估

1. 评估有无神经功能症状。

2. 评估盗血改善情况。

3. 评估支架释放后支架对位的准确性、与血管壁贴合情况、残余狭窄率、支架内前向血流情况、椎动脉前向血流情况,有无急性血管闭塞征象。

4. 如支架置入后狭窄>20%,病变血管需要球囊后扩时,评估术中有无栓子脱落的可能。

三、非急性颅内大动脉闭塞

颅内大动脉闭塞可分为急性、亚急性、慢性,其中,亚急性颅内大动脉闭塞和慢性颅内大动脉闭塞(chronic intracranial artery total occlusion,CIATO)合称为非急性颅内大动脉闭塞,CIATO 是缺血性脑卒中的重要类型之一,约占缺血性脑卒中的 10%,是由严重的颅内动脉粥样硬化性狭窄或闭塞所致的,该类患者年复发风险为 3.6%~22.0%。当患者存在血流动力学障碍时,年脑卒中风险更高。据统计,颅内大血管狭窄程度为 50%~69% 时,年脑卒中风险为 6%;当狭窄程度为 70%~99% 时,年脑卒中风险高达 19%;而症状性慢性颅内大动脉闭塞的患者年脑卒中风险可达 23.4%。

症状性非急性颅内大动脉闭塞患者不仅脑卒中/短暂性脑缺血发作(TIA)复发风险高,而且通常预后较差、病死率较高。因此,积极治疗症状性非急性颅内大动脉闭塞是降低其脑卒中复发、降低致死致残率的重要措施。由于侧支循环代偿良好，有的慢性颅内大动脉闭塞的患者表现为无症状或症状长期处于相对平稳状态；但相当一部分患者尽管在闭塞后短时间内症状趋于稳定，但之后仍会出现症状，主要表现为反复的缺血性脑卒中/TIA，或脑卒中症状进行性恶化，或认知功能及情感障碍等。

随着冠状动脉慢性闭塞病变（chronic total occlusion，CTO）开通治疗及症状性慢性颅外大动脉闭塞（如颈内动脉颅外段、锁骨下动脉等）开通治疗的实践，以及近年来介入技术及器械的发展，很多神经介入科医师开始尝试非急性颅内大动脉闭塞的血管内开通治疗，临床实践显示该治疗有一定的安全性及有效性。

相比慢性冠状动脉闭塞，非急性颅内大动脉闭塞的情况更加复杂。首先，非急性颅内大动脉闭塞的发病机制除由原位斑块破裂导致的急性颅内大动脉闭塞发展而来外，其他机制还包括栓塞（心源性、大动脉栓子脱落）、动脉夹层及血管炎等；其次，由于侧支代偿良好及动脉闭塞部位不同，部分颅内大动脉闭塞患者可能无症状，或仅有轻微症状，从而被忽略；再次，非急性颅内大动脉闭塞也很难像冠状动脉闭塞那样通过简单的血液检查、心肌电生理检查得到明确诊断，因此很难判定患者脑血管闭塞发生的具体时间。

非急性颅内大动脉闭塞是脑卒中复发及预后不良的重要因素，加强非急性颅内大动脉闭塞病变的诊断与治疗显得尤为重要。在前循环中，非急性颅内大动脉闭塞好发于大脑中动脉、颈内动脉颅内段；在后循环中，最常见的部位为基底动脉。导致非急性颅内大动脉闭塞最常见的原因是动脉粥样硬化。由于非急性颅内大动脉闭塞导致脑卒中复发的主要机制是闭塞远端的脑血流呈低灌注,因此,通过改善低灌注有助于降低非急性颅内大动脉闭塞患者脑卒中的复发率及致残率。

头颅 CTA/MRA 是筛选非急性颅内大动脉闭塞的无创性手段,有较高的空间分辨率,但时间分辨率较低;DSA 是诊断非急性颅内大动脉闭塞的"金标准",有较高的时间及空间分辨率。非急性颅内大动脉闭塞的评估应包括闭塞部位、闭塞端形态、闭塞长度及闭塞远端血管等。对于非急性颅内大动脉闭塞患者,还应进行功能性评估,如灌注评估、半暗带评估等。只有那些存在可挽救脑组织的 CIATO 患者才有可能从血管开通治疗中获益。目前,一些新兴的影像学技术[如高分辨率磁共振成像(HR-MRI)]对于非急性颅内大动脉闭塞的诊断及开通治疗有一定指导意义。

非急性颅内大动脉闭塞的内科治疗效果欠佳,外科治疗的结论也尚不确定。而在当前神经介入技术广泛应用的前提下,借鉴慢性冠状动脉闭塞治疗的经验,对非急性颅内大动脉闭塞尝试采取血管内介入治疗(球囊成形/支架置入)也是必然的选择。受慢性颅外动脉血管内成功开通治疗的启示,近年来非急性颅内大动脉闭塞的血管内开通治疗也逐渐受到神经介入科医师的重视。症状性非急性颅内大动脉闭塞的患者,经过强化内科治疗仍出现症状加重或症状反复发作、灌注评估及侧支循环评估发现患者失代偿者,采取血管内开通治疗可能是安全、有效的方法。症状性非急性颅内大动脉闭塞的血管内开通治疗虽然是微创治疗,但仍然存在一定的围手术期并发症风险。因此,血管内开通治疗应在有慢性颅外动脉闭塞开通经验、有丰富颅内动脉支架置入经验及围手术期并发症<6%的中心开展,以降低手术相关并发症发生率,从而充分发挥血管内介入治疗的作用。症状性非急性颅内大动脉闭塞血管内开通治疗的时机、开通方式及患者入选的严格适应证还有待进一步研究明确。总之,非急性颅内大动脉闭塞在缺血性脑卒中/TIA 的亚裔患者中常见,也是脑卒中高复发及预后不良的重要危险因素。非急性颅内大动脉闭塞目前尚缺乏有效的治疗,无论药物治疗、外科治疗及血管内介入治疗的疗效及安全性目前都缺乏循证医学证据,但血管内介入治疗的围手术期并发症在有经验的中心发生率较低,因此血管内介入治疗可能成为非急性颅内大动脉闭塞开通的一种有效、安全的治疗方式。

(洪　波　戴冬伟　张　磊　李司司)

第四章

出血性脑血管病

第一节　颅内动脉瘤

一、概述

颅内动脉瘤（intracranial aneurysm，IA），是颅内动脉血管由先天异常或后天损伤等原因导致的局部血管壁损害，在血流动力学负荷和其他因素的作用下，逐渐扩张形成的异常膨出。环境因素、血流动力学及基因突变或发育异常等可能与颅内动脉瘤的形成相关。该病的风险因素主要包括女性、年龄增长、吸烟、高血压、常染色体显性遗传多囊肾病、过度饮酒、家族病史及既往存在蛛网膜下腔出血等。据估计，没有特定风险因素的成年人的整体发病率为 2.3%，颅内动脉瘤可发生于任何年龄，40~60 岁多见。颅内动脉瘤的发生率存在明显的地区和种族差异，亚洲人群发病率为 2.5%~3.0%。其中，基于上海 2 个社区的一项横断面调查研究发现，35~75 岁的成人 IA 的检出率为 7%。基于年龄调整的蛛网膜下腔出血年发病率在每个国家差异明显：在中国，每 10

万人有 2.0 例出血；在芬兰，每 10 万人有 22.5 例出血；在日本，每 10 万人有 32.0 例出血。国内外关于未破裂颅内动脉瘤（unruptured intracranial artery, UIA）破裂风险评估的研究较多。早期研究发现未破裂颅内动脉瘤的破裂风险与颅内动脉瘤的大小、部位、形态、家族史、是否多发、是否生长、患者种族等较多因素有关。

　　未破裂颅内动脉瘤破裂出血的风险与瘤体大小的相关性还存在争议，但多项研究表明，颅内动脉瘤的大小与破裂出血的风险呈正相关。前瞻性研究 ISUIA-2（The International Study of Unruptured Intracranial Aneurysms-2）表明，直径<7mm 且既往没有动脉瘤性蛛网膜下腔出血（aSAH）病史的未破裂颅内动脉瘤年出血风险约为 0.1%，若既往有 aSAH 病史，则出血风险增加至 0.4%，而对于直径 ≥7mm 的颅内动脉瘤，出血风险明显增加（7~12mm、>12~<25mm 和 ≥25mm，其年破裂率分别为 1.2%、3.1% 和 8.6%）。日本的一项关于小型未破裂颅内动脉瘤的观察研究（small unruptured intracranial aneurysm verification study, SUAVe）随访了 448 例直径<5mm 的未破裂颅内动脉瘤，发现年破裂风险高达 0.54%，其中年轻患者、高血压病患者及多发颅内动脉瘤患者风险增高。根据日本的一项单中心随访报道，直径<5mm 的颅内动脉瘤，年破裂率为 0.8%，与直径为 5.0~9.9mm 的颅内动脉瘤的年破裂率差异无统计学意义（1.2%）。另外一项荟萃分析也提示，日本人未破裂颅内动脉瘤的出血风险高于国际未破裂颅内动脉瘤研究（the international study of unruptured intracranial aneurysms,

ISUIA)。这提示,颅内动脉瘤破裂风险可能存在人种的差异。海军军医大学第一附属医院的一项大样本研究表明,中国人群破裂的颅内动脉瘤的最大直径的中位数为 5.63mm,其中 ≤ 7.00mm 者占 70.3%。这与韩国的单中心研究结果相似。韩国报道的破裂颅内动脉瘤直径,71.8% 的患者<7mm。因此,多数亚洲专家认为,东方人群颅内动脉瘤破裂的分界值可能小于西方人群,进一步将东方人群的颅内动脉瘤治疗下限进行适当调整也是合理的。此外,颅内动脉瘤并非静止不动的,Koffijberg等认为,颅内动脉瘤的生长是不连续的,颅内动脉瘤破裂前可能存在突然增大的过程;Jou 等甚至建立了颅内动脉瘤生长率的数学模型用于预测其破裂风险,但目前尚未推广应用。在颅内动脉瘤的发展过程中,薄壁子囊的形成是导致颅内动脉瘤破裂的高危因素,这已在很多前瞻性的临床随访研究中得到证实。

2013 年,Greving 等通过对 6 项大型前瞻性的队列研究共 8 382 例患者的数据进行系统性回顾和分析,创建了一个颅内动脉瘤破裂风险评估体系,即 PHASES 评分,来评估颅内动脉瘤 5 年的破裂风险。该研究发现,患者地区差异(population,P)、高血压(hypertention,H)、年龄(age,A)、颅内动脉瘤大小(size of aneurysm,S)、蛛网膜下腔出血病史(earlier sah from another aneurysm,E)及颅内动脉瘤位置(site of aneurysm,S)是最重要的危险因素,并将这 6 项指标构成了 PHASES 评分;而性别、是否吸烟、是否合并多发颅内动脉瘤等特点则对于预测的意义不大。该研究首次尝试应用了一些临床上容易获得的患者信息和颅内动脉瘤的特征,对颅内动脉瘤的破裂风险进行可靠的评估。Backes 等报道了在一项多中心队列研究中应用 MRA 或 CTA 随访未破裂颅内动脉瘤的大小变化,PHASES 评分高的颅内动脉瘤与颅内动脉瘤的增大密切相关,证实了 PHASES 评分还可用于预测颅内动脉瘤的增大进而预测颅内动脉瘤的破裂风险。但是,其预测的准确性并不令人满意。

近年来,对于未破裂的颅内动脉瘤的破裂风险研究又有新的热点,主要关注遗传因素、炎症、血流动力学及瘤壁成像等。

血流动力学因素被认为是导致颅内动脉瘤发生、生长及破裂的重要原因。对颅内动脉瘤内部的血液流动开展详细的流体力学分析,利用计算流体力学(computational fluid dynamics,CFD)方法,计算出颅内动脉瘤内壁上的剪切应力分布,并证实颅内动脉瘤内壁的剪切应力(wall shear stress,WSS)与颅内动脉瘤破裂密切相关。海军军医大学第一附属医院研究应用三维数值模拟 CFD 研究方法,发现破裂的颅内动脉瘤较未破裂的颅内动脉瘤具有更大的射入流最大速度和更小的冲击域。也有学者在血流动力学模拟研究中应用一种新型指标——能量丢失(energy loss)来评估颅内动脉瘤破裂的风险,结果发现颅内动脉瘤内的能量丢失在破裂与稳定的颅内动脉瘤中存在显著差异;血流通过破裂动脉瘤时出现较大的能量丢失,这一指标可用于定量分析颅内动脉瘤破裂的风险。此外有文献报道,颅内动脉瘤的破裂还与剪切应力在其内壁的分布梯度、瘤壁附近血液流动的方向及动脉瘤入口速度的分布有关。总之,目前通过单纯的生物流体力学分析可以得到一系列与壁面剪切应力、入口速度分布相关的颅内动脉瘤破裂判断依据。为此,2012年美国心脏病协会(AHA)/美国卒中协会(ASA)发布的《动脉瘤性蛛网膜下腔出血治疗指南》推荐,在评估颅内动脉瘤的破裂出血风险中应考虑血流动力学与形态学的因素。但现有关于颅内动脉瘤血流动力学分析的研究多是基于将血管壁和瘤壁作为刚性结构的简单化处理,直接应用于临床防治的决策可能会造成失误。此外,现有关于颅内动脉瘤破裂风险的血流动力学研究,绝大多数是基于已破裂和未破裂颅内动脉瘤之间的对比研究;而颅内动脉瘤破裂后可能发生明显的形变而使其血流动力学特征发生明显变化。尽管国内外有一些基于流体力学的破裂风险软件在进行临床验证,目前在体检测并评估颅内动脉瘤破裂风险的方法尚未形成。

颅内动脉瘤发生破裂与否取决于损害与修复是否平衡,也就是血流动力学对血管壁的刺激及血管壁自身结构的强度能否达到平衡。现有高分辨率影像学技术〔如3.0T高分辨率磁共振(high-resolution magnetic resonance imaging,HR-MRI)〕的应用可以清楚地显示血管壁厚度及其与周围组织的关系,其最大精度可达0.1mm,并已初步应用在颅内动脉瘤破裂风险的评估中。颅内动脉瘤壁结构的研究对个体化颅内动脉瘤破裂危险分析是至关重要的,而高分辨率影像学技术的应用使之成为可能。高分辨率磁共振具有在体、无创、无电离辐射等优势,且其独特的"亮血"和"黑血"技术,能够有效区分管壁及血液。多数学者认为,炎症反应是导致颅内动脉瘤形成的病理基础,也是引起颅内动脉瘤破裂的重要因素,所以可以根据管壁的炎症反应情况来判断颅内动脉瘤的预后情况。有研究利用巨噬细胞的活性来评估颅内动脉瘤的炎症反应情况,若出现管壁信号增强则说明颅内动脉瘤管壁炎症反应较强,存在较高的破裂风险。因此,临床上行高分辨率磁共振管壁成像检查时,若发现颅内动脉瘤存在强化表现或子囊表现,应该警惕颅内动脉瘤发生破裂的风险,进而及早处理,从而改善预后。

对>30岁、合并有吸烟或高血压病史且有家族性颅内动脉瘤(familial intracranial aneurysm,FIA)病史的患者筛查发现,19.1%(58/303)的患者至少检出1枚颅内动脉瘤;统计学分析发现,女性患者、重度吸烟患者(≥200年·支)和长期患高血压病(>10年)者发病率更高。

多项研究表明,颅内动脉瘤的发生与吸烟、酗酒、高血压、性别等因素有关。颅内动脉瘤的发生除与家族史密切相关外,还可能与多种遗传性疾病相关,包括常染色体显性遗传多囊肾病、I型神经纤维瘤、马方综合征、多发性内分泌腺瘤I型、弹性假黄色瘤(pseudoxanthoma elasticum)、遗传性出血性毛细血管扩张症和埃勒斯-当洛斯综合征II型及IV型等。Xu等对355例常染色体显性遗传多囊肾病患者进行磁共振血管造影(MRA)筛查,发现颅内动脉瘤发生率为12.4%,其中>30岁、伴有家族史者患病率增高1.968倍。

（一）临床表现

未破裂的颅内动脉瘤大多数缺乏特异性临床症状，多为偶然发现，少数因头痛、眼睑下垂等症状被发现。颅内动脉瘤一旦破裂，常表现为蛛网膜下腔出血（subarachnoid hemorrhage，SAH），大约20%的颅内动脉瘤患者自诉有动脉瘤性蛛网膜下腔出血（aneurysmal subarachnoid hemorrhage，aSAH）家族史（一个直系亲属患有aSAH）。aSAH的临床表现是疾病中最具有特征性的表现之一。清醒aSAH患者的标志性主诉是"有生以来最严重的头痛"，约80%能够提供病史的患者会这样描述。这种头痛的特点是极其突然出现且迅速达到最剧烈的程度（电击样头痛）。10%~43%的患者在颅内动脉瘤破裂之前可出现先兆性头痛，这一症状大多发生在aSAH之前的2~8周，可能与颅内动脉瘤的少量渗血有关。先兆性头痛程度通常轻于颅内动脉瘤破裂时的程度，也可能会出现恶心和呕吐，但脑膜刺激征并不多见。大多数患者直到颅内动脉瘤破裂时才出现临床症状。aSAH可以发生在用力或紧张时，但对513例aSAH患者的回顾性分析发现，颅内动脉瘤破裂最常发生于患者从事日常活动时，而非强体力活动时。头痛可能伴有下列1个或多个症状、体征，包括恶心和/或呕吐、颈项强直、畏光、短暂性意识丧失或局灶性神经功能障碍（包括脑神经麻痹）。对109例aSAH患者的回顾性研究发现，74%的患者出现头痛，77%的患者有恶心或呕吐，53%的患者有意识丧失，35%的患者有颈项强直。高达12%的患者在接受医治前已经死亡。aSAH的临床表现较典型,但每个患者的症状不尽相同。部分 aSAH 患者头痛不典型,导致误诊,有资料表明误诊率可达 12%。

(二) 辅助检查

无症状的未破裂颅内动脉瘤诊断较为困难。是否在人群中进行颅内动脉瘤的筛查仍存在争议。但对于高危患者进行无创筛查(头颅 CT、MRI、CTA 或 MRA)亦是合理的。非增强头颅 CT 一直是诊断 aSAH 的基础。aSAH 发生后 3 天内行 CT 检查的敏感性很高(接近 100%),但此后几天逐渐下降,aSAH 发生 5~7 天,CT 检查假阴性率急剧增加(SAH 发病 5 天后为 85%,而 2 周后则<30%)。此时需要行腰椎穿刺检查,脑脊液黄变较血性脑脊液(cerebral spinal fluid,CSF)更为可靠。清亮且正常的 CSF 可以排除在过去 2~3 周发生 SAH 的可能。如果为血性 CSF,需除外创伤性 SAH 可能。如果发现是由于红细胞降解引起的脑脊液黄变,则较血性 CSF 更能明确 SAH 的诊断,但特异性较差。由于血液降解播散需要一些时间,因此建议在出血 6~12 小时后再行必要的腰椎穿刺检查。目前,由于脑核磁共振成像技术的改进,特别是液体衰减反转恢复序列、质子密度成像、弥散加权成像和梯度回波序列的应用,对 CT 诊断阴性但临床高度怀疑为 aSAH 的患者,可行核磁共振代替有创的腰椎穿刺检查,但如果仍为阴性则需进一步行腰椎穿刺检查。近年来,有学者将高分辨率 MRI 检查用于 SAH 时对于责任动脉瘤的判定,并指出血管壁明显强化是破裂动脉瘤血管壁的特征性表现,机制可能为动脉瘤破裂后启动血管内皮炎症反应过程,造影剂通过

功能异常的血管内皮深入血管壁。此方法对设备要求高,检查时间长,且目前无大样本的前瞻性研究,其可行性有待进一步验证。

(三)诊断

DSA 检查仍然是诊断颅内动脉瘤的"金标准"。在经验丰富的中心,这种有创性检查的并发症发生率不到 0.5%。需要强调的是,高质量的旋转造影和三维重建 (3D-DSA)技术不仅可以降低漏诊率,并且在描述动脉瘤形态、显示瘤颈与邻近血管关系并制定治疗方案方面优于普通 DSA。尽管行手术夹闭动脉瘤前,有时仅行 CTA 检查就已足够,但 CTA 能否完全替代 DSA 检查仍有较大争议。CTA 检查时,局部容积效应可能导致动脉瘤颈扩大,此外,由于不同的 CT 扫描机器、扫描层厚和数据处理方式也会产生不同的空间分辨率,因而做出"某颅内动脉瘤病例不适于介入治疗"的错误结论。而由于操作时间长、急诊患者难以配合等原因,MRA 并不适于 aSAH 的病因诊断。同时,由于 CTA 对于显示 3mm 以下的动脉瘤仍不可靠,因此 CTA 阴性的 aSAH 患者仍需进一步行脑血管 DSA 检查。部分 aSAH 患者首次行 DSA 检查结果为阴性,可能是由载瘤动脉痉挛、血管间重叠、动脉瘤太小、瘤腔内血栓、造影剂量小、压力低、造影设备差或术者经验不足等原因导致。考虑到颅内动脉瘤再次破裂出血的危险性,应在 2~4 周后再次行 DSA 检查(14% 的患者存在颅内动脉瘤)。如患者条件许可应转送至经验丰富的脑血管病诊疗中心,行再次检查,以降低漏诊率。

良性中脑周围出血是一种特殊类型的自发性 SAH,出血主要局限于中脑或脑桥的前方,部分病例出血局限于四叠体池,极少累及外侧裂或前纵裂,出血原因不明。一些研究认为,高质量 CTA 检查阴性即可以排除动脉瘤性的出血,因此 DSA 造影检查并不是必需的,但这一观点仍存在争议。另有研究表明,2.5%~5.0% 的良性中脑周围出血为后循环动脉瘤所导致,因此倾向于对于良性中脑周围出血病例仍然需要行 DSA 检查明确。然而,由于目前临床上考虑到颅内动脉瘤有再次破裂出血的危险,即使对于 DSA 阴性的蛛网膜下腔出血,也必须进行详尽的八血管造影(双侧颈内动脉 + 双侧颈外动脉 + 双侧椎动脉 + 双侧锁骨下动脉),并行双侧颈内动脉、椎动脉三维旋转,以最大程度降低漏诊的可能。

(四)治疗原则

1. 未破裂颅内动脉瘤

(1)保守治疗:未破裂颅内动脉瘤的治疗应考虑多种因素,包括颅内动脉瘤的大小、位置及其他形态学特征,动态的影像学形态变化,患者年龄、SAH 病史、家族史、是否存在多发颅内动脉瘤等。对于老年患者或疑似为合并症的无症状且出血风险较低(病变大小、位置、形态、家族史及其他因素均可影响出血风险)的未破裂颅内动脉瘤患者,保守治疗的同时动态观察病情是合理的选择。出现以下情况时,需要考虑外科干预。

1)未破裂颅内动脉瘤因占位压迫、干扰载瘤动脉血流等因素而导致的非破裂颅内动脉瘤临床症状:例如大型(最大径 10~25mm)、巨大型(最大径>25mm)颅内动脉瘤可压迫周围组织导致头痛;压迫局部脑组织产生相关神经功能缺损;压迫脑脊液循环通路导致脑积水;亦可因压迫载瘤动脉、干扰载瘤动脉血流或瘤腔内血栓移位导致脑缺血症状;后交通颅内动脉瘤压迫导致动眼神经麻痹症状等。对于症状性未破裂颅内动脉瘤也应尽早治疗,以避免症状继续加重,危及生命。

2)综合未破裂颅内动脉瘤破裂风险评估的既往研究成果,对于直径≥5mm的无症状未破裂颅内动脉瘤建议进行干预。

3)对于直径<5mm的颅内动脉瘤的治疗,临床决策中应综合考虑其他多种因素,充分估计颅内动脉瘤破裂的风险。需要考虑颅内动脉瘤的形态和位置。不同部位颅内动脉瘤破裂的风险不同,多个研究提示,后循环、后交通和前交通动脉动脉瘤破裂出血的风险最高,而颈内动脉海绵窦段颅内动脉瘤破裂的风险很低,即使破裂一般也不会引起严重的aSAH。此外,形态不规则且伴有子囊的颅内动脉瘤破裂风险显著升高,为不伴有子囊的颅内动脉瘤的1.63倍。而来自芬兰的Juvela等和Pierot等的研究结果由于随访时间最长(19.7年)、没有手术选择偏倚而被广为接受,他们发现颅内动脉瘤10年累积出血风险为10.5%。多项研究表明,多发颅内动脉瘤破裂风险显著高于单发颅内动脉瘤患者,因此应该接受更为积极的治疗,此观点已经被广泛接受。家族性颅内动脉瘤由于发病机制不明、常伴有遗传性结缔组织病、发病年龄较小及多发比例高等原因,较非家族性颅内动脉瘤有更高的破裂风险。

4）家族性动脉瘤由于发病机制不明、常伴有遗传性结缔组织病、发病年龄较小以及多发比例高等原因，较非家族性动脉瘤有更高的破裂风险。

5）对于患有某些基础疾病，需要长期口服抗凝或抗血小板药物的动脉瘤患者，由于颅内动脉瘤一旦破裂导致灾难性出血的可能性较大，因此多数专家建议对于此类患者应积极干预。对于那些未治疗的未破裂颅内动脉瘤也应定期随访，如有直径变化或形态改变亦应尽早干预。

6）有些患有小型、微小未破裂颅内动脉瘤的患者存在着较为严重的焦虑或抑郁情绪，导致生活质量明显下降，即使被告知治疗的获益很小或获益不肯定，由于其过大的心理压力，使他们往往坚持要求手术治疗，从而获得心理上的安慰。对于这些患者干预方式可更为灵活。患者希望改善生活质量的强烈要求可能使风险 - 获益分析更倾向于采取干预措施。

对于直径<5mm 的颅内动脉瘤，应根据颅内动脉瘤的形态、位置、数量和患者情况等综合判断；对于伴有子囊，多发，位于前交通动脉、后交通动脉和后循环，预期寿命>10 年，伴有 aSAH 病史，有家族史或需长期口服抗凝、抗血小板药物的颅内动脉瘤患者推荐积极干预。另外，对于因患有未破裂颅内动脉瘤导致心理障碍严重影响工作、生活的患者可适当放宽干预指征，采取更加积极的治疗策略。

2015 年发表的未破裂颅内动脉瘤治疗评分（unruptured intracranial aneurysm treatment score，UIATS）中的

一些评估指标,进行颅内动脉瘤治疗决策时在一定程度上可为风险评估提供参考。

(2)外科治疗:当患者有治疗意愿时,推荐在手术量较多的中心进行治疗;未破裂颅内动脉瘤治疗时,应详尽告知介入手术和显微手术的风险和获益。

1)手术治疗:采用显微外科手术夹闭。

2)介入治疗:常见介入治疗技术主要包括以下几种。

A.单纯弹簧圈栓塞术(成篮技术、分部栓塞技术):将微导管预置到颅内动脉瘤内,采用大小合适的弹簧圈在颅内动脉瘤内稳定地编织大小适宜的弹簧圈(成篮技术),进而继续栓塞颅内动脉瘤直至其不显影。在栓塞大型或者巨大型颅内动脉瘤时,有时会出现瘤内分隔(诸如,最大弹簧圈的直径小于颅内动脉瘤的瘤体时)(图4-1),需要微导管再次超选残留部分进行栓塞,称之为分部栓塞技术。

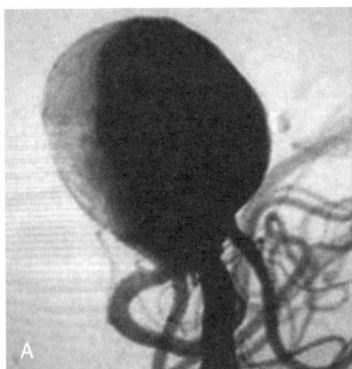

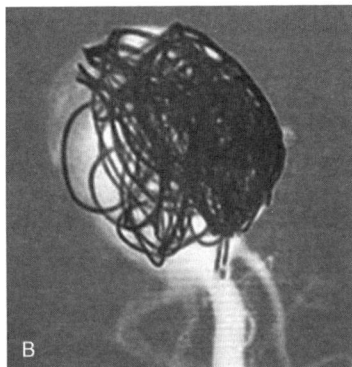

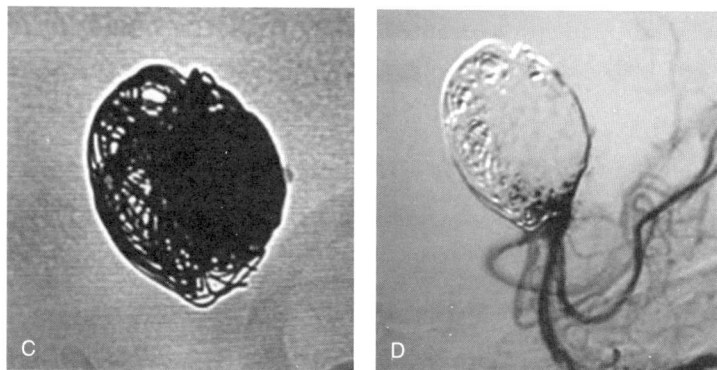

图 4-1　巨大型基底动脉尖动脉瘤

A. 造影提示巨大型基底动脉尖动脉瘤；B. 行动脉瘤单纯弹簧圈栓塞术；
C. 栓塞后弹簧圈的形态；D. 术后即刻造影提示动脉瘤大部分被栓塞。

B. 微导管微导丝栓塞技术和双微导管栓塞技术：详见本节"颅内动脉瘤介入治疗的技术"相关内容（图 4-2、图 4-3）。

C. 球囊辅助栓塞术：对于一些宽颈的颅内动脉瘤，为了防止弹簧圈疝出、Onyx 胶外溢和保护受累分支，有时需要借助球囊完成颅内动脉瘤的栓塞，常见的球囊主要有 Hyperform、Hyperglide 和 Scepter C/XC 等（图 4-4）。

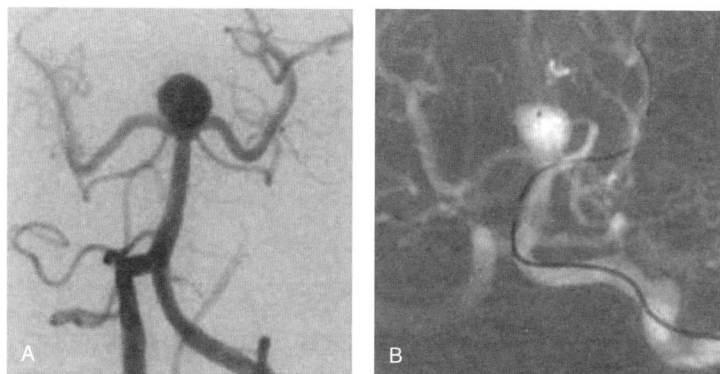

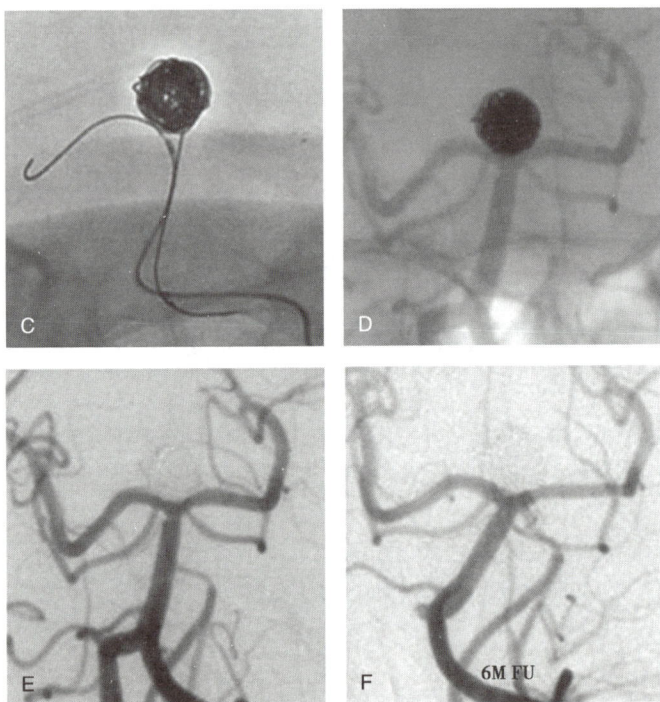

图 4-2　支架辅助弹簧圈栓塞术

A.造影提示累及双侧大脑后动脉的基底动脉尖动脉瘤;B.左侧采用支架置入;C.辅助栓塞过程中,由于弹簧圈疝出,右侧采用微导管微导丝辅助进一步栓塞;D、E.术后即刻造影提示弹簧圈形态良好,动脉瘤被完全栓塞;F.6个月后复查,病变完全不显影。

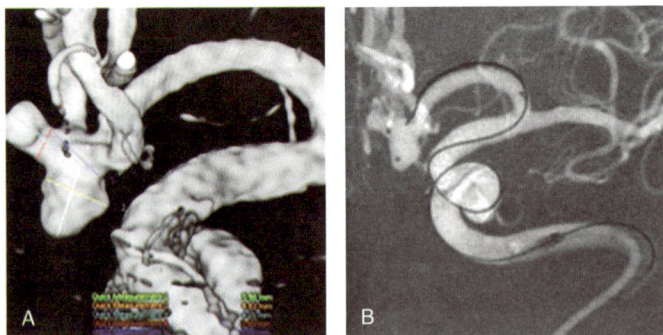

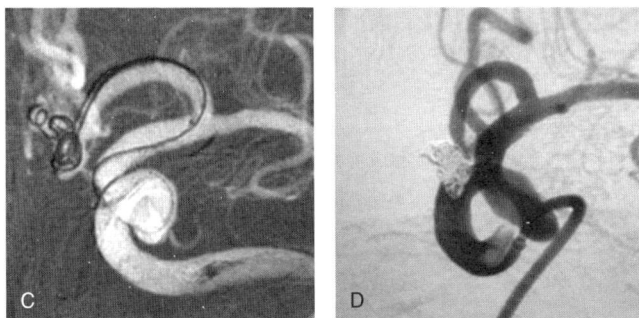

图 4-3　双微导管辅助弹簧圈栓塞术

A.三维重建提示破裂的前交通动脉瘤呈分叶状;B、C.决定给予双微
导管分部栓塞;D.术后动脉瘤完全不显影。

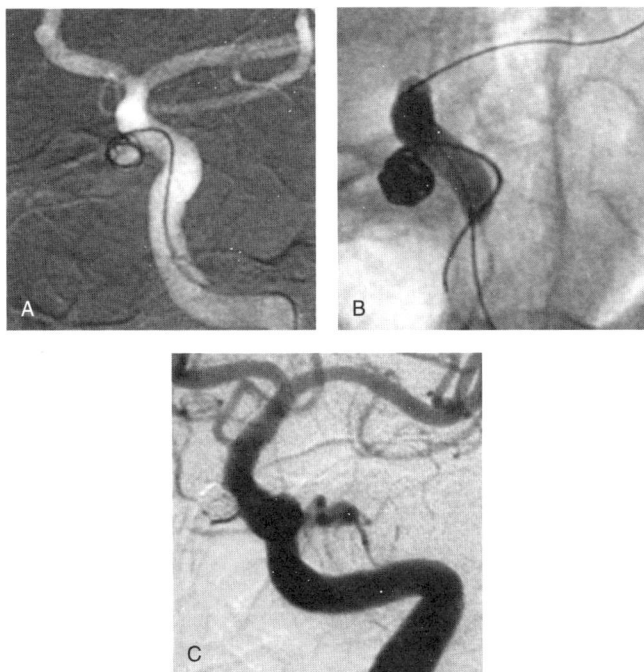

图 4-4　球囊辅助栓塞术

球囊辅助下致密栓塞床突旁宽颈动脉瘤。A.工作角度下超选到位,开始进
行栓塞;B.球囊辅助下继续弹簧圈栓塞;C.动脉瘤致密栓塞。

D. 载瘤动脉闭塞术(详见本节"二、颅内动脉瘤介入治疗技术"相关内容): 在充分评估代偿良好的情况下,通过弹簧圈结合或者不结合 Onyx 等栓塞材料闭塞颅内动脉瘤或载瘤动脉的方法。

E. 支架相关技术: 详见本节"二、颅内动脉瘤介入治疗技术"相关内容。常见颅内支架的特性见表 4-1。

颅内动脉瘤治疗的相关支架技术介绍如下。①单支架 Mesh 技术: 支架首先释放,然后微导管穿越支架的网孔进行栓塞。② Jailing 和 Semi-Jailing 技术: 由于弹簧圈的微导管不稳定,给予支架完全释放后固定微导管的方法,称之为 Jailing 技术。但是,采用 Jailing 技术固定弹簧圈的微导管不利于弹簧圈微导管的摆动,会使微导管变得僵硬,如采用支架半释放(Semi-Jailing)的方法固定微导管可以有效缓解微导管僵硬不易摆动的缺点(图 4-5)。③半释放技术: 指通过支架释放一半左右将宽颈或相对宽颈的颅内动脉瘤的瘤颈进一步变小以阻止弹簧圈疝出的方法。④冰激凌技术: 支架的远端直接置入动脉瘤内辅助弹簧圈栓塞,可以置入一个或者两个支架(平行或者交叉)(图 4-6)。⑤支架置入术: 包括单纯支架置入术和重叠支架置入术。其中,单纯支架置入术是采用一个支架置入覆盖病变的治疗技术(图 4-7); 重叠支架置入术是采用 ≥2 个支架串联置入的治疗技术(图 4-8)。⑥ Y 形、T 形和水平型支架(Horizontal)技术(图 4-9A~I): Y 形 支 架 技 术 包 括 交 叉(crossing)Y 形(图 4-10)和平行(kissing)Y 形支架技术; T 形支架(non-overlapping Y)的特点是一个分支内的支架不与另外一

表4-1 常见颅内支架的特性

支架种类	Solitaire (Ev3)	Enterprise (Codman)	Neuroform (Stryker)	Wingspan (Stryker)	Leo Plus (Balt)	Lvis Jr (Microvention)	LVIS (Microvention)
指征	颅内血管性疾病	颅内动脉瘤	颅内动脉瘤	颅内动脉粥样硬化性狭窄	颅内动脉瘤	颅内动脉瘤	颅内动脉瘤
可回收	是	部分	否	否	部分	释放75%可回收	释放80%可回收
直径/mm	3,4,5,6	4.5	2.5,3.0,3.5,4.0,4.5	2.5,3.0,3.5,4.0,4.5	2.5,3.5,4.5,5.5	2.5,3.5	3.5,4.5,5.5
长度/mm	15,20,30,40	14,22,28,37	10,15,20,30	10,15,20	12,15,18,20,25,30,35,40,50,75	13,17,18,23,28,33,34(全长)	置入后长度:15,20,25,30
适配血管/mm	2.25~5.50	2.50~4.00	2.00~4.50	2.00~4.50	2.00~5.50	2.00~3.50	2.00~5.50
网孔设计	闭环	闭环	开环	开环	闭环	编织	编织
标记点	近端3个,近端1个	两端各4个	两端各4个	两端各4个	2根铂金线	两端各3个+3根镍钛合金丝	两端各4个+2根镍钛合金丝

个支架重叠,只保护分支和缩小瘤颈;水平型支架技术跨越瘤颈进行释放,诸如通过粗大的后交通动脉到达基底动脉动脉瘤的对侧远端,释放支架。⑦X形和H形支架:两个支架交叉(不穿网孔)释放或者平行释放,分别称之为X形或H形支架技术,诸如前交通动脉瘤,一个支架从对侧的A2-AComA-A1(同侧的)释放,第二个支架从同侧的A2-AComA-A1(对侧的)释放,完成X形支架技术(图4-9J);对H形支架来说,两个支架分别从两侧的A2、A1释放。⑧倒Y形支架技术:治疗累及双侧椎动脉的椎基底动脉夹层时,如果后交通动脉发达,可以通过后交通—基底动脉—椎动脉的入路释放支架,形成倒Y形支架(图4-11)。图4-11中的A、B图为两个不同患者采用倒Y形支架治疗后的影像。⑨Linear支架/平行支架:治疗分叉部颅内动脉瘤时,两个支架的近端在瘤颈处相互邻近对接(图4-12)。⑩灯笼技术:将自膨式支架在瘤颈处推出灯笼状,造影下可见少许进入瘤颈内部,在辅助栓塞动脉瘤的同时,也适当保护瘤颈根部的分支血管(图4-13)。

2. 破裂颅内动脉瘤

(1)尽快明确病因:对于蛛网膜下腔出血患者而言,DSA依然是明确SAH病因的"金标准"。进行脑血管造影的患者应进行详尽的术前准备,同时遵守脑血管造影的相应规范,以便安全且高质量地完成脑血管造影的全部操作。

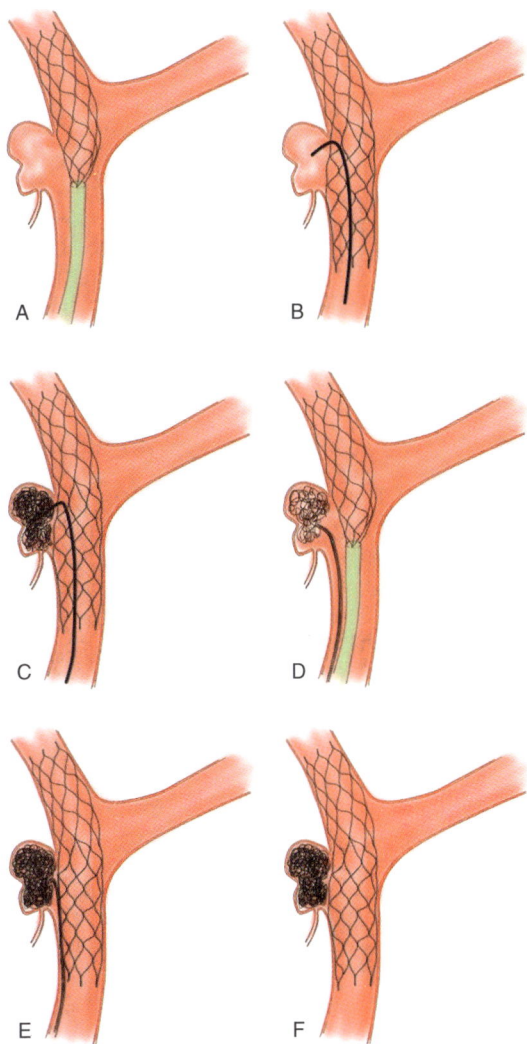

图 4-5 Jailing 与 Semi-Jailing 技术

A~C. Jailing 技术,支架释放覆盖瘤颈,弹簧圈微导管通过支架网孔进入颅
内动脉瘤瘤腔,完成颅内动脉瘤栓塞;D~F. Semi-Jailing 技术,半释放支架,
弹簧圈微导管进入颅内动脉瘤瘤腔,完成弹簧圈栓塞,随后完全释放支架,
撤出弹簧圈微导管。

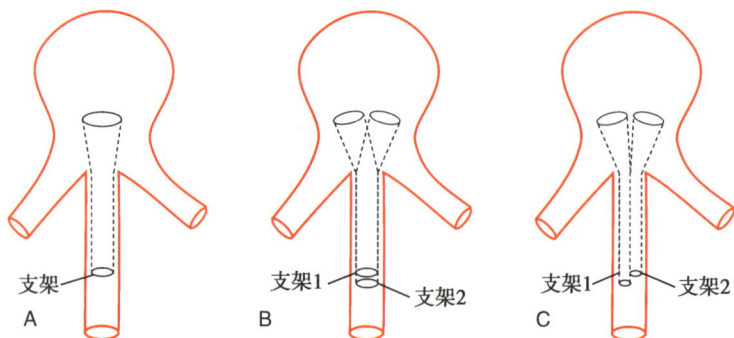

图 4-6 冰激凌技术

A. 单冰激凌技术；B. 双支架交叉冰激凌技术；C. 双支架平行冰激凌技术。

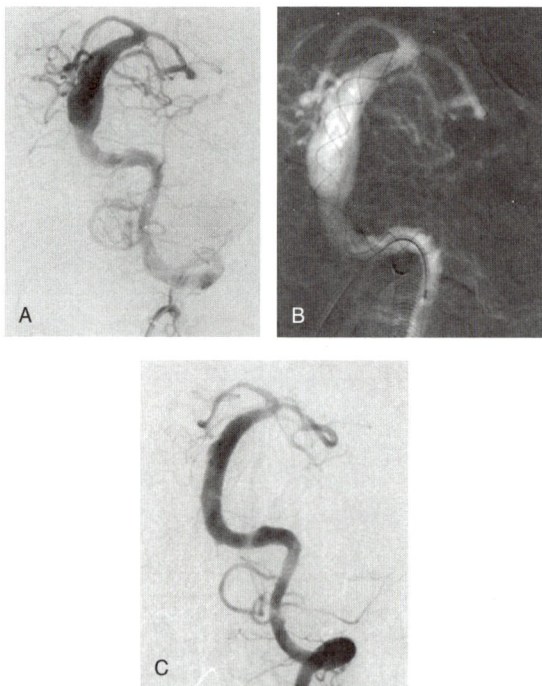

图 4-7 单纯支架置入术治疗颅内动脉瘤

A. 造影提示基底动脉夹层动脉瘤；B. 置入 1 枚 LEO 支架；

C. 术后 6 周复查 DSA 提示瘤腔明显缩小。

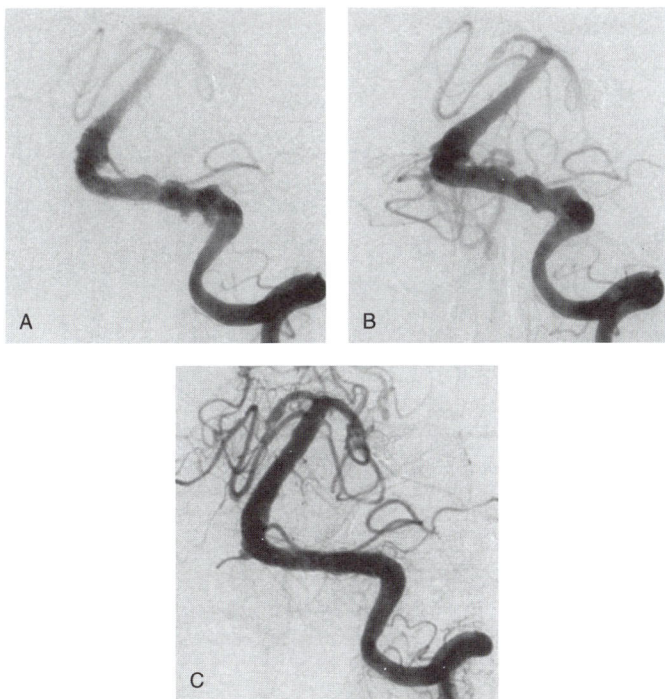

图 4-8 重叠支架置入术治疗动脉瘤

A、B. 一期置入 5 枚 LEO 治疗椎 - 基底动脉夹层动脉瘤；
C. 14 个月后影像学复查提示血管基本修复。

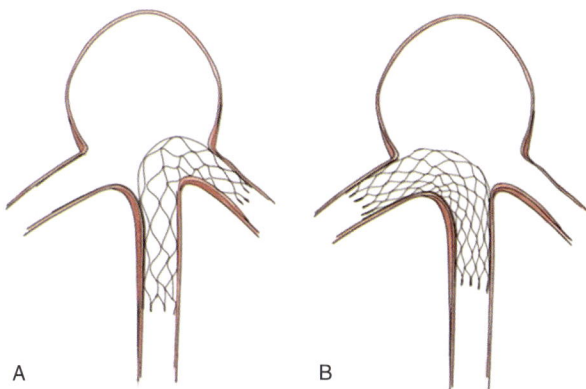

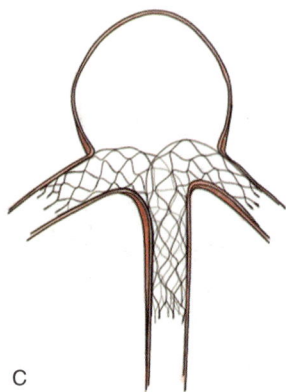

C

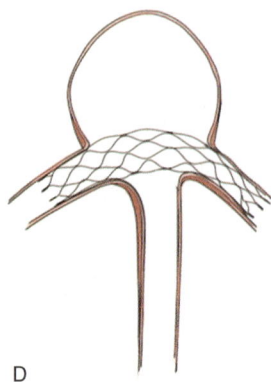

D

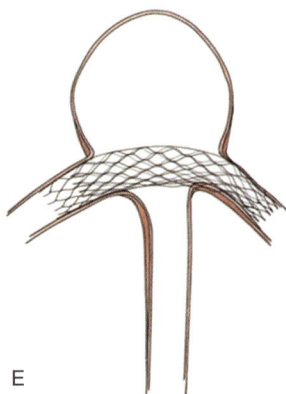

E

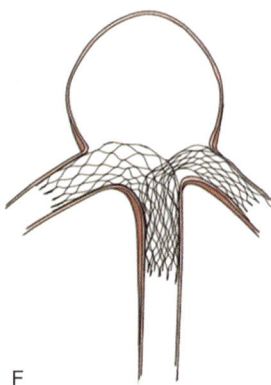

F

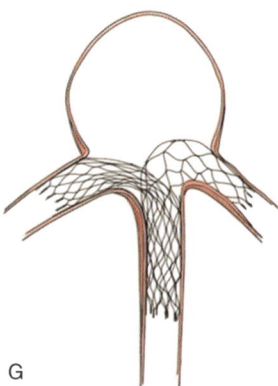

G

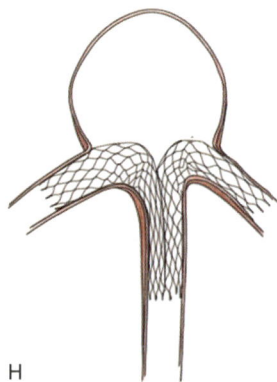

H

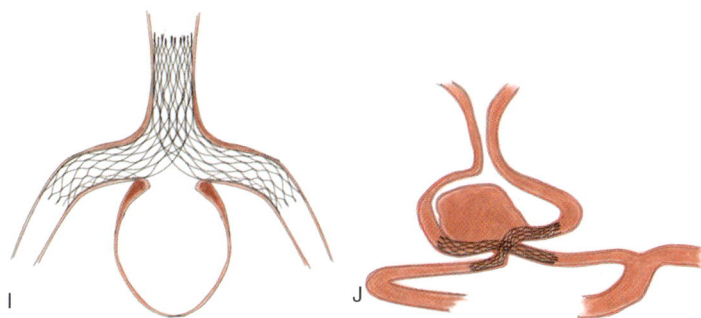

图 4-9 支架释放模式

A. 支架从左侧释放后的形态；B. 支架从右侧释放后的形态；C. T 形支架；D. 水平型支架；E. 水平型重叠支架；F、G. 交叉 Y 形支架；H. 平行 Y 形支架；I. 倒 Y 形支架；J. X 形支架。

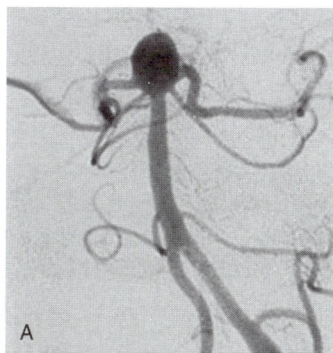

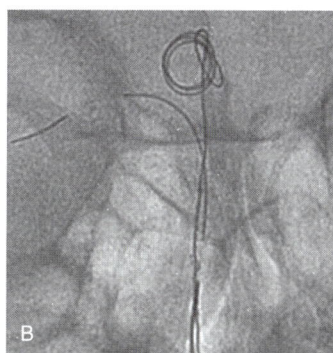

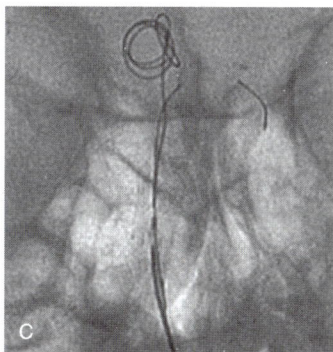

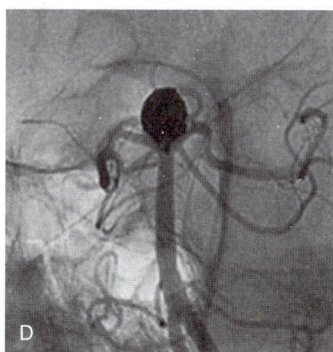

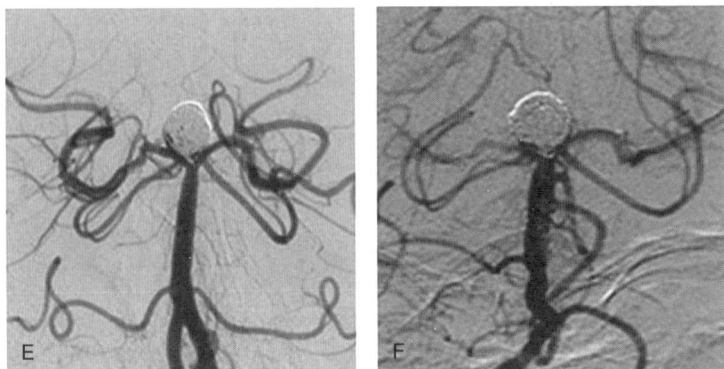

图4-10　交叉Y形支架技术治疗基底动脉尖动脉瘤

A.术前造影提示基底动脉尖动脉瘤;B.微导管超选至右侧大脑后动脉并置入支架,同时进行动脉瘤体弹簧圈栓塞;C.微导管穿过上一支架网孔超选至左侧大脑后动脉进行支架置入;D.继续完成弹簧圈栓塞;E.术后即刻造影提示动脉瘤大部栓塞,载瘤动脉通畅;F.6个月随访造影提示动脉瘤瘤体内进一步血栓形成,载瘤动脉通畅。

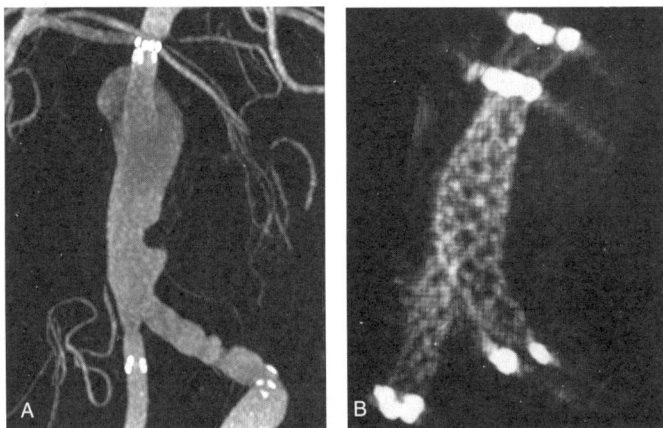

图4-11　两例椎基底动脉夹层分别采用倒Y形支架进行治疗

A.术后即刻;B.倒Y形支架三维重建后的形态。

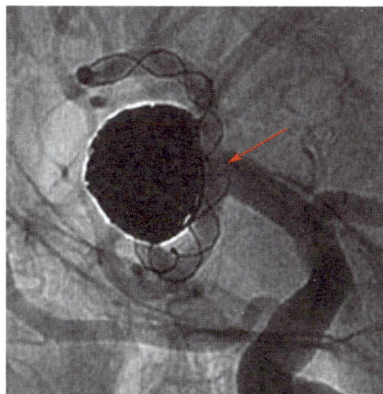

图 4-12　平行支架技术治疗大脑中动脉动脉瘤

大脑中动脉动脉瘤采用 2 个支架辅助栓塞,2 个支架的末端在
瘤颈处邻近对接(箭头)。

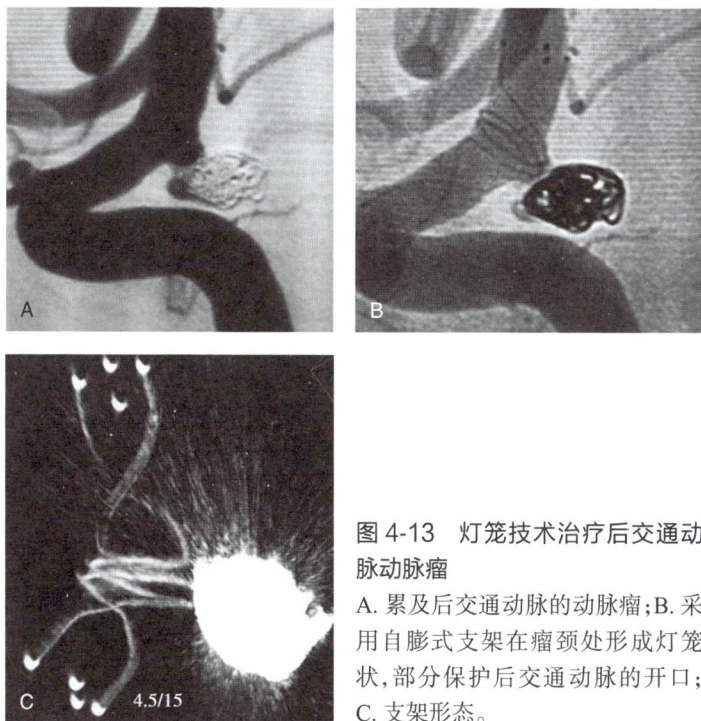

图 4-13　灯笼技术治疗后交通动
脉动脉瘤

A. 累及后交通动脉的动脉瘤;B. 采
用自膨式支架在瘤颈处形成灯笼
状,部分保护后交通动脉的开口;
C. 支架形态。

(2)破裂颅内动脉瘤治疗的基本原则

1)颅内动脉瘤一旦破裂应紧急进行手术治疗。目前关于颅内动脉瘤手术时机的问题仍有争论,但比较能被大家所接受的是在破裂后72小时内尽快手术。

2)对于多发颅内动脉瘤,原则上应优先处理责任动脉瘤;考虑到急性期颅内动脉瘤治疗相对高的操作并发症,对于非责任的未破裂颅内动脉瘤可考虑行二期手术进行治疗;对于无法判断责任动脉瘤的蛛网膜下腔出血,应将所有可疑的颅内动脉瘤进行一期治疗,以最大程度地降低颅内动脉瘤的再出血风险。

3)术前患者应平卧,应对其进行镇静治疗,控制血压并给予止血药物。在aSAH出现症状至颅内动脉瘤闭塞之前,应尽量降低颅内动脉瘤再次出血的风险。平卧、避免情绪激动及用力屏气等动作是基本的护理常规。血压的适当控制及止血药物的合理应用亦有利于降低颅内动脉瘤再出血的风险:目前普遍认为,aSAH发生后,在颅内动脉瘤未闭塞前,急性血压增高可能增加再出血的风险。有证据表明,血管收缩压>160mmHg可能增加aSAH后早期再出血的风险。控制血压可降低再出血的风险,但过度降压也可能增加脑梗死的风险。因此,血压的控制标准需要根据患者年龄、既往血压状态、心脏病史等综合考虑。在手术夹闭或介入栓塞动脉瘤之前,可以使用镇痛药物和降压药物将收缩压控制在160mmHg以内,但不宜控制过低,平均动脉压应控制在90mmHg以上,因此应尽量选用可静脉滴注的药物,以便于调控。临床上有多种降压药物可以选择,与拉贝洛尔、硝普钠相比,尼卡地平使血压波动范围较小,但目前并没有明确数据显示临床预后的差异。

4)对于无法尽早行动脉瘤闭塞治疗,并伴有明显的再出血风险,且没有绝对药物禁忌证的患者,可以应用氨甲环酸或氨基乙酸进行短期治疗(<72小时),以降低动脉瘤早期再出血的风险。但应注意其可能带来的缺血和深静脉风险。

(3)治疗方式的选择

1)安全性:颅内动脉瘤的手术治疗主要包括开颅夹闭和血管内介入两种办法,关于二者安全性和有效性的比较,循证医学证据级别最高的是国际蛛网膜下腔出血研究(International Subarachnoid Aneurysm Trial,ISAT)。ISAT是一项由英国医学研究委员会资助的国际多中心前瞻性随机对照临床研究。比较破裂出血性颅内动脉瘤外科手术和弹簧圈栓塞治疗的疗效,开始于1994年,到2002年5月停止录入新的患者,主要的患者入选标准是CT或腰椎穿刺确诊的急性期蛛网膜下腔出血(出血28天内),血管造影证实有颅内动脉瘤并为责任病灶,患者的一般状况或颅内动脉瘤的形态均适合开颅手术夹闭或弹簧圈栓塞介入治疗。2002年10月,初步的结果在《柳叶刀》杂志上发表,有2 143例患者进行了随机分组,其中血管内介入组1 073例,开颅夹闭组为1 070例。两组在1年随访时有效的患者分别为801例和793例,随访1年时血管内介入组和开颅夹闭组患者死亡率和残疾率(mRS 3~6分)分别为23.7%和30.6%,血管内介入组的疗效显著优于开颅夹闭组[RR=0.774(0.658~

0.911),*P*=0.001 9],治疗风险相对减少 22.6%,绝对值减少 6.9%,结论是血管内介入组的安全性显著优于开颅夹闭组。随着更多的患者获得随访,这项研究的长期随访结果也陆续发表,其中 1 年随访期的死亡残疾率,血管内介入组为 23.5%,开颅夹闭组为 30.9%,治疗风险降低的绝对值为 7.4%(95% 可信区间为 3.6~11.2,*P*=0.000 1)。这种疗效上的优势至少能够持续到术后 7 年。更长期的随访(6~14 年,平均 9 年)结果也显示,治疗 5 年时血管内介入组的死亡率显著低于开颅夹闭组。

2) 临床疗效:动脉瘤的血管内介入治疗优势不仅体现在手术的安全有效性方面,也体现在其他一些临床疗效指标中。ISAT 研究的次要终点事件分析发现,血管内介入治疗后患者的癫痫发生率显著降低;介入治疗患者发生认知功能障碍的比率显著低于开颅手术患者。

3) 手术时机的影响:血管内介入治疗的另外一项优势体现在手术时机几乎不受血管痉挛的影响,可同时针对破裂颅内动脉瘤和血管痉挛进行干预。另外,也有回顾性分析显示,血管内介入治疗后患者发生血管痉挛和迟发性缺血损害的比率显著降低。因此,2012 年美国心脏病协会(AHA)/ 美国卒中协会(ASA)发布的《动脉瘤性蛛网膜下腔出血治疗指南》(*Guidelines for the Management of Aneurysmal Subarachnoid Hemorrhage*)中也指出,对于破裂出血的颅内动脉瘤患者,都应该尽早进行颅内动脉瘤的开颅夹闭或血管内介入治疗,而对于那些既适合开颅夹闭又适合介入栓塞治疗的患者,应该首先考虑血管内介入治疗。这一点也获得了中国专家共识的支持。

4）其他：需要注意的是，微创的血管内介入治疗的疗效虽获得了公认，但对于颅内动脉瘤的治疗仍需要个体化，需要综合考虑患者的年龄、一般状况、动脉瘤的部位、形态和大小、是否伴发需要清除的颅内血肿、医师的专业化水平等各个方面。例如，对于基底动脉动脉瘤，虽然有一些开颅夹闭的成功报道，但开颅夹闭技术难度大；一项比较开颅夹闭和血管内介入方法治疗基底动脉尖动脉瘤（每组 44 例）的研究显示，血管内介入治疗组的不良预后为 11%，而开颅夹闭组为 30%，治疗后再出血的比例基本相同，因而更倾向于进行血管内介入治疗。大脑中动脉动脉瘤的处理目前争议较多，虽然多数神经外科专家认为目前的血管内介入治疗技术治疗大脑中动脉动脉瘤仍存在技术困难，且对于破裂的大脑中动脉瘤而言开颅夹闭可同时行血肿清除术，但是目前并没有高级别循证医学的证据能够证明开颅夹闭的疗效更好。同时，近年来多个单中心大样本血管内介入治疗大脑中动脉动脉瘤的经验表明，在经验丰富的中心进行血管内介入治疗可以取得与开颅夹闭类似的效果。伴有脑内出血＞50ml 的患者预后不良发生率增高，但若能在 3.5 小时内清除血肿，可以改善预后。因此，建议对伴有巨大血肿的患者行开颅手术治疗。如果患者症状出现在血管痉挛期，特别是已被证实存在血管痉挛，则推荐行介入治疗，虽然多数专家认为对老年患者适合做血管内介入治疗而非开颅夹闭治疗，但是此类研究证据较少。对于那些临床 Hunt-Hess 分级较高的患者可能更适合做血管内介入治疗,特别是对年龄较大的患者,因为此时介入治疗的微创性显得更为重要。

5) 重症 SAH 是指 Hunt-Hess 或是 WFNS 分级为Ⅳ~Ⅴ级的 SAH,其占颅内动脉瘤性蛛网膜下腔出血的20%~30%。该类患者由于脑组织原发性损伤大,加之动脉瘤早期再破裂出血、急性脑积水、脑血管痉挛、高颅压、低灌注等继发性脑损伤,以及所伴发的循环、呼吸等系统并发症的影响,总体临床预后仍不理想。即便在血管内介入或是开颅夹闭治疗后,死亡率仍高达28%~58%,良好预后患者仅占33%~56%。因其极差的临床预后,这一类颅内动脉瘤的早期治疗更加倾向于保守,通过药物或是脑室外引流治疗,直到患者一般情况好转,再考虑行颅内动脉瘤的手术。但是,以重症 SAH 为表现的颅内动脉瘤相比低级别的 SAH 患者往往有更高的短期内破裂出血的风险,且再次破裂后致残和致死率极高(部分文献报道可高达96%),因而目前多数观点更加支持早期手术以消除颅内动脉瘤破裂出血的风险,并启动更积极的抗脑血管痉挛治疗,以改善患者的临床预后。当然,重症 SAH 患者往往病情复杂,对于有严重基础疾病、颅内动脉瘤本身构筑复杂、开颅夹闭和血管内介入治疗均无法实施的患者,可以考虑保守治疗。

(五) 并发症的处理原则

1. 血管痉挛的防治　尽管随着医疗条件的发展,动脉瘤性蛛网膜下腔出血(aneurysmal subarachnoid hemorrhage,aSAH)后脑血管痉挛(cerebral vasospasm,CVS)的预后已经明显改善,但其仍是 aSAH 致死、致残的重要原因。CVS 定义为由影像学检查或超声发现的 aSAH 后的动脉狭窄。aSAH 后造影显示,30%~70% 的患者会出现脑血管痉挛,通常在出血后 3 天开始出现,2~4 周逐渐消失。虽经全力救治,仍有 15%~20% 的患者死于脑血管痉挛。迟发性脑缺血(delayed cerebral ischemia,DCI)的定义相对宽泛,是指由长时间脑缺血(超过 1 小时)导致的神经功能恶化,且不能由其他影像学、电生理或化验结果显示的异常情况来解释。aSAH 后 CVS 和 DCI 的早期监测及诊断对预后至关重要。DSA 仍是诊断 CVS 的"金标准"。DSA 不仅可准确判断 CVS 的严重程度,而且可在明确诊断后立即启动血管内介入治疗。多模态 CT(CT 平扫 +CTA+CTP)及 MRI 灌注成像的应用可以早期发现脑灌注受损,评价脑组织的缺血程度,有利于指导患者的早期治疗。经颅多普勒(trans cranial doppler,TCD)是一种无创检查,可以用于连续监测脑血流和灌注情况,相比 DSA 有相当高的特异性,但敏感性仅为 DSA 检查的一半。也有观察性研究中应用脑组织氧含量($PbtO_2$)监测和脑微透析(cerebral microdialysis,CMD)监测,这些生理参数直接反映了脑组织的氧供和代谢,可以为影像学监测提供补充信息。无论是应用哪种监测技术,临床医师反复的神经系统体检评估是最重要且简便快捷的手段。

　　针对脑血管痉挛的病因治疗至关重要,aSAH 后早期尽可能地清除蛛网膜下腔的积血是预防 SAH 后 CVS 的有效手段,包括开颅清除血肿、反复腰椎穿刺、脑室内或腰椎穿刺置管持续引流等方法。荟萃分析表明,通过腰椎穿刺鞘内灌注溶栓药物能够降低脑血管痉挛的发生率。尽早启动尼莫地平治疗是预防 aSAH 后脑血管痉挛的有效手段。若已明确 CVS 的诊断,则应尽早进行治疗。由于多种理化因素导致的钙离子超载是目前公认的 CVS 发生过程中最重要的环节之一。多项循证医学研究结果均证实钙离子拮抗剂能够降低 aSAH 后 DCI 所致的神经功能障碍,口服尼莫地平能显著降低致死 CVS 的发生率和致残率,而不增加再出血率。尼莫地平的应用应遵循早期、全程、足量、安全的原则,已有临床试验证实静脉应用尼莫地平与口服并无差异。法舒地尔主要通过抑制 Rho 激酶活性来减少血管平滑肌细胞对细胞内钙离子的敏感性。最近一项包含多个临床试验的荟萃分析证实,法舒地尔可有效预防 aSAH 后 CVS 及脑梗死,改善临床预后。但根据其使用说明,为避免诱发动脉瘤再破裂的危险,应在导致 SAH 的颅内动脉瘤被夹闭或栓塞后开始使用,而且用药时间不宜超过 2 周。针对他汀类药物应用于 SAH 的荟萃分析和大型多中心研究(STASH 研究)证实,他汀类药物不能改善 aSAH 患者的预后。硫酸镁因为其价格低廉、安全性较高而在临床应用广泛,然而目前的临床试验显示静脉应用镁剂并不能使 aSAH 后 CVS 患者临床受益。在病例报道中显示,3H 疗法[即高血压(hypertension)、高血容量(hypervolemia)、血液稀释(hemodilution)的综合疗法]可使很多患者的病情迅速改善,有导致脑水肿、梗死部位继发脑出血、脑白质病、心肌梗死和心功能不全的风险,至今缺乏临床对照研究来证实此疗法的效果。因此,越来越多的文献已将重点转为维持血容量平衡,仅在怀疑 DCI 且破裂颅内动脉瘤已处理的患者中采用诱导性高血压。

当通过药物治疗的患者症状仍进行性加重或突然出现局灶性神经功能缺损时,应尽快行 DSA 检查和 / 或血管内介入治疗,主要方法包括抗脑血管痉挛药物的动脉灌注和痉挛血管的球囊扩张等。有多个临床研究表明,对于严重的节段性脑血管痉挛患者,60%~80% 患者在球囊血管扩张术后数小时内临床症状有明显改善。而对于那些球囊不能达到的血管或者广泛的 CVS,也可通过动脉内灌注血管扩张药物进行治疗。可使用的血管扩张药物有很多种,主要是钙离子拮抗剂和法舒地尔,也可小规模地使用一些磷酸二酯酶抑制剂,而罂粟碱由于其神经毒性,使用频率已经逐渐降低。使用血管扩张药物进行灌注治疗的主要缺陷在于其临床疗效持续时间短,虽然有多个队列研究证实,灌注治疗后患者的造影结果和临床症状有改善,但相关结论仍有待多中心大样本随机对照试验证实。

AHA/ASA 2012 年关于 aSAH 后脑血管痉挛和 DCI 处理的推荐为:①所有 aSAH 患者均应口服尼莫地平(Ⅰ级推荐,A 级证据)。值得注意的是,尼莫地平可以改善神经功能的转归,而非治疗脑血管痉挛。其他钙离子拮抗剂,无论口服或静脉注射,疗效均不确切。②推荐保持等容和正常循环血容量以预防 DCI(Ⅰ级推荐,B级证据)。③在血管造影显示尚未出现血管痉挛之前,不推荐预防性使用高血容量或球囊血管成形术(Ⅲ级推荐,B 级证据)。④经颅多普勒超声可以用于检测脑血管痉挛的发生(Ⅱa 级推荐,B 级证据)。⑤CT 或磁共振灌注成像有助于发现潜在的脑缺血(Ⅱa 级推荐,B 级证据)。⑥除非有基础血压升高或心脏状况不允许,一般推荐对 DCI 患者予以诱导性高血压治疗(Ⅰ级推荐,B 级证据)。⑦对症状性脑血管痉挛的患者行脑血管成形术和 / 或选择性动脉内血管扩张治疗是合理的,特别是对高血压疗法未能迅速起效的患者(Ⅱa 级推荐,B 级证据)。

2. 脑积水的处理　脑积水是 aSAH 患者常见的并发症之一,主要由 aSAH 血块阻塞脑室、中脑导水管或脑池及蛛网膜粒引起脑脊液循环动力学和吸收障碍而导致。根据出血后脑积水发生的时间不同,脑积水分为急性(3 天内)、亚急性(3~14 天)和慢性(14 天后)。15%~48% 的 aSAH 患者可发生急性脑积水;分流依赖性慢性脑积水的发生率可达 8.9%~48.0%。与 aSAH 相关的急性脑积水通常使用脑室外引流(external ventricular drainage,EVD)和腰大池引流进行处理。经 EVD 治疗后,急性脑积水患者的神经功能通常可以得到改善。严重高颅压的患者进行腰大池引流存在诱发脑疝的风险,不推荐作为合并脑积水患者的首选治疗方法。对于有脑实质血肿的患者,尤其应提高警惕。如果采用腰大池引流,推荐在监测颅内压(intracranial pressure,ICP)的情况下进行,引流前常规行头部 CT 检查,明确颅内无占位性病灶且环池显示清晰者方可采用,同时强调行控制性引流(5~10ml/h),并给予严密的临床监测和观察。但怀疑有梗阻性脑积水时,应首选 EVD。有研究显示,反复腰椎穿刺治疗急性 aSAH 相关性脑积水亦是安全的,但是这种方法仅在小型的回顾性研究中进行了评估。

EVD 的主要风险在于颅内动脉瘤再出血和感染等并发症。三项回顾性队列研究分析了 EVD 导致颅内动脉瘤再破裂的风险,一项报道 EVD 后再出血风险较高,但另两项报道再出血风险无增加。5.7%~15.0% 的患者在 EVD 后发生颅内感染,一旦发现颅内感染,要更换导管,并按照颅内感染治疗指南积极治疗感染。脑室外引流管被血块堵塞时可应用溶栓药物维持导管通畅,但处理颅内动脉瘤前不可使用。

aSAH 相关的慢性症状性脑积水应采取永久的脑脊液分流治疗(脑室 - 腹腔分流术、腰大池 - 腹腔分流术等)。行 EVD 的患者拔除脑室外引流管之前应常规进行引流管的夹闭,并在 24 小时后复查 CT;但能耐受 EVD 关闭 24 小时以上的患者,仍可能需要行脑室分流术。1 项单中心前瞻性随机对照试验评估了哪些患者需要进行脑室分流。该研究纳入 81 例患者,其中 41 例被随机分配到迅速夹闭(夹闭时间<24 小时)的 EVD 组,40 例分配到逐渐夹闭(夹闭时间为 96 小时)的 EVD 组。两组需要行脑室分流的比例差异无统计学意义(迅速夹闭组为 63.4%;逐渐夹闭组为 62.5%)。

有学者认为,终板造瘘术可降低分流依赖性慢性脑积水的发生率。但 1 项非随机对照研究共纳入 1 973 例患者(975 例接受终板造瘘术,998 例未接受终板造瘘术)的 Meta 分析发现,两组的分流依赖性慢性脑积水的发生率差异无统计学意义(终板造瘘术组为 10%,非终板造瘘术组为 14%,*P*=0.09),即终板造瘘术不能有效地降低分流依赖性慢性脑积水的发生率,不应常规使用(Ⅲ级推荐,B 级证据)。

3. 癫痫的预防与控制　aSAH 相关癫痫的发生率为 6%~18%,其中大多数的癫痫患者抽搐发生在接受医疗评估前,迟发性癫痫的发生率仅为 3%~7%。早期发生 aSAH 相关癫痫的危险因素,包括动脉瘤位于大脑中动脉、较厚的蛛网膜下腔出血、脑内血肿、再出血、脑梗死、神经功能分级较差和高血压病史。由于癫痫的发生与功能预后的相关性仍不明确,而常规应用抗癫痫药物,药物的副作用发生率为 23%。单中心、回顾性研究发现,预防性应用苯妥英类药物是 aSAH 后 3 个月认知功能不良的独立危险因素。因此,aSAH 患者是否需要常规进行抗癫痫治疗还必须权衡抗癫痫药物导致的不良反应。此外,在没有癫痫病史的患者中,短程(72 小时)预防性抗癫痫治疗似乎与长程治疗对预防癫痫性发作同样有效。昏迷 aSAH 患者(分级较差)应用持续脑电图(cEEG)监测可发现有 10%~20% 的病例存在非惊厥性发作。但由于动态脑电图监测费时费力,患者耐受性差,而且没有充足的证据表明 aSAH 患者可以从中受益,故不需要常规对 aSAH 患者行动态脑电图监测。

aSAH 发生后,可以考虑立即预防性应用抗癫痫药物;对于伴有癫痫发作的 aSAH 患者,应当尽快服用抗癫痫药物。对于那些具有已知迟发性癫痫发生危险因素的患者,如之前有癫痫发作史、颅内血肿、顽固性高血压、脑梗死或大脑中动脉动脉瘤的可能需要长期应用抗癫痫药物。对于分级差的 aSAH 患者若有症状不能改善或者病因不明的神经功能恶化,应该进行 cEEG 监测。

4. aSAH 相关的医源性并发症的处理 蛛网膜下腔出血后常见的并发症还包括发热,严重贫血,高血糖症,高钠、低钠血症,肺炎等。其中高热(>38.3℃)、需要输血的严重贫血、高血糖症是三个同不良预后相关的独立危险因素。

(1)钠代谢异常:aSAH 后急性期内高钠血症和低钠血症都很常见。低钠血症的发生率为 10%~30%。低钠血症的发生时间通常与超声检查和临床表现中血管痉挛的发生一致。aSAH 后发生低钠血症的机制有多种。脑耗盐综合征是由尿钠肽分泌过多引起的,尿钠排泄过多引起低钠血症,也会导致血容量减少。脑耗盐综合征多见于临床分级较差、前交通动脉动脉瘤破裂和脑积水者,并且可能是预后不良的独立危险因素。使用晶体液或胶体液进行的非对照研究显示,aSAH 后积极进行补液、纠正负钠平衡可以降低脑耗盐综合征所致的脑缺血风险。一项回顾性研究显示,在这种情况下使用 3% 的盐溶液可以有效纠正低钠血症。此外,在分级较高的 aSAH 患者中,使用高渗盐水可以增加脑血流灌注、脑组织氧合和 pH。因此,关于 aSAH 患者围手术期液体的管理,2012 年美国心脏病协会(AHA)/美国卒中协会(ASA)发布的《动脉瘤性蛛网膜下腔出血治疗指南》给出了如下建议:①aSAH 后不推荐使用大量低渗液体和降低血容量(Ⅲ级推荐,B级证据);②因为需要使用晶体液或胶体液来纠正血容量的不足,在aSAH发生后的短时间内,对某些患者结合中心静脉压、肺动脉楔压和液体平衡状况监测血容量,是合理的(Ⅱa级推荐,B级证据)。

已有两项随机对照试验评估氟氢可的松纠正低钠血症和改善液体平衡的能力。一项试验发现,矿物类皮质激素有助于纠正负钠平衡;另有一项研究报道,使用盐皮质激素可以减少液体需要量并改善钠平衡。一项类似的随机安慰剂对照试验发现,aSAH患者经氢化可的松治疗后,可减少尿钠排泄,并降低低钠血症的发生率。一些非对照试验提出,在aSAH血管痉挛期可使用白蛋白作为扩容剂,但尚无明确的证据显示其对aSAH患者的作用优于晶体液。

(2)发热:是aSAH患者最常见的并发症。非感染性(中枢性)发热的出现与损伤的严重程度、出血量及血管痉挛的发生有关,并可作为由出血及其不良反应引起全身炎症状态的标志。一项关于aSAH的前瞻性注册研究显示,发热是aSAH存活者认知功能较差的独立预测因子。已有报道表明,有效地控制发热可改善功能转归。对于aSAH急性期的患者,应使用标准或先进的温度调节系统,严格控制患者发热并努力使其达到正常体温。

5. 高血糖 亦是影响预后的独立影响因素。动物研究和人类病例队列研究均已证实,缺血性脑损伤后的高血糖与预后不良具有相关性。尚不清楚人体中这种相关性的机制。借助以往的研究作为对照,对接受标准治疗的高血糖 aSAH 患者的连续性资料进行比较表明,aSAH 后有效地控制血糖可以显著降低患者预后不良的风险。然而,在分级较差的 aSAH 患者中,即使血糖在正常范围内,也可能合并脑能量代谢危象和使乳酸/丙酮酸值上升。严格控制葡萄糖摄入量并尽力避免低血糖,应作为 aSAH 患者重症监护中的常规措施。

6. 贫血 aSAH 后贫血较为常见,并可能影响脑部供氧。对贫血的 aSAH 患者,输注红细胞可以显著提高脑部供氧并降低氧摄取率。一项关于 aSAH 的前瞻性注册研究表明,血红蛋白水平较高的患者预后较好。然而,输血的阈值尚缺乏统一的规定,因此存在很大差异。此外,在日常的临床实践中虽然经常输注红细胞,但某些研究中发现,输注红细胞与 aSAH 患者的预后不良相关。最近,一项前瞻性随机试验表明,对具有血管痉挛高危因素的 aSAH 患者,保持较高的血红蛋白水平是安全且可行的,但 aSAH 后的最佳血红蛋白目标值尚未确定。

7. 深静脉血栓 aSAH 患者出现肝素诱导性血小板减少和深静脉血栓是相对常见的并发症。应早期发现并进行针对性的治疗。基于三项单中心临床研究,肝素诱导的血小板减少的发生率约为 5%,与使用肝素预防深静脉血栓无关,但与动脉造影的次数有关。在肝素诱导的 II 型血小板减少患者中,血栓性并发症和症状性血管痉挛/DCI 的发生率较高,病死率较高,预后也较差。许多血管造影操作中虽然均需使用肝素,但现在还不清楚是否有预防肝素诱导血小板减少的有效方法。但及时发现此类并发症、避免进一步使用肝素,并在血液科医师指导下使用非肝素的替代物是很重要的。相比于肝素诱导的Ⅱ型血小板减少,人们对深静脉血栓的认识较充分,其是 aSAH 患者较为常见的并发症,尤其常见于因神经功能状况较差而不能活动的患者。然而,近年来对使用常规预防性措施(皮下注射肝素和体外气动压迫袖套)的患者进行检查,虽然可以发现更多的无症状血栓,但是筛查组与非筛查组中肺栓塞的发生率差异无统计学意义。

二、颅内动脉瘤介入治疗技术

(一)颅内动脉瘤单纯弹簧圈栓塞术

1. 术前准备

(1)知情同意:在术前和患者及其家属充分沟通,向患者及其家属充分告知检查的必要性、简要操作过程、需配合医师的注意事项、术中术后可能的不适感、可能的并发症及相应的处理方案,在取得患者和其家属同意后签署知情同意书。

(2)患者准备:对于行脑血管造影的患者应于术前掌握患者的临床资料,包括现病史和既往史,尤其是有无造影剂过敏史。术前对患者进行详细查体,有助于术中、术后对比观察患者的神经功能变化。必要时应了解患者足背动脉、股动脉的搏动情况,拟行桡动脉穿刺者,需行桡动脉触诊。术前完善患者的血常规、凝血功能及肝肾功能等检查,根据目前已有的 CT 或 CTA 等结果可结合临床资料初步判断责任血管，以便术中重点观察。对于造影前预判可能存在的解剖变异或路径困难，提前做好介入器材和技术准备。术区备皮、手术前一日晚上8点后禁食水、通便、控制基础疾病等。

（3）药物准备

1）未破裂颅内动脉瘤无特殊药物准备；破裂的病变酌情给予控制血压、镇静和止血药物等；合并有基础疾病的病例，给予相应处理。

2）术中抗凝：目前血管内介入治疗颅内动脉瘤术中应用肝素抗凝已经成为共识，无论是破裂还是未破裂颅内动脉瘤，血管内介入治疗中常规应用全身肝素化，所有的导管、鞘管等材料均需要肝素盐水冲洗后使用，并加压滴注持续冲洗各种导管，以降低术中血栓栓塞事件的发生率，但具体的使用剂量和方法尚未达成统一。一般在动脉穿刺并置鞘管后，通过静脉注射给予肝素抗凝，首次剂量一般按照体重计算[（60~100）U/kg，一种简单的计算方法是首次肝素剂量的毫克数为患者体重公斤数的2/3（1mg=125U）]，1小时后给予首次剂量的1/2量，以后每小时给予10mg。最准确的方法是监测ACT，根据ACT的数值调整肝素的剂量，维持ACT在250~300秒。在预期要使用或者已经使用了血小板GP Ⅱb/Ⅲa受体拮抗剂的患者，普通肝素的剂量应降低（50~70U/kg），维持术中ACT 200~300秒。世界神经介入联合会（world federation of interventional and therapeutic neuroradiology，WFITN）推荐：术中肝素应用的方法为肝素5 000U团注，继而以1 000U/L持续注射，ACT控制在 200 秒左右。

2. 麻醉方式 目前,关于颅内动脉瘤血管介入治疗麻醉管理的文献很少。不同的医疗机构选择的麻醉技术不尽相同,但最常见的是气管插管全身麻醉和神经镇静。两种麻醉管理技术基于相同的目的,即实现患者制动、控制血压稳定,以获得最佳的图像质量来指导精细的血管内介入操作。目前,尚缺乏两种技术麻醉管理效果的比较研究。一般认为,在介入治疗的过程中,一旦发生颅内动脉瘤破裂等并发症,全身麻醉更有利于并发症的处理。因此,气管插管全身麻醉通常被认为是介入治疗颅内动脉瘤的首选麻醉措施。

3. 造影评估 标准的脑血管造影包括双侧颈内动脉 + 双侧椎动脉的四血管造影。对于病变血管应行选择性血管造影,并行三维旋转造影以清晰地观察动脉瘤的形态及其与载瘤动脉、分支血管之间的关系,同时避免血管重叠造成漏诊。部分蛛网膜下腔出血由硬脑膜动静脉瘘或髓周动静脉瘘等血管异常导致,怀疑类似疾病的患者应进行双侧颈外动脉及锁骨下动脉造影,颈外动脉造影注意避免遗漏咽升动脉;对于拟诊 DSA 阴性的蛛网膜下腔出血,必须进行详尽的八血管造影(双侧颈内动脉 + 双侧颈外动脉 + 双侧椎动脉 + 双侧锁骨下动脉),并行双侧颈内动脉、椎动脉三维旋转造影,以最大程度地降低漏诊的可能。对于前交通动脉或基底动脉等部位的动脉瘤,由于存在对侧血流对冲,应注意避免单侧造影时造影剂充盈不全而影响影像质量。对于高度怀疑类似位置动脉瘤的患者可加大造影剂量进行造影,前交通动脉动脉瘤必要时可行侧压颈以获取清晰的血管成像。颅内动脉瘤患者中,5%~34%的动脉瘤为多发,具有2个或2个以上的动脉瘤。蛛网膜下腔出血中多发颅内动脉瘤责任病灶的识别对于正确地制定手术方案、降低动脉瘤术中、术后出血风险有着重要作用;而责任病灶的错误判定可能会因操作而诱发责任动脉瘤再次出血,从而影响手术效果,增加病死率。

目前,对责任病灶的判定并没有单一固定的方法,常需结合CT、动脉瘤形态等影像学表现及患者体征来进行综合判断:①CT显示出血部位。破裂颅内动脉瘤多与CT所示的SAH集中位置或颅内血肿部位一致,如双侧蛛网膜下腔均存在积血,积血多的一侧常为破裂动脉瘤所致。有研究结果显示,CT表现的局部血凝块出现率最高,其部位与责任动脉瘤相符,表明该指标是判断动脉瘤的主要依据,同时也提醒妥善保管出血早期CT资料的重要性。需要强调的是,对于靠近中线附近的双侧颈内动脉瘤且怀疑有出血的患者,应警惕因出血造成的蛛网膜下腔粘连闭塞而致CT表现出血肿位置偏高;②动脉瘤形态。如头部CT示弥漫性SAH,则形态不规则、存在子囊和较大的动脉瘤常是破裂出血的责任病灶;③血管痉挛情况。载瘤动脉痉挛可为判定责任动脉瘤提供参考,但许多患者造影时间不在血管痉挛的高峰时段,载瘤动脉痉挛的发生率较低。④患者症状与体征。如患者存在动眼神经麻痹,单侧动眼神经麻痹常为颅内动脉瘤占位效应的表现之一。造影结束,进行颅内动脉瘤瘤颈、瘤高、载瘤动脉的直径等数据的测量,确定病变是否适合行单纯栓塞。

4. 适用范围　①窄颈颅内动脉瘤；②颈体比适合单纯栓塞的宽颈颅内动脉瘤；③破裂颅内动脉瘤单纯栓塞止血后二期支架辅助栓塞或置入血流导向装置。

5. 技术要点　技术要点主要包括微导管良好塑形、稳定成篮、轻柔操作和致密栓塞。

(1)工作角度选择要点：至少包含一个切线位，能良好展示瘤颈与载瘤动脉的关系。

(2)微导管的塑形与到位：根据三维和二维图像，微导管精准塑形，在微导丝辅助下轻柔超选动脉瘤囊，尽量做到微导管自动弹入/送入瘤囊内。

(3)弹簧圈的选择：选用 3D 圈稳定成篮，栓塞过程操作轻柔。栓塞结果采用 Raymond 分类进行评估。

6. 术后处置　监测患者的神志、生命体征、足背动脉搏动情况和伤口敷料情况等。有基础疾病者给予相应的监测。

7. 并发症的防治

(1)术中破裂：术中动脉瘤破裂出血是颅内动脉瘤血管内介入治疗中最严重的并发症，发生率为 2%~4%，其中破裂动脉瘤的术中破裂发生率为 3%~4%，未破裂动脉瘤的术中破裂发生率为 1%~2%。介入栓塞治疗术中动脉瘤破裂的原因有：①微导管、微导丝操作不慎刺穿动脉瘤，特别是在动脉瘤近端扭曲、动脉瘤较小、微导管超选困难的情况下；②填塞弹簧圈的过程中刺穿动脉瘤；③过度填塞瘤颈造成破裂出血。

1)预防措施：①将导引导管放置得尽量接近动脉

瘤,以减少弯曲;②微导管头端的合适塑形有利于微导管的安全超选和后续的弹簧圈填塞,尽量避免导丝在动脉瘤内导引微导管,特别是当动脉瘤较小时;③避免选择过大和过硬的弹簧圈;④栓塞过程中密切注意微导管的头端和填塞弹簧圈的阻力,避免将微导管头端直接对着动脉瘤的破裂小泡,通过调整微导管的张力避免弹簧圈穿破动脉瘤;⑤在最后填塞动脉瘤残颈时要仔细评价残颈的大小,选择合适大小且较为柔软的弹簧圈,以免过度填塞而撑破瘤壁;⑥当采用支架辅助或球囊辅助时,微导丝往往超选较远,为降低微导丝刺穿分支血管,需要良好的微导丝塑形和路径图,双C臂透视下操作有利于提高安全性;⑦导丝导管或球囊支架等器械到位后,可引起血管的显著移位,路径图需要重新建立;⑧支架辅助栓塞时,采用支架外后释放技术和半释放技术可以减少微导管超选的风险,降低术中出血率。

2)处理原则:①立即静脉推注鱼精蛋白中和肝素;②控制血压保持合理的脑灌注;③同时尽快致密栓塞动脉瘤;④必要时可采用球囊临时阻断动脉瘤处的血流;⑤降低颅内压,必要时在导管室紧急行脑室外引流;⑥尽快行头颅CT检查(有C臂CT更佳),必要时行血肿清除和/或去骨瓣减压术。

(2)弹簧圈突出及逃逸:也是颅内动脉瘤血管内介入治疗中的常见并发症,发生率约为4.2%,但多数患者不会引起明显症状。弹簧圈突出或逃逸的主要原因有①动脉瘤栓塞策略选择不当,没有选择合适的辅助技术;②弹簧圈选择不当。选择过大的弹簧圈易导致填塞困难或突入载瘤动脉内;在瘤颈口选择过小弹簧圈,在不能很好地与之前填塞的弹簧圈交联的情况下,容易发生成篮不稳及弹簧圈逃逸。③未能选择合适的工作角度,清晰显示瘤颈及载瘤动脉的关系。

1)预防措施:①利用三维重建 DSA 图像,确定显示瘤颈和载瘤血管的最佳工作角度,并仔细测量动脉瘤的大小及形态,根据动脉瘤形态和测量值,选择合适的弹簧圈及栓塞策略。②栓塞过程中注意调整微导管位置,使新填入的弹簧圈与先前的弹簧圈紧密交联。③在最大的放大倍数下透视观察收尾时弹簧圈的填塞过程,弹簧圈填塞完毕后造影确认弹簧圈与血管的关系后再解脱。④在支架辅助栓塞的过程中,尽可能选用支架后释放或半释放技术。⑤使用球囊辅助栓塞技术的过程中,应在路径图下泄球囊,判断弹簧圈稳定性后再决定是否解脱。

2)处理原则:对于弹簧圈轻微突出,不影响载瘤动脉血流的情况下,可以暂时保守治疗,给予小剂量抗血小板药物,密切观察病情变化,一旦发生缺血症状,及时造影检查并治疗;对于突出严重的,可以应用支架将弹簧圈压入动脉瘤内或者将弹簧圈固定在支架与血管壁之间。而对于弹簧圈逃逸的,条件允许时,可以使用拉锁将弹簧圈取出,或者用血管内支架扩张后使弹簧圈固定在血管壁上。

(3)术中血栓栓塞:血栓栓塞并发症是颅内动脉瘤血管内介入治疗中最常见的并发症。其主要原因有:①手术操作造成的动脉夹层及内膜损伤,进一步导致血栓形成、脱落造成栓塞；②围手术期抗凝、抗血小板处理不足；③血管腔内置入物诱发血栓形成；④血管内支架打开不满意等情况影响血流，并诱发血栓形成阻塞血管；⑤血管内介入治疗器具周围，乃至全身其他部位的血栓形成、脱落造成栓塞。

1）预防措施：①术前、术中规范化抗凝和抗血小板处理，有条件者应监测术中的 ACT 和血小板聚集程度；②细致、准确、规范地操作，防止血管壁机械损伤；③介入术中持续动脉鞘内、导管内正压滴注的维持，可防止介入器具周围血栓的形成；④放置血管内支架尤其是血流导向装置时应用 C 臂 CT，有助于判断支架的打开及贴壁情况，必要时需要采用球囊扩张。

2）处理原则：①即刻造影评估远端血管栓塞的情况，对于新鲜形成的血栓，首选静脉或动脉内给予 GPⅡb/Ⅲa 受体拮抗剂；如为较大血管，有条件时行接触性溶栓或机械碎栓、取栓；②如形成动脉夹层或血管内膜受损严重，必要时使用血管内支架覆盖动脉夹层或受损的内膜，重建管腔。

（4）弹簧圈解旋：弹簧圈解旋在弹簧圈栓塞治疗颅内动脉瘤中时有发生，近年来，随着弹簧圈工艺的改进和技术的进步，发生率进一步降低。弹簧圈解旋的主要原因是弹簧圈选择不当，造成填塞困难需反复调整微导管位置，尤其是与先前填塞的弹簧圈或支架网丝交联，反复回收弹簧圈时张力大，容易引起解旋。

1）预防措施：①根据颅内动脉瘤的大小，进行准确的微导管塑形并选择合适的弹簧圈，术中尽可能减少弹簧圈的回收次数;②回收弹簧圈的过程中,应适当调整微导管张力,使弹簧圈回收阻力变小;③了解各种弹簧圈的性能,合理选择抗解旋弹簧圈;④在选择支架辅助栓塞时,尽可能选用支架半释放或后释放技术,以减少弹簧圈与支架网丝交联的机会。

2)处理原则:弹簧圈解旋后如能完全回收至微导管内,则将弹簧圈撤出。若解旋后弹簧圈无法完全回收至微导管内,可尝试将弹簧圈填至动脉瘤附近或载瘤动脉内,再应用支架将弹簧圈固定在血管壁上。在残留弹簧圈较长的情况下,可将其连同微导管一起缓慢回撤至颈外动脉,解脱弹簧圈使其尾端固定于颈外动脉,以降低颈内动脉闭塞的可能性,或将解旋的弹簧圈尾端拉出,固定于股动脉穿刺点周围的皮下。

(5)术后早期出血:术后 30 天内早期出血的发生率不高,为 1% 左右,但致死、致残率很高。有文献报道,发生术后早期出血的患者中有 31% 的患者最终死亡。早期出血并发症最常见于术后 48 小时内。虽然未破裂颅内动脉瘤术后早期出血的发生率远小于破裂颅内动脉瘤,但其血管内介入治疗术后有可能发生早期出血。

1)术后早期出血的原因可能有:①术中对颅内动脉瘤栓塞不够致密,特别是破裂小泡栓塞后仍然有造影剂显影,或假性动脉瘤及动脉瘤有假性部分;②术中使用溶栓药物;③术后维持抗血小板和抗凝治疗;④合并脑内血肿的颅内动脉瘤也可能是术后早期出血的危险因素。

2)预防措施:①对急性破裂出血的颅内动脉瘤应尽

量栓塞致密,尽量做到破裂小泡在栓塞后不显影,选用水凝胶弹簧圈可使栓塞更加致密,减少术后出血的发生。②急性破裂颅内动脉瘤周围有血肿,造影显示有显著的假性部分,栓塞无法致密时可考虑结合 Onyx 胶栓塞;③急性破裂出血的梭形夹层动脉瘤的多支架或密网孔血流导向支架辅助可有效改变血流,降低术后出血的发生率。

3)处理原则:早期诊断是处理的关键。①尽快行头颅 CT 检查;②根据情况停用或减少抗血小板及抗凝药物剂量,静脉注射鱼精蛋白以中和体内肝素,必要时输注新鲜血小板和冷沉淀;③控制血压,保持合理的脑灌注;④降低颅内压,必要时行脑室外引流、血肿清除和/或去骨瓣减压术。

(二)颅内动脉瘤双微导管栓塞术

1. 围手术期准备　签署手术知情同意书、患者准备、制定麻醉方式、进行造影评估等同单纯弹簧圈栓塞。

2. 适用范围　对于一些不规则的、大型的、相对宽颈的颅内动脉瘤,为了能够实现更为致密的栓塞或避免使用支架等辅助材料,有时需要双导管技术。

(三)颅内动脉瘤微导管微导丝辅助栓塞术

1. 围手术期准备　签署手术知情同意书、患者准备、制定麻醉方式、进行造影评估等同单纯弹簧圈栓塞。

2. 适用范围　主要适用于宽颈颅内动脉瘤,特别是不适合行球囊和支架辅助栓塞的病例。

(四)颅内动脉瘤支架辅助弹簧圈栓塞术

1. 术前准备

(1)知情同意:签署知情同意书(同单纯弹簧圈栓

塞术)。

(2)患者准备:术区备皮、手术前一日晚上8点后禁食水、通便、控制基础疾病和完善必要的化验检查等。

(3)药物准备:未破裂颅内动脉瘤需要进行抗血小板药物(阿司匹林100mg,口服,1天1次;硫酸氢氯吡格雷75mg,口服,1天1次;)的准备至少3天,有条件的医院术前尽量进行血小板功能的检测(诸如血栓弹力图等);破裂颅内动脉瘤术前,在麻醉完毕后给予负荷量的抗血小板药物(阿司匹林300mg+硫酸氢氯吡格雷300mg,胃管给药或者纳肛)。

2.麻醉方式 颅内动脉瘤支架辅助弹簧圈栓塞术的麻醉方式采用全身麻醉。

3.造影评估 基本同前,仔细完成载瘤动脉直径等数据的测量,选择合适的支架。

4.技术要点 工作角度的选择尽量满足以下基本要求:切线位显示动脉瘤与载瘤动脉的关系、支架长度能被最大程度地显示、超选远端分支血管可视、骑跨位显示瘤颈处支架打开的程度。术者需要熟悉各种不同支架的性能,在高清模式直视下缓慢释放,轻柔操作。常见的支架技术概括如下:①单支架辅助弹簧圈栓塞技术;②多支架(交叉Y形)辅助弹簧圈栓塞技术。

5.术后处置 术后注意患者的神志、生命体征、血氧饱和度、足背动脉、下肢皮肤的温度和颜色的变化、制动情况、下肢静脉血栓的预防措施、穿刺区的变化等。术前如果没有进行抗血小板药物的准备,术中给予替罗非班,术后给予负荷量的双联抗血小板药物,替罗非班和两个抗血小板的药物重叠使用 6 小时后即可停掉替罗非班。次日，如无异常，给予常规剂量(阿司匹林 100mg+ 硫酸氢氯吡格雷 75mg)的抗血小板药物治疗。

6. 并发症的防治

(1)围手术期缺血性并发症(血栓栓塞并发症)：同颅内动脉瘤单纯弹簧圈栓塞术术中血栓栓塞部分。

1)预防措施：①术前、术中规范化地抗凝和抗血小板处理，有条件者应监测术中的 ACT 和血小板聚集程度；②细致、准确、规范地操作，防止造成血管壁机械损伤；③介入术中持续动脉鞘内、导管内正压滴注的维持，可防止介入器具周围的血栓形成；④放置血管内支架尤其是血流导向装置时应用 C 臂 CT，有助于判断支架打开及贴壁的情况，必要时需要采用球囊扩张。

2)处理原则：①即刻造影评估远端血管栓塞的情况，对于新鲜形成的血栓，首选静脉或动脉内给予糖蛋白 Ⅱb/ Ⅲa 受体拮抗剂；如为较大血管，有条件时行接触性溶栓或机械碎栓、取栓；②如形成动脉夹层或血管内膜受损严重，必要时使用血管内支架覆盖动脉夹层或受损的内膜，重建管腔。

(2)围手术期出血并发症(术后早期出血)：同颅内动脉瘤单纯弹簧圈栓塞术术后急性出血部分。

1)术后早期出血的原因可能有：①术中动脉瘤栓塞不够致密，特别是破裂小泡栓塞后仍然有造影剂显影，或假性动脉瘤以及动脉瘤有假性部分；②术中使用溶栓药物；③术后维持抗血小板和抗凝治疗；另外，合并脑内血肿的动脉瘤也可能是术后早期出血的危险因素。

2）预防措施：①对急性破裂出血的动脉瘤应尽量栓塞致密，尽量做到破裂小泡在栓塞后不显影，选用水凝胶弹簧圈可使栓塞更加致密，减少术后出血的发生；②急性破裂动脉瘤周围有血肿，造影显示有显著的假性部分，栓塞无法致密时可考虑结合 Onyx 胶栓塞；③急性破裂出血的梭形夹层动脉瘤的多支架或密网孔血流导向支架辅助可有效改变血流，降低术后的出血发生率。

3）处理原则：早期诊断是处理的关键。①尽快行头颅 CT 检查；②静脉注射鱼精蛋白以中和体内肝素，必要时输注新鲜血小板和冷沉淀；③控制血压保持合理的脑灌注；④降低颅内压，必要时行脑室外引流、血肿清除和 / 或去骨瓣减压术。

（五）颅内动脉瘤血流导向装置置入术

1. 术前准备

（1）知情同意：签署知情同意书（同单纯弹簧圈栓塞术）。

（2）患者准备：术区备皮、手术前一日晚上 8 点后禁食水、通便、控制基础疾病和完善必要的化验检查等。

（3）药物准备：术前 3 天服用 300mg/d 的阿司匹林和 75mg/d 的硫酸氢氯吡格雷；术后前 6 周继续服用 300mg/d 的阿司匹林和 75mg/d 的硫酸氢氯吡格雷；术后 6 周到 3 个月期间服用 100mg/d 的阿司匹林和 75mg/d 的硫酸氢氯吡格雷；术后 3 个月后服用 100mg/d 的阿司匹林。

2. 麻醉方式　颅内动脉瘤血流导向装置置入术的麻醉方式采用全身麻醉。

3. 造影评估 基本同前。应用压颈试验评估前后交通动脉的代偿情况,观察动脉瘤内是否存在摄入流,测量动脉瘤的体颈比、大小、载瘤动脉的直径等数据,选择大小合适的支架。对于初步判定存在术后较高出血风险的病变,可以给予一期结合弹簧圈治疗或者分期治疗(一期弹簧圈栓塞,然后二期置入血流导向装置)。

4. 技术要点 准确定位、缓慢释放、推拉释放技术、按摩技术(促进支架进一步良好贴壁)。治疗方法主要包括以下三种。

(1)血流导向装置结合弹簧圈栓塞(图 4-14)。

(2)单个血流导向装置置入术。

(3)桥接血流导向装置(图 4-15)。

5. 术后处置 术后注意患者的神志,生命体征,血氧饱和度,足背动脉、下肢皮肤的温度和颜色的变化、制动情况,下肢静脉血栓的预防措施,穿刺区的变化等。

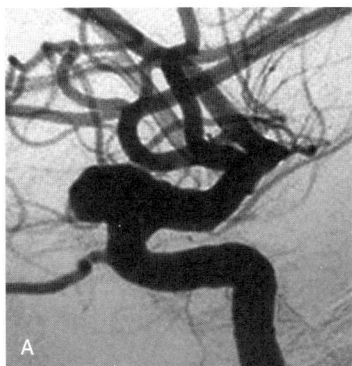

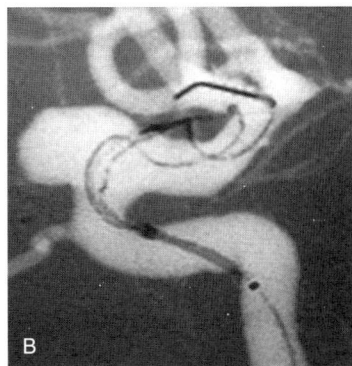

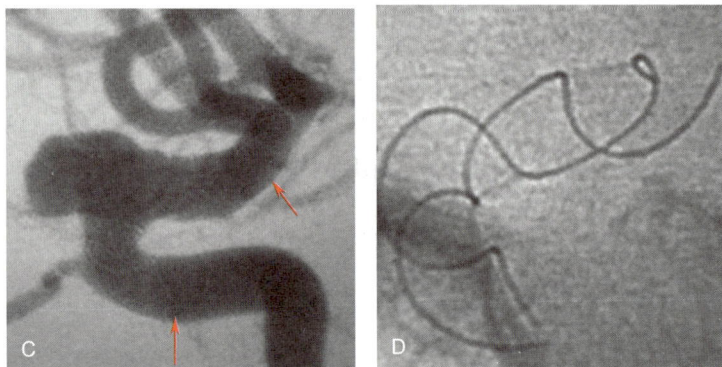

图 4-14 血流导向装置置入术

A. 颈动脉前壁动脉瘤；B. 置入 Tubridge；C. 术后即刻可见支架远近段的位置（红箭头）；D. 支架打开的状态。

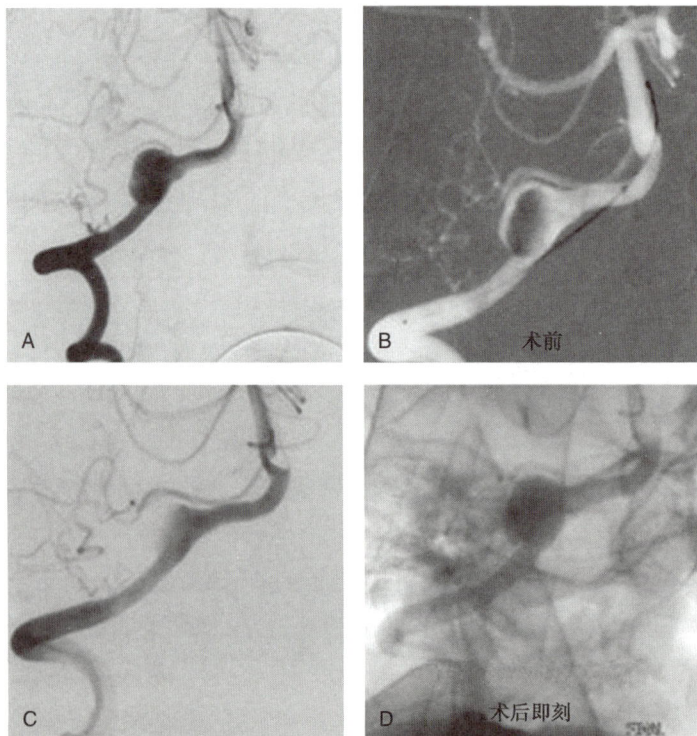

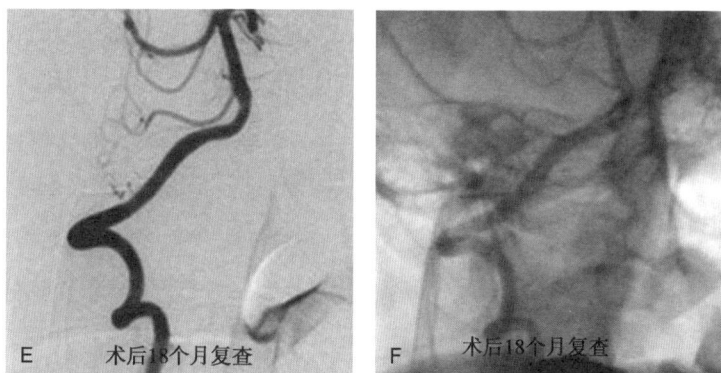

图 4-15　重叠血流导向装置置入术治疗夹层动脉瘤

A、B. 椎动脉夹层动脉瘤；C、D. 采用 2 个 Tubridge 置入治疗；E、F. 术后 18 个月后影像学复查，瘤体完全不显影，载瘤动脉重建良好。

6. 并发症

（1）动脉瘤破裂出血：发生的可能原因如下。

1）绝大多数为围手术期出血：导丝损伤、快速的大量血栓形成可能激活机体的自溶系统，破坏动脉瘤壁导致出血。

2）部分为延迟性出血或远期出血（>7 天）：①伴有出血性转化的脑卒中；②动脉瘤内血流动力学的不利变化和动脉顺应性的变化；③双抗导致的自发性出血。

3）血流导向装置的机械牵拉导致的出血。

4）动脉瘤同侧远隔部位出血可能与血流导向装置置入后远端细小血管血流动力学负荷增加或者细小栓子脱落导致远端反复脑梗死，抗血小板药物作用下的出血相关。

（2）围手术期出血性事件：其防治的可能措施如下。

1）对于以下情况选择分期手术：大型或巨大型动脉

瘤;病变存在明显的摄入流;动脉瘤体颈比>2;术前瘤壁存在强化的病变。一期给予弹簧圈栓塞,2~4周后二期给予血流导向装置置入。

2)血流导向装置置入后酌情给予甲泼尼龙治疗,可能起到一定的预防作用。

(3)围手术期缺血性事件

1)原因:围手术期缺血性事件的发生主要由支架内血栓、载瘤动脉或分支闭塞所致。在已有的文献报道中提到,载瘤动脉血栓闭塞的发生往往与支架未能完全打开有关。

2)防治:①多点准确测量载瘤动脉的直径,选择大小合适的直径,缓慢释放,采用推拉技术保证血流导向装置完全打开贴壁,完全释放结束,通过微导管进一步对支架进行按摩,保证支架进一步贴壁。②充分进行抗血小板药物准备,围手术期检测血小板的功能,诸如完善血栓弹力图检查。

(六) 瘤内扰流装置(woven endobridge,WEB)治疗颅内动脉瘤

1. 术前准备

(1)知情同意:签署知情同意书(同单纯弹簧圈栓塞术)。

(2)患者准备:术区备皮、手术前一日晚上8点后禁食水、通便、控制基础疾病和完善必要的化验检查等。

(3)药物准备:无须抗血小板药物准备。

2. 麻醉方式　瘤内扰流装置WEB治疗颅内动脉瘤的麻醉方式采用全身麻醉。

3. 造影评估 基本同前。仔细测量动脉瘤的瘤颈、瘤高等数据,选择大小合适的装置。

4. 技术要点 准确测量、精准定位、缓慢释放(图 4-16)。

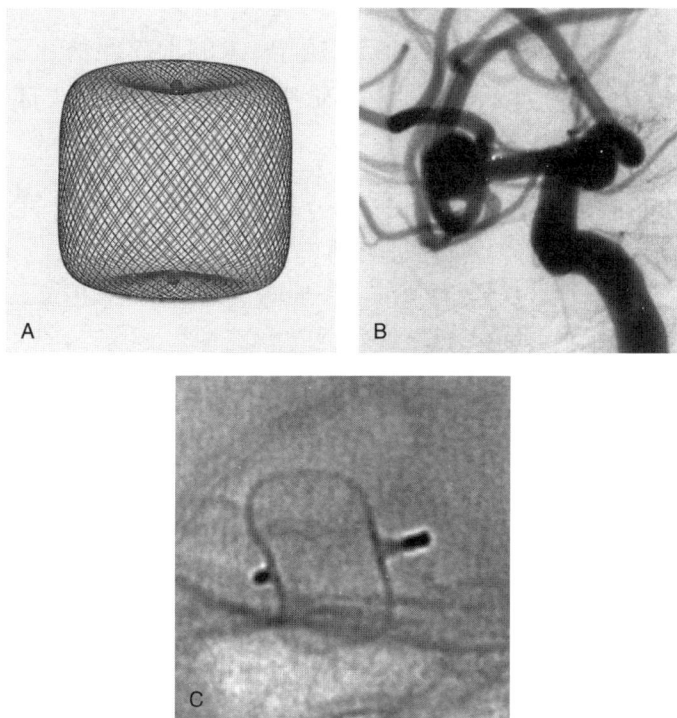

图 4-16 WEB 置入术
A. 体外 WEB 形态;B. WEB 置入前工作角度造影;
C. WEB 置入后工作角度造影。

(七)载瘤动脉闭塞术

1. 定义 载瘤动脉闭塞术是指对于无法栓塞或重建血管的巨大动脉瘤,远端小血管梭形、假性动脉瘤,在充分评估代偿良好的情况下,通过弹簧圈结合或者不结合 Onyx 胶等栓塞材料闭塞动脉瘤或者载瘤动脉的方法。

2. 球囊闭塞试验

(1)球囊闭塞试验(BOT)的适应证。

1)颅内动脉瘤行载瘤动脉闭塞术的术前评估。

2)大型或巨大型颅内动脉瘤等复杂病变,在夹闭时需要暂时阻断载瘤动脉。

3)颅底占位性病变等术中可能引起颈内动脉、基底动脉等血管破裂的操作,术前进行靶血管阻断。

4)头颈部肿瘤需要手术,其病变累及或者包绕主要脑动脉者。

5)颈内动脉海绵窦瘘,治疗中可能引起颈内动脉闭塞者。

6)外伤、感染、肿瘤等病变引起的动脉出血,需要协助止血者。

(2)球囊闭塞试验的方法:在局部麻醉下,利用球囊试验性靶向阻断颅内的供血动脉,判断该动脉闭塞后可能出现的相应的血流动力学改变和脑缺血的表现。球囊充盈之后,需要造影确认阻断的完全性。如能耐受,阻断时间持续 15~30 分钟,期间动态观察言语、肢体运动、感觉、意识水平,做神经系统功能的评定和检测。若在观察期间出现脑缺血的表现,立即卸掉球囊,恢复供血。观察期间,需要追加造影确认球囊阻断的完全性和前后循环的代偿情况(图 4-17)。

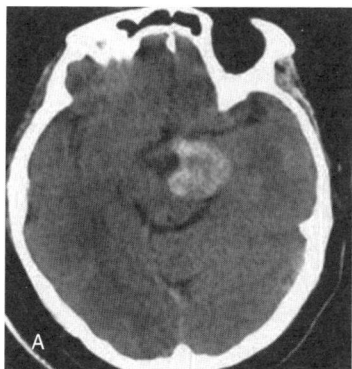

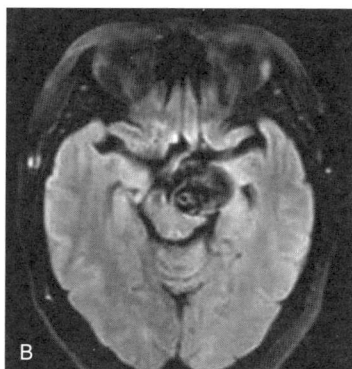

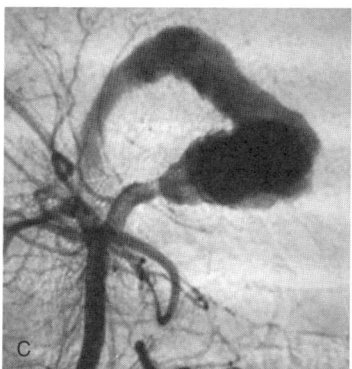

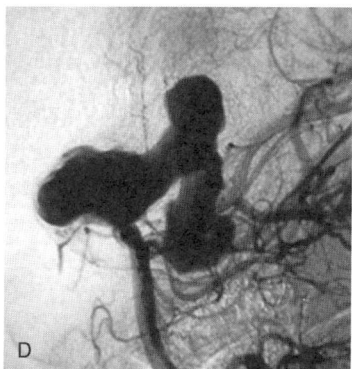

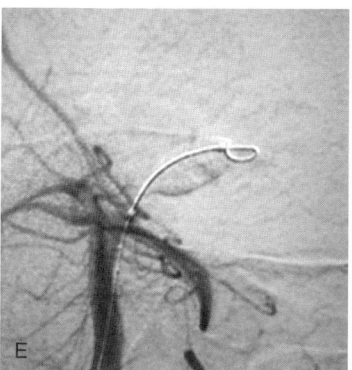

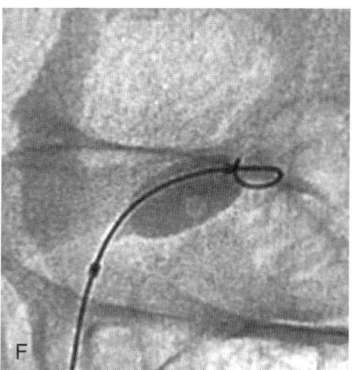

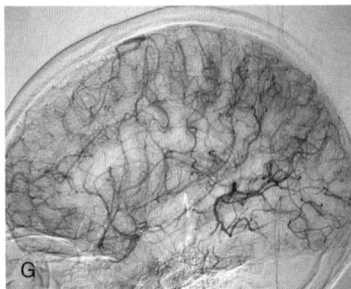

图 4-17　左侧大脑后蛇形动脉瘤术中球囊闭塞试验

A. 中脑前上方 CT 可见血栓的高密度影；B. 磁共振 T_1WI 由内向外可见真腔（低信号）、壁间血肿（高信号）、假腔（低信号）和血管外壁（高信号）；C、D. 两个角度显示蛇形动脉瘤的形态；E、F. 在局部麻醉下进行球囊（Hyperform 4/15）闭塞试验；G. 左侧大脑后动脉球囊闭塞后，颈内动脉造影可见左侧大脑后动脉的血流由远端向近端的逆流。

（3）神经电生理试验：是神经系统检查的延伸。目前广泛应用于神经科、康复科等领域。它是在神经解剖学的基础上，对感觉和运动障碍进一步定位，为临床提供更确切客观的定位诊断依据。主要目的包括补充临床的定位诊断、为临床定性诊断提供线索、判断病变的严重程度、客观评价治疗效果和判断预后。

（赵开军　黄清海　周　宇）

参 考 文 献

［1］ 胡盛寿，奚廷斐，孔德领，等. 医用材料概论 [M]. 北京：人民卫生出版社，2017: 256-263.

［2］ HONG B, PATEL N V, GOUNIS M J, et al. Semi-jailing technique for coil embolization of complex, wide-necked intracranial aneurysms [J]. Neurosurgery, 2009, 65 (6): 1138-1139.

［3］ RAHAL J P, DANDAMUDI V S, SAFAIN M G, et al. Double waffle-cone technique using twin Solitaire detachable stents for treatment of an ultra-wide necked aneurysm [J]. Journal of clinical neuroscience: official journal of the Neurosurgical Society of Australasia, 2014, 21 (6): 1019-1023.

［4］KONO K, TERADA T. Hemodynamics of 8 different configurations of stenting for bifurcation aneurysms. AJNR [J]. American journal of neuroradiology, 2013, 34 (10): 1980-1986.

［5］ZHAO K J, YANG P F, HUANG Q H, et al. Y-configuration stent placement (crossing and kissing) for endovascular treatment of wide-neck cerebral aneurysms located at 4 different bifurcation sites [J]. AJNR. American journal of neuroradiology, 2012, 33 (7): 1310-1316.

［6］PURAKAL A S, GINAT D T, LEE S K. Successfully treated symptomatic fusiform basilar artery aneurysm in a patient with hindbrain malformation via inverted Y-stenting [J]. J Neurointerv Surg, 2016, 8 (3): e10.

［7］LUBICZ B. Linear stent-assisted coiling: another way to treat very wide-necked intracranial aneurysms [J]. Neuroradiology, 2011, 53 (6): 457-459.

第二节　脑动静脉畸形

一、概述

脑血管畸形是颅内血管异常发育和异常沟通的疾病的总称。脑动静脉畸形（brain arteriovenous malformation, BAVM）是常见的脑血管畸形。BAVM 病变处脑供血动脉和引流静脉之间发生的异常沟通，以异常的迂曲血管网取代毛细血管床，被称为血管巢。由于病变血流量大，血管巢结构薄弱，容易发生出血。有些病例并不存在血管巢，而是动静脉直接相通，称为脑动静脉瘘（arteriovenous fistula, AVF）或软膜 AVF。由于动静脉短路使大量动脉血经血管巢或直接进入引流静脉,还可导致周边脑组织盗血,并使受累动静脉改建,发生供血动脉、引流静脉动脉瘤样改变,从而发生脑组织缺血、受压、静脉充血等一系列病理生理变化。BAVM 的年检出率为 1.1~1.3/10 万人,是青壮年患者中最易致残的疾病,确诊年龄平均为 20~40 岁。研究认为,BAVM 是在胚胎 3~4 周时脑血管发育过程受到阻碍导致的。其可能来自原始血管网中动静脉间直接短路的残留,或者由毛细血管和静脉连接处在重塑过程中发生障碍所致。大部分患者是无遗传背景的散发病例,也有部分患者同时合并毛细血管扩张症、威布恩 - 马森综合征、朗奥韦病、韦伯综合征等家族性遗传疾病。研究表明,有超过 900 种基因与 BAVM 有关,BAVM 的形成源于这些基因控制的复杂的血管生成调控网络的异常,目前没有一种机制能够单独解释其确切成因及血管发育异常的根源。

(一) 临床表现

BAVM 的主要临床表现有脑出血、癫痫、头痛和局灶性神经功能缺损等。

1. 脑出血　是 BAVM 最常见的症状,占 52%~77%,多表现为脑实质内出血,并可延伸至蛛网膜下腔或脑室内。BAVM 年出血率为 2%~4%,女性怀孕期间 BAVM 的出血危险性增加。

2. 癫痫　可在颅内出血时发生,也可单独出现,占全部患者的 18%~40%。

3. 头痛　5%~14% 的患者可表现为头痛。无特征性,双侧和单侧均可能出现。

4. 局灶性神经功能缺损 不伴有出血或癫痫的局灶性神经功能缺损少见,占 5%~15%,可表现为持续或进展性的神经功能缺损,可能与病灶周围脑组织盗血及病灶对周边脑组织的压迫有关。

5. 其他表现 额叶、颞叶的动静脉畸形可合并有精神症状;累及额颞部、眶内和海绵窦的 BAVM 可有眼球突出;桥小脑角区的动静脉畸形可因引流静脉压迫三叉神经导致三叉神经痛;婴儿及儿童患者可表现为心力衰竭,甚至可能是唯一表现。

(二) 辅助检查

影像学检查是怀疑和确诊脑动静脉畸形的主要依据。

1. 头颅 CT 头颅 CT 平扫可以发现脑出血,还能显示其他伴随的影像学表现,如异常钙化、扩张的静脉影。较大的 BAVM 在 CT 平扫上可见到略高密度的血管巢和静脉影像。

2. 头颅 MR 头颅 MR 对于 BAVM 诊断的敏感性和特异性均高于头颅 CT。在 MR 平扫影像中,BAVM多呈尖端指向脑室的楔形混杂信号病灶,T_1WI 和 T_2WI均可见,以 T_2WI 的流空信号更为明显,无占位效应,周围脑组织可有不同程度的萎缩。伴有出血者可呈不同时期的脑内血肿表现,病灶周围可见环形低信号含铁血黄素沉积。另外,可见病灶周围和远隔部位迂曲扩张的血管流空影,多为静脉。

3. DSA DSA 检查是诊断 BAVM 的"金标准",

表现为紊乱缠绕的血管团,供血动脉和引流静脉迂曲扩张,血流速度增快,多在动脉期即可观察到引流静脉显影。还可以显示合并动脉瘤、静脉瘤样扩张、静脉流出道梗阻等结构信息,也可以显示动静脉分流的速度。

4. CTA 或 MRA CTA 或 MRA 等无创的脑血管检查亦可以显示 BAVM,但是对于小型 BAVM 的敏感性不高,且无法显示结构上的细节。在结构的显示上,CTA 优于 MRA,但是 MRA 可以更好地显示 BAVM 和邻近结构的关系。

(三)**诊断**

BAVM 的诊断需要综合临床表现和影像学表现,最终通过 DSA 确诊并分类和分型。年轻人发生脑出血,部位不典型、不伴有高血压病、有继发性癫痫等,应考虑 BAVM 的可能,在 CT 影像上寻找 BAVM 的直接或间接征象,并进一步行 MRI 检查或 DSA 检查。DSA 检查可以确诊,但仍要注意有血管造影不可见的隐匿性血管畸形的可能,包括部分 BAVM。完整的诊断需要包括分型、血管构筑学分析和分级系统。

1. 分型 根据畸形团的位置,BAVM 可分为表浅型(皮质型)和深部型。

(1)皮质型:再分为脑沟型、脑回型和混合型(沟回型)。

1)脑沟型:BAVM 畸形团位于脑沟软膜下,可以局限在脑沟内,也可以通过脑沟深入皮质、皮质下甚至到达脑室壁,呈圆锥形,供应软膜的末梢动脉是其主要的供血动脉,常伴有脑膜血管供血。

2)脑回型:BAVM 被皮质包绕,也可延伸到白质或脑室壁,供血动脉主要来自软膜分支。

3)沟回型:通常是较大的 BAVM,兼有脑沟型和脑回型 BAVM 的特点。

(2)深部型:深部型 BAVM 相对少见,可再分为蛛网膜下隙型、深部实质型、丛型和混合型。

1)蛛网膜下隙型:BAVM 位于基底池和脑裂内,血供来自脉络膜动脉蛛网膜下隙段和穿支动脉。

2)深部实质型:BAVM 位于脑深部灰质和白质,由穿支动脉、脉络膜动脉及供应髓质的软膜分支动脉供血。

3)丛型:BAVM 位于脑室内,主要血供来自于脉络膜动脉。

4)混合型:深部 BAVM 一般较大,兼有上述三型的特点。

2. 血管构筑学分析 BAVM 在脑血管造影上表现为动静脉之间的分流,导致引流静脉早期显影和动静脉循环时间缩短。该分流可有两种形式:瘘型和丛型。瘘型即大管径动静脉之间的直接沟通;丛型包含一根或多根供血动脉来源的众多成簇的血管丛。一般通过选择性造影可以了解包括供血动脉的来源及数量和病理改变,畸形团的大小、部位,引流静脉的种类、引流方向和病理改变,是否存在直接瘘和动脉瘤,以及正常脑组织的引流情况。超选择性脑血管造影(即超选至特定靶血管的造影)可以了解供血动脉末梢结构、畸形团内的瘘和动脉瘤等结构、多支引流静脉的汇合情况等。

（1）供血动脉：供血动脉与畸形团的关系可以分为三型：终末型、假终末型和间接型。

1）终末型：供血动脉的末梢供应正常脑组织的分支远端，终止于畸形团，栓塞相对安全。

2）假终末型：供血动脉可终止于畸形团内，亦可继续向远端供应正常脑组织。由于畸形团的高流量虹吸作用，造影时通常远端血管不显影，在栓塞过程中可能出现远端脑组织正常供血动脉被栓塞而发生脑缺血事件。

3）间接型：即过路供血，供应正常脑组织的主干动脉上直角发出数支短小的供血动脉供应畸形团。

（2）畸形团：畸形团可分为致密性和弥散性，其中致密性最多见，弥散性相对少见。一个畸形团可以由一个或多个不同大小、不同形式的间隔组成，间隔内的动静脉分流可以是丛型、瘘型或混合型。畸形团内的间隔在血流动力学上是相互关联的，仅闭塞一个间隔的供血动脉而非动静脉分流部位，则该间隔仍可以接受邻近间隔的血供继续形成动静脉分流；而过早闭塞间隔内的引流静脉则可能增加出血风险，因此，对于间隔血管构筑特征的充分把握，是成功进行 BAVM 介入治疗的基础。

（3）引流静脉：皮质 BAVM 通常通过皮质静脉引流入邻近静脉窦，皮质下和延伸至深部或脑室的 BAVM 通常既有浅部引流又有深部引流，深部动静脉畸形通常引流入深部静脉系统。深部静脉引流入皮质静脉或皮质静脉向深部静脉引流的发生率在30%左右,这种现象通常预示着存在正常引流静脉的闭塞可能,而非发育性畸形。

(4)脑动静脉畸形合并动脉瘤:BAVM相关动脉瘤的发生与血流动力学有关。一般可以分为血流相关性动脉瘤、供血动脉远端动脉瘤和畸形团内动脉瘤。有研究认为,畸形团内动脉瘤与出血相关,幕下动静脉畸形相关动脉瘤可能更易发生出血。

3. 分级系统

(1)Spetzler-Martin 分级:Spetzler-Martin 分级(Spetzler-Martin grading,SMG)是目前使用最为广泛的分级系统,可以评估显微外科手术并发症的发生率和死亡率。SMG 主要依据三条标准,即畸形团大小、引流静脉的方向和畸形团是否毗邻功能区(表4-2)。按照各参数的分值得分相加得到总分,将 BAVM 评定为 SMG Ⅰ~Ⅴ级,另外,外科手术无法切除的 BAVM(累及到脑干或涉及整个大脑半球)定为Ⅵ级。

(2)Buffalo 分级:SMG 并不能预测介入栓塞后并发症的发生情况,近些年来,有学者提出了针对介入栓塞预后评估的 BAVM 分级系统,具有代表性的是 2015 年提出的 Buffalo 分级系统(表4-3),主要依据供血动脉的数量、直径和畸形团是否毗邻功能区进行评分,按照参数的分值得分相加得到总分,将 BAVM 评定为 Buffalo Ⅰ~Ⅴ级。但是,这些评分系统的信度和效度尚有待于进一步验证。

表 4-2　BAVM Spetzler-Martin 分级

分级特征		计分
大小	小型（<3cm）	1
	中型（3~6cm）	2
	大型（>6cm）	3
邻近部位	非功能区	0
	功能区	1
引流静脉	浅静脉	0
	深静脉	1

表 4-3　BAVM Buffalo 评分系统

分级特征		计分
供血动脉数量（可供栓塞的供血动脉）	1~2 支	1
	3~4 支	2
	≥5 支	3
直径（距离畸形团之内的大部分供血动脉）	≥1mm	0
	<1mm	1
畸形团部位	非功能区	0
	功能区	1

(四) 治疗原则

BAVM 治疗的目的在于防止病灶出血,改善脑组织供血,缓解神经功能缺损和减少癫痫发作。治疗的风险必须和其自然病史,尤其是和出血、再出血的发生率相权衡。出血史是判断 BAVM 后续是否会发生出血的最重要的影响因素。BAVM 首次发生出血的年风险为 2%;首次出血以后,再次出血的风险在第一年可能高达 7%~18%,以后随着时间的推移,出血的风险逐渐下降,总体在每年 4% 左右。另外,有研究表明,年龄增长、病灶位于深部、单独深部静脉引流都是出血的危险因素。年出血率从无上述危险因素的 0.9% 到具有上述全部危险因素的 34.5% 不等。因此,对于已有出血的 BAVM,应当给予积极外科治疗以防止再出血。国际上首个针对未出血 BAVM 的治疗方案选择的随机对照研究 (ARUBA)结果发现,保守治疗组在随访期间脑卒中和死亡的发生率远小于积极治疗组。虽然其结果备受争议,但是对于未出血 BAVM 的治疗方案的选择应该更加慎重。

BAVM 的治疗方法主要有药物治疗、显微外科手术切除、介入栓塞治疗、立体定向放射治疗及联合治疗。治疗方案的选择根据其临床表现和血管构筑学特征进行个体化设计。既往多数学者认可根据 Spetzler-Martin 分级系统来选择治疗方案。SMG Ⅰ~Ⅱ级的患者多选择显微外科手术治疗,SMG Ⅲ级的患者倾向于选择介入栓塞治疗,而Ⅳ~Ⅴ级的患者则应采取以介入栓塞为主的综合治疗。

介入栓塞治疗是 BAVM 治疗的最重要措施之一。其主要目的在于：①治愈性栓塞，即完全栓塞畸形团；②靶点栓塞，主要是针对 BAVM 相关的出血危险因素（如动脉瘤等）进行栓塞，以降低病变出血的风险；③综合治疗的一部分，手术切除前或立体定向放射治疗前栓塞，缩减病变体积，降低出血风险，有利于手术的进行或放射外科的治疗。近年来，随着影像学、材料学及介入治疗技术的发展，BAVM 的介入栓塞治疗取得了长足的进步，使得越来越多的 SMG Ⅰ~Ⅱ 级甚至体积较小的 SMG Ⅲ~Ⅳ 级 BAVM 病例仅通过介入栓塞治疗即可获得解剖治愈。

总体而言，治疗方案的选择应该根据患者的临床表现、血管构筑学特征及诊疗中心的显微神经外科和神经介入治疗的水平进行综合评估，最理想的情况是进行多学科联合评估，给患者制定个体化的治疗方案。

二、脑动静脉畸形部分栓塞术

脑动静脉畸形部分栓塞术包括靶点栓塞和术后切除，以及立体定向放射治疗前的栓塞，主要目的是为下一步治疗争取时间或创造条件，若不能进一步行后续治疗，单纯部分栓塞 BAVM 并不能改变患者的长期预后。

（一）影像学评估

BAVM 的影像学评估是介入栓塞治疗的基础，包括利用术前 MR、CT 等分析 BAVM 的部位及毗邻结构。另外，完整的脑血管造影是对 BAVM 血管构筑学分析的基础，包括采用造影导管对整个脑的血液循环和

BAVM 供血动脉进行选择性评估,以及采用微导管进入到供血动脉远端,对供血动脉、畸形团和引流静脉组成的单元进行更为详细的超选择性脑血管造影。

1. 明确病变部位和毗邻结构　通过头颅 MR、CT 等检查确认畸形团的位置,尤其是与功能区的关系,对介入栓塞治疗和后续治疗方案的制定尤其重要,直接关系到患者的预后。有条件者还可以进行功能 MR 及弥散张量成像等检查,以更准确地评估畸形团与功能皮质、传导束之间的关系。

2. 评估病变结构、分型和分级　通过选择性和超选择性脑血管造影,全面了解供血动脉的来源及数量,是否存在动脉端狭窄或动脉瘤,畸形团的大小,畸形团内的直接瘘和动脉瘤,引流静脉的种类、数量、引流方向和病理改变,引流静脉和畸形团间的结合点,多支引流静脉的汇合情况及正常脑组织的引流情况。通过上述信息,可对 BAVM 进行分型和分级,评估介入栓塞治疗及后续治疗的风险。

3. 确定部分栓塞的靶点　确定部分栓塞的靶点与部分栓塞的目的有关。若为出血急性期靶点栓塞,需要重点关注有无供血动脉远端和畸形团内动脉瘤,或畸形团内高流量的瘘,以减少延迟手术期间的出血风险;若为显微外科手术前栓塞,则重点关注深部供血动脉和手术不易达到的部位的畸形团的栓塞;若为立体定向放射治疗术前栓塞,也应关注对放疗不敏感的直接瘘;若为分期介入栓塞,则需制定计划栓塞畸形团的某些分隔,且不影响共同引流的静脉通路。

(二) 技术要点

1. 通路建立　常规选择 6F 导引导管,在 0.035in 泥鳅导丝导引下超选至供血动脉入颅处。由多支供血动脉供应的 BAVM,常需对多支供血动脉(如双侧颈内动脉或颈内动脉和椎动脉)同时置管。

2. 栓塞材料选择　根据需要栓塞的结构、供血动脉的直径、长度和迂曲程度、动静脉分流的流量,选择相应微导管和栓塞材料。固体栓塞材料有弹簧圈、PVA 颗粒、可脱球囊等;液体栓塞材料根据其特性可分为两种,即黏附性液体栓塞材料和非黏附性液体栓塞材料。这两种材料分别以 N- 羟丁基 -2- 氰基丙烯酸正丁酯(n-Butyl cyanoacrylate,NBCA)和乙烯 - 乙烯醇共聚物(EVOH,Onyx)作为代表。目前,这两种材料最为常用。

3. 工作角度选择　根据旋转造影和三维重建结果,选择合适的工作角度,可以清晰地显示供血动脉沿途的分叉,以利于微导管超选。

4. 微导管超选　选择合适的微导管,在路径图下,采用漂浮技术或微导丝导引的方法超选至尽可能接近畸形团或靶点结构处。经微导管造影再次评估血流量和流速,以确定液体栓塞材料的浓度和黏滞度,并重新选择合适的工作角度,使微导管头端不与畸形团或靶点结构重叠,以保证注射液体栓塞材料时,能够清晰地显示反流情况。

5. 准备液体栓塞材料　准备注射 NBCA 时应避免受到离子介质的污染,需要在单独的操作平台上进行操作,使用不含离子介质的 5% 的葡萄糖水冲洗并擦干混合容器,并用不含聚碳酸酯的干注射器抽取 NBCA 和碘化油,按照病变的情况决定 NBCA 和碘化油的配比,并充分混匀后使用。注射 NBCA 之前,必须以 5% 葡萄糖注射液冲洗并灌注微导管。Onyx 是乙烯 - 乙烯醇共聚物溶解于二甲基亚砜(dimethyl sulfoxide,DMSO),并加微钽粉颗粒作为显影剂的混合物,根据血流速度选择合适黏滞度的 Onyx。在注射前需要对 Onyx 进行预热,并振荡 20 分钟以上,以使钽粉均匀分布在 Onyx 中。注射 Onyx 需要选用可以耐受 DMSO 的注射器和微导管,抽取 Onyx 后应尽快注射,以防止钽粉沉淀而影响 Onyx 显影。

6. 注射栓塞材料 NBCA 注射时主要借助血流将栓塞材料推入畸形团及供血动脉内,并需要根据微导管头端位置和 NBCA 的浓度决定允许反流的距离和后续的拔管方式。微导管位于颈外动脉、较大的颈内动脉分支或 NBCA 浓度较低时,可以允许少量反流,并慢慢拔出微导管;当微导管位于远端较小分支或因流量较大使用 NBCA 浓度大,则应尽可能避免反流,并迅速轻柔拔管。Onyx 的弥散需要借助压力梯度,标准的 Onyx 栓塞需要采用"固化 - 推注"技术,即在注射期间,使 Onyx 在微导管头端周围形成少许反流,建立"塞子"。一旦"塞子"做好,可在压力梯度的驱动下,向病灶内弥散。注射过程中若 Onyx 向非计划区域弥散或反流,则停止 30 秒~2 分钟后再继续注射,以改变弥散方向。无论采用何种栓塞材料,部分栓塞时注意防止阻塞静脉端。

7. 血流相关性动脉瘤栓塞 若动脉瘤为出血的责

任病灶或为供血动脉远端动脉瘤,则应针对动脉瘤进行栓塞。可根据近端动脉直径、长度和迂曲情况,以及和畸形团的距离,选择合适的栓塞材料和微导管,或和部分畸形团一起采用液体材料栓塞,或单独采用弹簧圈栓塞动脉瘤。

【**典型病例**】患儿女,9 岁。主因"突发肢体抽搐伴左侧肢体活动障碍"入院。头颅 CT 提示脑室内出血,DSA 提示右侧基底节区动静脉畸形合并脉络膜前动脉动脉瘤(图 4-19A、B),于外院行脑室外引流术,术后行伽马刀放射治疗。3 年后于我院复查 DSA 可见畸形明显缩小,供血动脉为右侧脉络膜前动脉、豆纹动脉和大脑后动脉分支,通过深静脉引流,脉络膜前动脉瘤特点与术前相仿(图 4-19C、D)。全身麻醉下行 BAVM 经动脉入路部分栓塞及动脉瘤栓塞术(图 4-19E、F)。术中采用电生理监测。造影见动脉瘤不显影,畸形团栓塞约 80%(图 4-19G、H)。

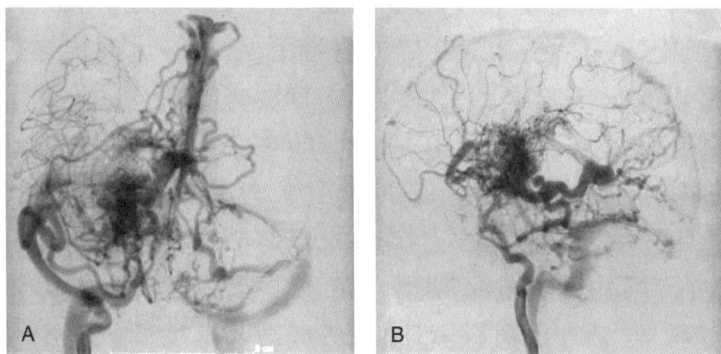

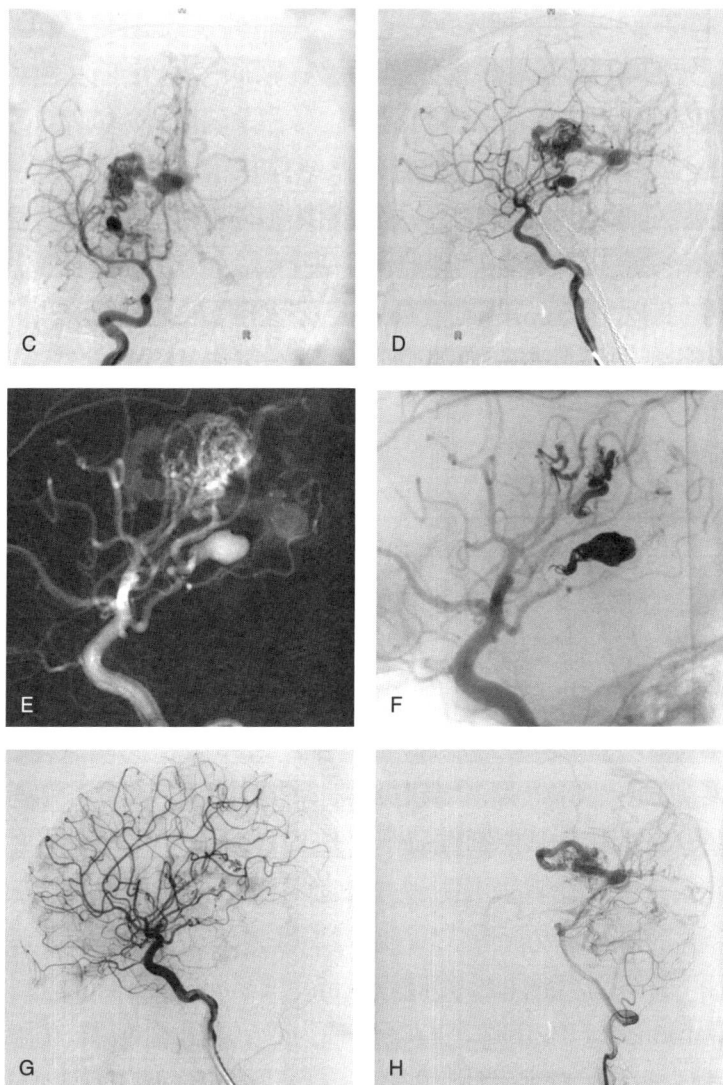

图 4-19　脑动静脉畸形部分栓塞术

A、B. DSA 检查提示右侧基底节区动静脉畸形合并脉络膜前动脉动脉瘤；
C、D. 3 年后行 DSA 检查可见畸形明显缩小；E、F. 经动脉入路行部分栓塞
及动脉瘤栓塞术；G、H. 造影见动脉瘤不显影，畸形团栓塞约 80%。

（三）围手术期处理

1. 术前应充分告知患者及其家属手术的必要性和相应风险,并签署知情同意书。

2. 术前应做详细的神经系统体格检查作为基线,供术后对照。若为功能区病变或供血动脉为功能血管,栓塞治疗应在神经电生理监测下进行。

3. 手术通常在气管插管全身麻醉下实施。

4. 手术应常规在全身肝素化下实施。

5. 术后行头颅 CT 检查,检查术后存在因拔管或血流动力学改变造成出血的可能性,术后应控制血压。

（四）并发症防治

1. 脑出血　栓塞术中引起脑出血的常见原因包括:微导管微导丝刺破细小的供血动脉;栓塞时推注力过大,使畸形血管团破裂;术毕拔管时导致血管断裂;经动脉入路栓塞时主要引流静脉过早被栓塞,导致残余畸形血管团引流不畅。预防和应对方法如下:①操作要轻柔;②经动脉入路栓塞时注意保护引流静脉不先被栓塞;③采用术中控制性降压和临时球囊阻断供血动脉的方式来降低跨畸形团压力;④避免液体栓塞材料反流过多,否则会给拔管造成困难。

2. 正常灌注压突破(normal perfusion pressure breakthrough,NPPB)　其特征表现为术后脑水肿或脑出血。发生机制是畸形团周边的阻力血管由于短路的盗血作用,丧失了自主调节功能,而当畸形被栓塞后,周边血管的血流动力学明显改变,阻力血管丧失功能,导致血管床在正常灌注的情况下血流量显著增加,从而导致出血。对于大型高流量的颅内动静脉畸形,应注意控制一期栓塞的体积,进行分期栓塞,并在术后严格降压。

3. 脑梗死 主要原因为邻近的正常血管内误栓。预防措施是术中应保持警惕,行微导管造影,以保证栓塞血管没有正常脑组织供血的分支。

4. 肺栓塞 在畸形团内存在高流量直接动静脉瘘的情况下,栓塞材料可能经引流静脉直接进入肺循环。因此对于流量较大的 BAVM,应当注意控制血流或首先使用更容易控制的栓塞材料。

三、脑动静脉畸形经动脉入路治愈性栓塞术

(一) 影像学评估

影像学评估总体上同本节“脑动静脉畸形部分栓塞术”。对于高度选择性的患者,可以行治愈性栓塞术。结构上符合下列条件的,可选择经动脉入路治愈性栓塞:①畸形团最大直径不超过 3cm;②有较为粗大的供血动脉使微导管头端可接近畸形团;③引流静脉起始端可辨认。

(二) 技术要点

1. 通路的建立 常规股动脉穿刺置鞘,选择 6F 导引导管,在 0.035in 泥鳅导丝导引下超选至供血动脉入颅处。由多支供血动脉供应的 BAVM,需多支供血动脉(如双侧颈内动脉或颈内动脉和椎动脉)同时置管,供栓塞及造影确认用。

2. 栓塞材料的选择 根据畸形的结构和类型、供血动脉的供血方式和直径、动静脉分流的流量,选择相应

的治愈性栓塞技术,并选择微导管和栓塞材料,包括弹簧圈、NBCA 和 Onyx。

3. 工作角度的选择 根据旋转造影和三维重建结果,选择合适的工作角度,可以清晰地显示供血动脉沿途的分叉,以利于微导管超选。

4. 微导管超选 见本节"脑动静脉畸形部分栓塞术"部分,根据所采用的栓塞技术不同,选择不同的微导管。在进行可解脱微导管的准备时,要注意对微导管尤其是解脱点的保护,以免发生导管头端的意外解脱。在体外准备时,冲洗微导管选用 5ml 以上的注射器,以防使用小注射器压力过大导致头端解脱;导丝进入微导管后,应提起导管较硬的部分,使较软的头端下垂,以防止导丝从内部损伤到解脱点,微导管超选到位以后,超选造影时也需要控制压力。

5. 准备液体栓塞材料 见本节"脑动静脉畸形部分栓塞术"部分。

6. 控制性降压 在经动脉治愈性栓塞过程中,应将收缩压控制在 70~90mmHg,尽可能降低跨畸形团的压力,以减少出血风险。

7. 注射栓塞材料 见本节"脑动静脉畸形部分栓塞术"部分。Onyx 是目前治愈性栓塞最主要的栓塞材料。行治愈性栓塞时,需要最终闭塞静脉端,但畸形团没有完全栓塞时,应尽可能控制栓塞材料进入引流静脉中的量,以防止过早阻塞静脉主干引起出血。

8. 球囊辅助栓塞技术 高顺应性球囊在 BAVM 的栓塞中,主要有以下几个方面的应用:①在微导管超选过程中,临时阻断主干远端,辅助微导管超选从主干上呈锐角发出的供血动脉;②用于供血动脉近端,增加供血动脉近端的压力,促进 Onyx 向畸形团内弥散;③临时封堵其他供血动脉,有效控制动脉端血流,使 Onyx 可以更快、更多地注入畸形团;④有些双腔球囊导管还可以直接注射 Onyx 等栓塞材料,充盈球囊后直接经球囊导管注射栓塞材料,可以有效减少液体栓塞材料的反流,并在长时间注射液体栓塞材料后相应减少导管留置的风险。

9. 高压锅技术(pressure cooker technique,PCT) PCT 的做法是采用头端可解脱微导管注射 Onyx 栓塞血管畸形,而事先通过另一支微导管在上述微导管的头端和解脱点之间填塞弹簧圈及注射 NBCA 来形成"塞子"。这样的"塞子"比 Onyx 自身反流凝固的"塞子"可以更快形成,并更为牢固地减少 Onyx 反流,以提高 Onyx 的栓塞速度,方便控制弥散方向,减少不必要的停顿(图 4-20)。

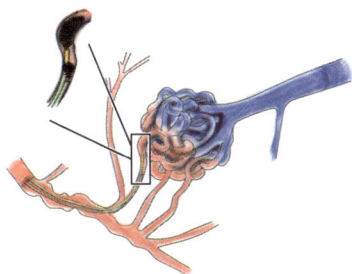

图 4-20　脑动静脉畸形高压锅技术示意

10. 双微导管技术　主要做法是利用两支微导管分别超选不同的供血动脉,并同时或交替进行 Onyx 的注射,这样,不仅节省了注射时间,更重要的是还有效地控制了竞争血流,促进了 Onyx 向畸形团内弥散。

(三) 围手术期处理

脑动静脉畸形经动脉入路治愈性栓塞术的围手术期处理见本节"脑动静脉畸形部分栓塞术"部分。此外,术中注意控制性减压。

(四) 并发症防治

脑动静脉畸形经动脉入路治愈性栓塞术的并发症防治参见本节"脑动静脉畸形部分栓塞术"部分。另外,在治愈性栓塞术中,引流静脉最终被栓塞,但若此时仍有残余畸形不能完全被栓塞材料弥散,是治愈性栓塞术后出血的重要原因。防治的要点在于:①谨慎选择病例;②采用微导管超选至残余供血动脉远端,分别栓塞残余畸形团;③术后 72 小时内严格控制血压。

【典型病例】患儿女,11 岁。主因"反复发作性头痛 10 个月,以左侧额顶部为著。"入院。头颅 MR 提示左侧顶叶动静脉畸形。全脑血管造影提示左侧顶叶动静脉畸形,供血动脉为左侧大脑前动脉顶内上动脉和顶内下动脉;通过皮质静脉向上矢状窦引流(图 4-21A、B)。在全身麻醉下行经动脉入路治愈性栓塞术,术中采用电生理监测。首先用微导管超选顶内下动脉,造影确认为旁路供血,以弹簧圈闭塞供血动脉发出处(图 4-21C);随后用微导丝辅助 Sonic 头端可解脱导管和 Headway Duo 微导管至顶内上动脉远端(图 4-21D),造影确认为终末供血;经 Headway Duo 微导管填入弹簧圈,并注射 33% Glubran 胶 0.2ml 做"塞子"(图 4-21E)。随后经 Sonic

微导管使用 Onyx 18 胶进行栓塞,路径图下缓慢注射,直至其弥散至整个畸形团内(图 4-21F);术后即刻造影可见畸形团完全被栓塞(图 4-21G),患者无神经功能缺损。术后 2 年复查造影见畸形团完全被栓塞,无引流静脉早显(early venous filling,EVF)(图 4-21H)。

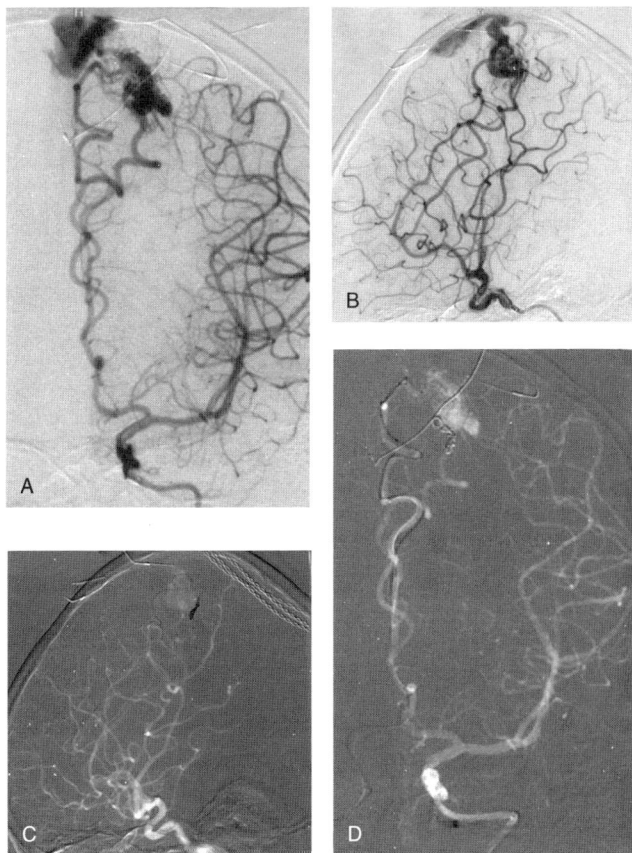

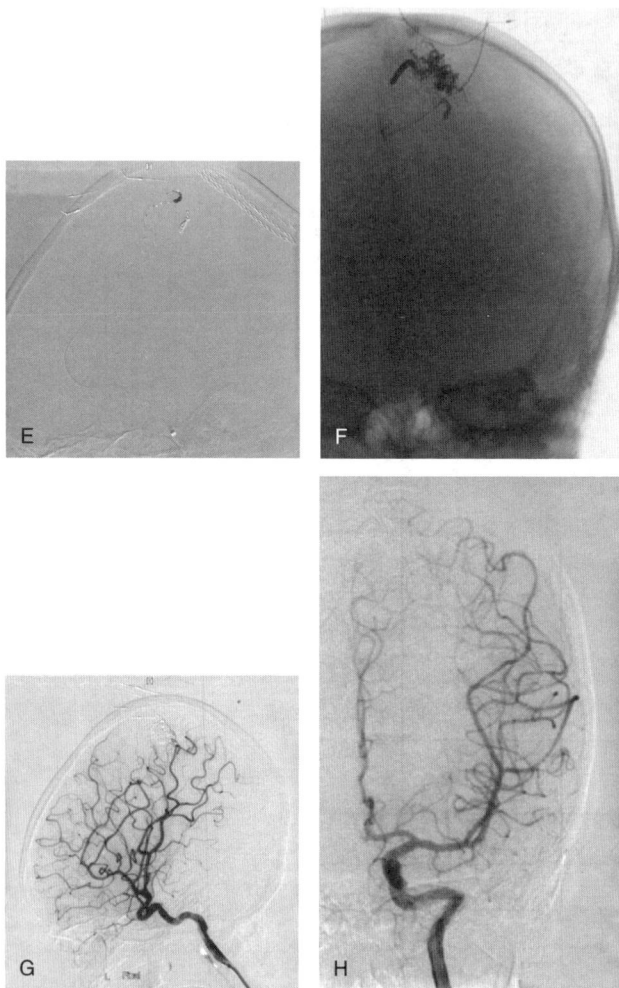

图 4-21　脑动静脉畸形经动脉入路治愈性栓塞术

A、B. DSA 检查提示左侧顶叶动静脉畸形,并显示供血动脉、引流静脉;C. 使用弹簧圈闭塞顶下动脉之供血动脉发出处;D. Sonic 及 Headway Duo 微导管超选至顶内上动脉远端;E. 填入弹簧圈,注射 Glubran 胶做"塞子";F. Onyx 18 胶弥散至整个畸形团内;G. 术后即刻造影可见畸形团完全被栓塞;H. 术后 2 年复查造影见畸形团完全被栓塞,无引流静脉早显。

四、脑动静脉畸形经静脉入路治愈性栓塞术

(一) 影像学评估的意义

1. 确定适应证　影像学评估内容总体上同本节"脑动静脉畸形部分栓塞术"。另外,经静脉入路需要更加细致地评估畸形团的类型、大小,供血动脉的来源,更重要的在于评估引流静脉的直径、迂曲程度、有无静脉瘤样扩张,不同畸形团分隔引流静脉的汇合情况,颈静脉和静脉窦的通畅情况。符合以下条件的,可以考虑经静脉入路治愈性栓塞:①小型出血性BAVM(<3.5cm);②位置深且不适合行显微外科手术切除和立体定向放射治疗者;③没有合适的供血动脉可供栓塞者;④以单支静脉引流为主,静脉系统适合微导管超选者。随着介入栓塞技术的进步,较大的病变通过分期栓塞后,表浅型病变及多支引流病变等亦可经静脉入路栓塞。

2. 确定引流静脉可以安全闭塞的长度　将不同显影时期的BAVM引流静脉和正常引流相对比,确定畸形引流静脉和正常脑组织引流静脉的汇合点,在栓塞时,该点是静脉内栓塞材料最远可以反流的距离。当决定行分次静脉入路栓塞时,该点则需要确定在准备栓塞的分隔引流静脉和其余分隔的引流静脉汇合点之前。

(二) 技术要点

1. 通路建立　股动脉穿刺置鞘,供血动脉内置导引导管,以备造影和微导管超选主要供血动脉用;颈静脉穿刺置鞘,若计划采用头端可解脱微导管,可经股静脉

穿刺置鞘,并将长鞘或 8F 导引导管经下腔静脉—心房—上腔静脉置于颈内静脉,中间导管或远端通路导管超选至静脉窦接近引流静脉汇入处。

2. 动脉端血流控制 供血动脉内微导管超选至接近畸形团,当供血动脉为过路供血时,可以将高顺应球囊超选至供血动脉从主干发出处,以备经静脉栓塞时,控制动脉端血流,减少跨畸形团的压力。

3. 引流静脉超选 选择合适的工作角度,经动脉内导管或微导管作路径图,显示引流静脉全程及静脉窦汇入处,微导管在导丝导引下超选至引流静脉起始端。当采用静脉端反向高压锅技术(PCT)时,需要将另一根微导管超选到前述微导管头端以近或头端与解脱点之间(若前一根微导管为头端可解脱微导管)。

4. 准备栓塞材料 同本节"脑动静脉畸形部分栓塞术"部分。

5. 控制性降压 同本节"脑动静脉畸形部分栓塞术"部分。

6. 注射栓塞材料 非黏附性液体栓塞材料是经静脉入路栓塞使用的最主要的栓塞材料。需快速经静脉内微导管注射,以期尽快充盈畸形团并在静脉起始端的微导管头端形成"塞子",进一步向畸形团内弥散。采用静脉内逆向 PCT,可以更快形成稳定的"塞子",促进栓塞材料的逆向弥散。方法是经第二根微导管首先填塞弹簧圈,并注射 NBCA 胶封闭弹簧圈间的空隙,拔管后再经第一根微导管快速注射液体栓塞材料。

7. 拔管或留管 根据栓塞材料的铸形和动脉内的

造影情况，判定畸形团的栓塞程度。完全栓塞后，采用头端可解脱微导管注射液体栓塞材料的可以在多次空白路径图下缓慢回撤微导管，直至头端解脱，拔除微导管近端部分，采用非头端可解脱微导管的，一般需要将微导管留置在体内，先剪断微导管尾端，无张力地撤出导引导管，在空白路径图下缓慢牵拉微导管，对微导管适当施加张力，于进入静脉鞘处剪断微导管，透视下确认微导管回缩至颈静脉内，拔除静脉鞘。

【典型病例】患者女性，51 岁。主因"突发头痛伴恶心呕吐 2 周"入院。头颅 CT 提示右侧侧脑室旁角急性血肿并破入脑室，头颅 CT、MR 提示右侧丘脑动静脉畸形（图 4-22A、B），外院予以保守治疗。全脑血管造影提示右侧丘脑动静脉畸形，供血动脉为双侧大脑后动脉，右侧豆纹动脉、右侧脉络膜前后动脉；通过大脑大静脉向直窦引流（图 4-22C、D）。全身麻醉下经静脉入路行治愈性栓塞术，术中采用电生理监测。首先 6F 的 Chaperon 导引导管在 0.035in 导丝辅助下超选至左侧椎动脉 V2 水平段，路径图下用微导丝（Traxcess 14）辅助 Marathon 微导管超选至左侧大脑后动脉丘脑支，接近畸形团，注入丙泊酚 5mg，电生理监测未见异常变化，经微导管注入 33%Glubran 0.4ml，拔出微导管（图 4-22E）。再次使用微导丝辅助 6F Chaperon 导引导管超选至右侧颈内动脉末端，释放 Hyperform 4/20 球囊以备阻断动脉端血流（图 4-22F）；左侧股静脉穿刺置入 8F 鞘，在微导丝辅助下超选左侧颈内静脉近乙状窦处，6F 的 Sofia 在导丝辅助下超选至直窦，Apollo 微导管在微导丝辅助下超选至畸形团静脉端,用球囊阻断血流后,经 Headway Duo 微导管填入 3 枚弹簧圈,并注射 33%Glubran 胶 0.4ml 作"塞子"(图 4-22G)。随后经 Apollo 微导管使用 Onyx 18 及 Onyx 34 胶进行栓塞,路径图下缓慢注射,直至弥散至整个畸形团内(图 4-22H、I);术后即刻造影可见畸形团完全被栓塞(图 4-22J、K),Dyna CT 示无颅内出血,结束手术后患者无神经功能缺损,术后 6 个月复查畸形团完全不显影(图 4-22L)。

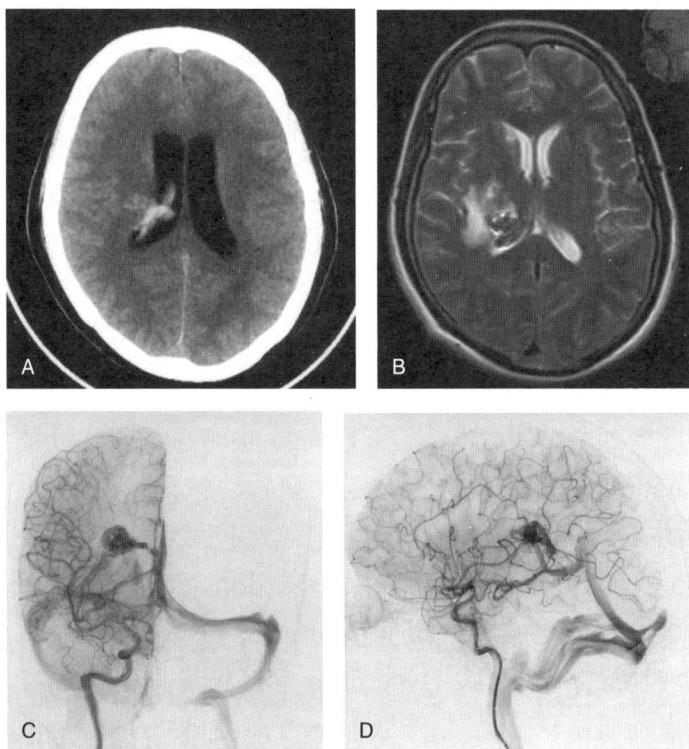

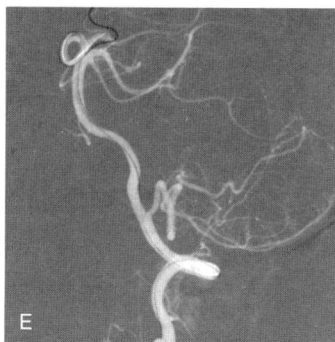

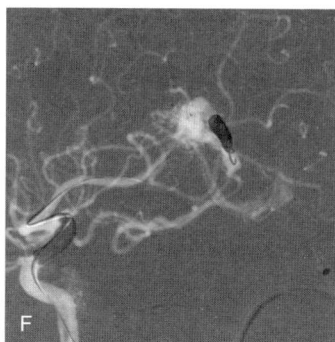

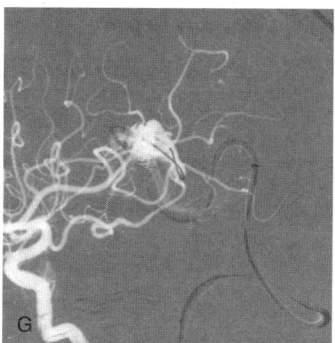

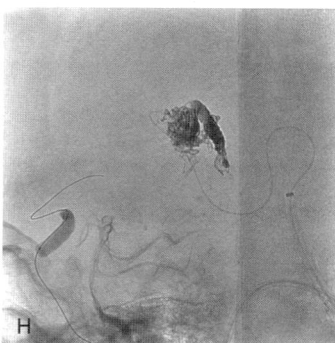

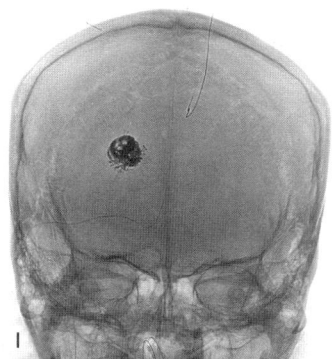

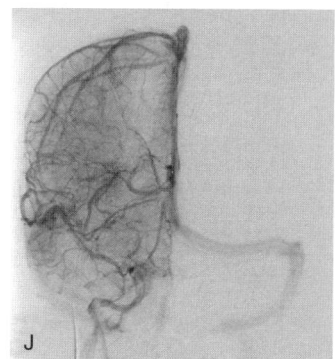

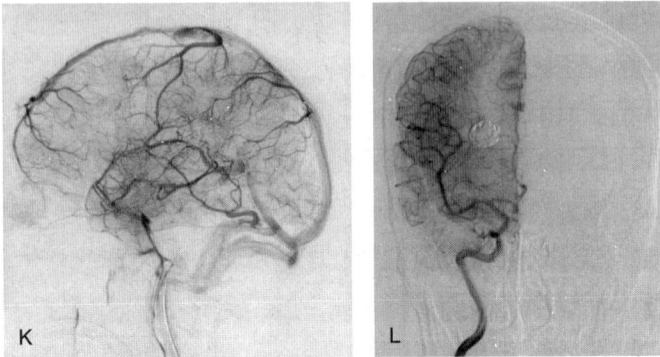

图 4-22 脑动静脉畸形经静脉入路治愈性栓塞术
A. 头颅 CT 检查提示右侧侧脑室旁高密度影；B. MRI T_2WI 提示侧脑室旁血管流空影，伴脑水肿；C、D. 全脑血管造影提示右侧丘脑动静脉畸形，并显示供血动脉和引流静脉；E. 行 Wada 试验未见异常；F. 近端球囊阻断；G. 填入弹簧圈并注胶；H、I. Onyx 18 胶弥散至整个畸形团内；J、K. 畸形团被完全栓塞；L: 术后 6 个月复查畸形团完全不显影。

（三）围手术期处理

脑动静脉畸形经静脉入路治愈性栓塞术围手术期处理见本节"脑动静脉畸形部分栓塞术"部分。

（四）并发症防治

脑动静脉畸形经静脉入路治愈性栓塞术并发症的防治见本节"脑动静脉畸形部分栓塞术"部分。

（李 强 吕 楠 尚成浩）

参 考 文 献

［1］ LAWTON, M T, RUTLEDGE W C, KIM H, et al. Brain arteriovenous malformations [J]. Nat Rev Dis Primers, 2015, 1 (1): 15008.

［2］ GHAL M G Z, KAN P, BRITZ G WCurative Embolization of Arteriovenous Malformations [J]. World Neurosurg, 2019, 129: 467-486.

［3］ TODNEM N, WARD A, NAHHAS M, et al. A Retrospective Cohort Analysis of Hemorrhagic Arteriovenous Malformations Treated with Combined Endovascular Embolization and Gamma Knife Stereotactic Radiosurgery [J]. World Neurosurg, 2019, 122: e713-e722.

［4］ SIRAKOV S, SIRAKOV A, MINKIN K, et al. Initial experience with the new ethylene vinyl alcohol copolymer based liquid embolic agent Menox in the endovascular treatment of cerebral arteriovenous malformations [J]. J Neurointerv Surg, 2019, 11 (10): 1040-1044.

［5］ OULASVIRTA E, KOROKNAY-PAL P, HAFEZ A, et al. Characteristics and Long-Term Outcome of 127 Children With Cerebral Arteriovenous Malformations [J]. Neurosurgery, 2019, 84 (1): 151-159.

［6］ JHAVERI A, AMIRABADI A, DIRKS P, et al. Predictive Value of MRI in Diagnosing Brain AVM Recurrence after Angiographically Documented Exclusion in Children [J]. AJNR Am J Neuroradiol, 2019, 40 (7): 1227-1235.

［7］ DINC N, WON S Y, EIBACH M, et al. Cerebral Vasospasm Due to Arteriovenous Malformation-Associated Hemorrhage: Impact of Bleeding Source and Pattern [J]. Cerebrovasc Dis, 2019, 47 (3-4): 165-170.

［8］ FENNELL V S, MARTIROSYAN N L, ATWAL G S, et al. Hemodynamics Associated With Intracerebral Arteriovenous Malformations: The Effects of Treatment Modalities [J]. Neurosurgery, 2018, 83 (4): 611-621.

［9］ AL-OLABI L, POLUBOTHU S, DOWSETT K, et al. Mosaic RAS/ MAPK variants cause sporadic vascular malformations which respond to targeted therapy [J]. J Clin Invest, 2018, 128 (4): 1496-1508.

［10］ YANG W, WESTBROEK E M, ANDERSON-KEIGHTLY H, et al. Male Gender Associated with Post-Treatment Seizure Risk of Pediatric Arteriovenous Malformation Patients [J]. Neurosurgery, 2017, 80 (6): 899-907.

［11］ VOLLHERBST D F, SOMMER C M, ULFERT C, et al. Liquid Embolic Agents for Endovascular Embolization: Evaluation of an Established (Onyx) and a Novel (PHIL) Embolic Agent in an In Vitro AVM Model [J]. AJNR Am J Neuroradiol, 2017, 38 (7): 1377-1382.

［12］ ROBERT, BLANC R, SYLVESTRE P, et al. A proposed grading system to evaluate the endovascular curability of deep-seated arteriovenous malformations [J]. J Neurol Sci, 2017, 377: 212-218.

［13］CAN A, GROSS B A, DU R. The natural history of cerebral arteriovenous malformations [J]. Handb Clin Neurol, 2017, 143: 15-24.

［14］AMYERE M, REVENCU N, HELAERS R, et al. Germline Loss-of-Function Mutations in EPHB4 Cause a Second Form of Capillary Malformation-Arteriovenous Malformation (CM-AVM2) Deregulating RAS-MAPK Signaling [J]. Circulation, 2017, 136 (11): 1037-1048.

［15］SVEINSSON O A, OLAFSSON H, VALDIMARSSON E M. Cerebral arteriovenous malformations-overview [J]. Laeknabladid, 2016, 102 (9): 385-390.

［16］LOPES D K, MOFTAKHAR R, STRAUS D, et al. Arteriovenous malformation embocure score: AVMES [J]. J Neurointerv Surg, 2016, 8 (7): 685-691.

［17］HUO X, JIANG Y, LV X, et al. Gamma Knife surgical treatment for partially embolized cerebral arteriovenous malformations [J]. J Neurosurg, 2016, 124 (3): 767-776.

［18］DIAZ O, SCRANTON R. Endovascular treatment of arteriovenous malformations [J]. Handb Clin Neurol, 2016, 136: 1311-1317.

［19］XU M, XU H, QIN Z. Animal Models in Studying Cerebral Arteriovenous Malformation [J]. Biomed Res Int, 2015, 2015: 178407.

［20］HUO X, LI Y, WU Z, et al. Combined treatment of brain AVMs by Onyx embolization and gamma knife radiosurgery decreased hemorrhage risk despite low obliteration rate [J]. Turk Neurosurg, 2015, 25 (1): 100-110.

［21］FROST E A M. Seven AVMs Tenets and Techniques for Resection [J]. Journal of Neurosurgical Anesthesiology, 2015, 27 (3): 263-264.

［22］ALARAJ A, AMIN-HANJANI S, SHAKUR S F, et al. Quantitative assessment of changes in cerebral arteriovenous malformation hemodynamics after embolization [J]. Stroke, 2015, 46 (4): 942-947.

［23］MOHR J P, PARIDES M K, STAPF C, et al. Medical management with or without interventional therapy for unruptured brain arteriovenous malformations (ARUBA): a multicentre, non-blinded, randomised trial [J]. The Lancet, 2014, 383 (9917): 614-621.

［24］HETTS S W, COOKE D L, NELSON J, et al. Influence of patient age on angioarchitecture of brain arteriovenous malformations [J]. AJNR Am J Neuroradiol, 2014, 35 (7): 1376-1380.

[25] GROSS B A, DU R. Diagnosis and treatment of vascular malformations of the brain [J]. Curr Treat Options Neurol, 2014, 16 (1): 279.

[26] DALYAI R, THEOFANIS T, STARKE R M, et al. Stereotactic radiosurgery with neoadjuvant embolization of larger arteriovenous malformations: an institutional experience [J]. Biomed Res Int, 2014. 2014: 306518.

[27] CONSOLI A, SCARPINI G, ROSI A, et al. Endovascular treatment of unruptured and ruptured brain arteriovenous malformations with Onyx 18: a monocentric series of 84 patients [J]. J Neurointerv Surg, 2014, 6 (8): 600-606.

[28] FARHAT H I. Cerebral arteriovenous malformations [J]. Dis Mo, 2011, 57 (10): 625-637.

[29] LEE B B, LARDEO J, NEVILLE R. Arterio-venous malformation: how much do we know？ [J]. Phlebology, 2009, 24 (5): 193-200.

[30] DA COSTA L, WALLACE M C, TER BRUGGE K G, et al. The natural history and predictive features of hemorrhage from brain arteriovenous malformations [J]. Stroke, 2009, 40 (1): 100-105.

[31] HOFMEISTER C, STAPF C, HARTMANN A, et al. Demographic, morphological, and clinical characteristics of 1289 patients with brain arteriovenous malformation [J]. Strok, 2000, 31 (6): 1307-1310.

[32] SPETZLER R F, HARGRAVES R W, MCCORMICK P W, et al. Relationship of perfusion pressure and size to risk of hemorrhage from arteriovenous malformations [J]. J Neurosurg, 1992, 76 (6): 918-923.

第三节 硬脑膜动静脉瘘

一、概述

硬脑膜动静脉瘘（dural arteriovenous fistula, DAVF）

是硬脑膜的动脉与静脉窦和/或皮质静脉直接沟通的血管性病变,可以发生在硬脑膜及其附属物——包括静脉窦、大脑镰、小脑幕上,好发于静脉窦周围。DAVF 在各年龄段均可以发病,发病率为 0.16~0.29/10 万,占所有脑血管畸形的 10%~15%,幕上血管畸形的 6%,幕下血管畸形的 35%。DAVF 被公认为是后天获得性疾病,常合并外伤、炎症或各种原因造成的硬膜静脉窦狭窄或闭塞。本病病因复杂,可能与以下因素有关:①颅内静脉高压。静脉窦血栓和静脉窦狭窄等可造成颅内静脉窦内压力增高,并导致静脉窦旁生理性动静脉短路形成并开放。静脉窦血栓形成是静脉高压最常见的原因,其与手术、创伤、感染、炎症及可致高凝状态的状况(如怀孕、恶性肿瘤等)有关。静脉窦血栓、狭窄和 DAVF 可以互为因果。②硬膜血管新生。血栓性静脉炎、硬脑膜静脉血栓形成等慢性刺激引起硬脑膜静脉窦的炎症反应,炎症细胞分泌促进血管生成相关因子;脑组织缺氧也可刺激内皮细胞等表达促血管生成相关因子。在这些因子的作用下,新生血管形成并出现病理性分流。③外伤直接导致硬膜中生理性动静脉短路开放。④激素水平改变。海绵窦区 DAVF 好发于女性,当体内雌激素水平改变时,血管壁弹性降低,脆性增加,加上血流的冲击,易形成动静脉短路。

(一)临床表现

DAVF 的临床表现多样,可以仅表现为轻微的症状,亦可表现为致命的脑出血。其中,颅内杂音、颅内出血和眼部症状最常见,少数表现为脊髓功能障碍、急进性的认知功能下降和癫痫。临床表现与静脉引流模式及瘘口所在部位密切相关。

1. 颅内杂音　占所有病例的 25%~82%，横窦 - 乙状窦区病变最常见，表现为连续性杂音。

2. 头痛　约 50% 的患者主诉头痛，多为钝痛。可能与颅内压增高，硬脑膜动静脉扩张刺激或少量硬膜下或蛛网膜下腔出血有关。

3. 眼征　包括眼球突出、结膜水肿、眼肌麻痹、眶周疼痛及视力障碍等，占所有病例的 7.0%~27.5%，在海绵窦区 DAVF 最为常见。

4. 颅内出血　是最为严重的表现，可以表现为脑内血肿和蛛网膜下腔出血。皮质静脉直接引流是颅内出血的独立危险因素。前颅窝底和天幕区的DAVF 通常仅通过皮质静脉引流，多表现为颅内出血。以颅内出血为表现者，2 周内再出血的风险可高达 35%。

5. 进行性认知障碍　DAVF 患者中认知障碍的发生率为 12.5%，可表现为记忆力下降甚至昏迷。多发生在具有深部引流障碍或病变累及深部静脉的患者。

6. 其他表现　DAVF 患者的癫痫发生率为 7%~14%；后颅窝及天幕区 DAVF 可合并有听力下降、眩晕、耳鸣等；枕大孔区 DAVF 可有进展性脊髓病表现；矢状窦 DAVF 可能合并头皮静脉扩张。

（二）辅助检查

1. 头颅 CT　头颅 CT 对诊断 DAVF 的价值有限。

颅内 DAVF 在 CT 检查中的表现可以为正常、充血的血管结构（很可能是引流静脉）、水肿的脑组织、蛛网膜下腔出血、颅内出血及骨侵蚀。

2. 头颅 MRI　多数情况下，MRI 也仅能显示 DAVF 的间接征象，如脑水肿，脑实质、硬膜下及蛛网膜下腔出血，合并皮质静脉引流的可表现为皮质多发的血管流空影。另外，MRI 可以更好地显示静脉窦、引流的皮质静脉的异常扩张、狭窄、闭塞等表现。

3. CTA 和 MRA　DAVF 在 CTA 检查中可以表现为增粗的引流静脉，部分可以显示增粗的供血动脉，并可大致辨别 DAVF 的位置。MRA 可以反映出受影响的硬膜窦和皮质引流静脉、部分重建病变的三维血管构筑学结构，但由于空间和时间的分辨率限制，仍不能清晰地显示病变结构和低流量的病变。目前，MRA 诊断 DAVF 的敏感性高达 93%。但两者在分辨动静脉分流和静脉引流类型方面能力有限。

4. DSA　全脑血管造影术是 DAVF 诊断、分类及随访的"金标准"，表现为硬膜血管供血的动静脉之间短路，没有畸形团。可合并软膜血管供血，但都汇入到硬膜上参与瘘口供血。多直接引流入静脉窦，伴或伴有皮质静脉反流；也可直接引流入皮质静脉。DSA 可以清楚地显示静脉窦的结构。可根据 DSA 表现对 DAVF 进行解剖分类，为血管内介入或手术治疗提供依据。

（三）诊断

颅内 DAVF 的诊断同样需要结合临床症状、体格检查和辅助检查等临床资料。由于其发病率较低,临床表现复杂多样,多就诊于不同科室,结膜充血、眼球突出、单侧搏动性耳鸣、急进性痴呆、脊髓功能障碍等表现均应考虑到颅内 DAVF 的可能。常规的头颅 CT 和 MRI 检查应当密切关注特征性的间接征象,即扩张的血管影像、特定部位的出血等。全脑血管 DSA 检查仍是诊断 DAVF 的"金标准"。超选择性脑血管造影是确诊和研究本病的唯一可靠手段。

1. 血管构筑学分析 DAVF 的脑血管造影通常需要超选颅内外所有可能参与供血的供血动脉进行,详细的脑血管造影一般要明确瘘口位置、供血动脉来源、引流静脉特征和脑循环紊乱的情况。DAVF 的脑血管造影,应首先将目标放在确定有无皮质静脉反流上,为防止错过微小皮质静脉反流,应避免行非选择性脑血管造影。全面的动脉期血管影像可以明确供血动脉及瘘口的部位,有利于制定栓塞策略和选择动脉入路。仔细分析静脉期影像更为重要,一方面能够确定有无静脉流出道梗阻,评估患者的自然病程,另一方面也为制定入路治疗方案提供参考。仔细分析静脉期影像,能够区分引流瘘和引流脑组织的不同引流静脉,分辨硬膜静脉窦的间隔化,确认瘘口真正所在的间隔,以确认是否允许闭塞瘘口而保留引流脑组织的静脉窦间隔。根据病灶部位的不同,可分为上矢状窦区 DAVF、侧窦区 DAVF、海绵窦区 DAVF、天幕区 DAVF 等。作为指导手术的需要,有学者对不同部位的 DAVF 进行了更为细致的分析。比如,对于天幕区 DAVF,Lawton 等将其分为切迹型、岩上窦型、天幕窦型、Galen型、直窦型和窦汇型六型。

2. 临床分型 许多学者提出了不同的分型方法来评价和预测该疾病的严重程度和临床进程。临床分型大多是根据引流静脉进行分型,广泛应用的有Borden分型和Cognard分型(表4-4)。

(1)Borden分型:Ⅰ型为瘘直接经硬膜静脉窦或硬膜静脉引流;Ⅱ型经硬膜静脉窦或硬膜静脉引流,并且伴有皮质静脉反流;Ⅲ型为直接经皮质静脉引流。Ⅰ型瘘通常表现为良性进程,一般仅有颅内杂音或脑神经损害;Ⅱ型瘘可能表现为颅内出血或神经功能缺损;Ⅲ型瘘颅内出血和神经功能缺损的可能性则更大。

(2)Cognard分型:同样也将引流静脉作为主要指标,但对窦内血流方向和皮质静脉的部位和扩张与否进行了详细划分。其中Cognard Ⅰ型为直接经静脉窦引流,窦内顺流;Ⅱa型为直接经静脉窦引流,窦内逆流;Ⅱb型为经静脉窦引流,窦内为顺流,伴皮质静脉反流;Ⅱa+b型为引流入静脉窦,窦内逆流,并伴有皮质静脉反流;Ⅲ型为直接经皮质静脉引流;Ⅳ为直接经皮质静脉引流并伴有皮层静脉瘤样扩张;Ⅴ型为经脊髓静脉引流。

(3)其他分型:还可根据皮质静脉反流情况分为非进展性和进展性,每种类型下又可分为有症状和无症状的亚型。

表 4-4 DAVF 的临床分型

分型方案	分型特点
Borden 分型	
Ⅰ型	静脉直接经硬膜静脉窦或硬膜静脉引流
Ⅱ型	静脉经硬膜静脉窦或硬膜静脉引流,伴有皮质静脉反流
Ⅲ型	静脉直接经皮质静脉引流
Cognard 分型	
Ⅰ型	静脉直接经静脉窦引流,窦内血流为顺向
Ⅱa 型	静脉直接经静脉窦引流,窦内血流为逆向
Ⅱb 型	静脉经静脉窦引流,窦内血流为顺向,伴有皮质静脉反流
Ⅱa+b 型	静脉经静脉窦引流,窦内血流为逆向,伴有皮质静脉反流
Ⅲ型	静脉直接经皮质静脉引流
Ⅳ型	静脉直接经皮质静脉引流,伴有皮质静脉瘤样扩张
Ⅴ型	静脉经脊髓静脉引流

(四) 治疗原则

DAVF 治疗策略的选择主要取决于病变的自然病程和预后情况,由于静脉引流的方式是影响 DAVF 自然病程最重要的因素,因此总的原则是根据静脉引流的方式决定治疗方案。一般认为,对于合并皮质静脉引流的 DAVF,发生颅内出血和神经功能缺损的风险很大,应当早期积极治疗;而对于无明显症状、不合并皮质静脉反流的 DAVF 可采取保守治疗,但对伴有不能忍受的颅内杂音、进展性眼征的 DAVF,即使无皮质静脉反流,亦需积极处理。

治疗方法的选择亦取决于病变部位。病变部位虽然并不直接决定其临床进程,但部位不同,出现危险静脉引流的风险也不相同。另外,不同部位的病变介入治疗所采取的具体技术,面临的困难及治疗的入路亦不相同。

DAVF 的治疗方法主要包括保守治疗、介入治疗、外科手术和立体定向放射治疗等。保守治疗仅限于无皮质静脉引流的非侵袭性 DAVF 及 Borden Ⅰ型病例,无进展性视力损害、神经功能缺损等表现,其中以海绵窦区 DAVF 多见。显微外科手术治疗适用于部分 Borden Ⅲ型或 Cognard Ⅲ、Ⅳ、Ⅴ型 DAVF 病例。立体定向放射治疗可以消除部分 DAVF,其中 50% 左右的闭塞发生在 3 年内,80% 的闭塞发生在 5 年内。

介入治疗是目前 DAVF 最重要的治疗手段,治愈率可高达 90%~100%。根据治疗途径可以分为经动脉入路、经静脉入路及动静脉联合入路。颅内 DAVF 的栓塞经历了一个从动脉入路到静脉入路,再到针对不同部位的 DAVF 分别采取动、静脉入路栓塞的过程。这一过程伴随着栓塞材料的不断更新和对 DAVF 结构的进一步认识,同时也带来了治愈率的提高、并发症的减少和复发率的降低。近年来,影像学研究的进步使人们对于DAVF 结构的认识不断提高,精确靶向栓塞治疗也逐渐成为 DAVF 栓塞的一种理念,可望进一步降低并发症风险。

在使用 Onyx 等弥散性较好的非黏附性液体栓塞材

料的情况下,大部分 Cognard Ⅲ、Ⅳ、Ⅴ 型和部分有较好经动脉入路的 Cognard Ⅰ、Ⅱ 型 DAVF 可以通过经动脉入路治愈,对于 Cognard Ⅰ、Ⅱ 型 DAVF,需要评估静脉窦的功能,尽可能保护和重建静脉窦的正常引流功能。而海绵窦区 DAVF 首选经静脉入路,对于没有合适经动脉入路尤其是有明确平行窦的 Cognard Ⅰ、Ⅱ 型 DAVF,经静脉入路是首选,没有合适经动脉入路的 Cognard Ⅲ、Ⅳ、Ⅴ 型也可以经静脉入路栓塞,但要注意微导管头端尽可能接近瘘口,超选时防止静脉破裂、栓塞材料反流过多。

二、前颅窝底硬脑膜动静脉瘘经动脉入路栓塞术

(一) 造影评估

经动脉入路栓塞是前颅窝底 DAVF 介入治疗最主要的方法,前颅窝底 DAVF 经静脉入路栓塞有少量病例报道,仅用于经动脉入路不理想且静脉容易超选到位时。术前造影时应行超选择性全脑血管造影评估,并达到以下评估目的。

1. 评估供血动脉情况　前颅窝底 DAVF 多由来源于眼动脉的筛前动脉供血,且多为双侧供血,半数情况下,脑膜中动脉之前镰动脉亦参与供血,少数患者伴有眶额动脉、额极动脉供血并可能合并动脉瘤,当以出血为表现时,需要评估该动脉瘤是否为责任动脉瘤,并确定是否需要栓塞该动脉瘤。充分的供血动脉术前评估(如供血动脉直径、迂曲程度、开口情况等),有利于选择合适的经动脉入路。若脑膜中动脉 - 前镰动脉平直,可作为首选的经动脉入路。多数情况下,可选择眼动脉作

为经动脉入路的栓塞途径,术前应仔细评估视网膜中央动脉开口位置,避免治疗过程中受累。另外,需要评估眼动脉开口与颈内动脉成角情况,必要时需使用球囊辅助超选,使微导管获得满意的头端位置。

2. 评估静脉引流情况 前颅窝底DAVF均直接通过皮质静脉引流,其中通过额极静脉引流入上矢状窦最为常见,并多伴有静脉瘤样扩张,此静脉瘤样扩张前多为静脉的共同通道,仔细分析静脉结构以确定栓塞材料需要弥散的范围。

(二) 技术要点

1. 通路建立 前颅窝底DAVF通常为双侧供血,若采用经动脉入路栓塞,应行双侧股动脉穿刺置鞘,一侧置导引导管实施治疗,另一侧置造影管用于对侧颈动脉术中造影,以判断栓塞程度并避免栓塞材料过度弥散误栓正常血管。治疗侧常规选择6F或7F导引导管,在0.035in泥鳅导丝导引下超选至颈内动脉岩骨段。

2. 工作角度选择 根据旋转造影和三维重建选择工作角度,以展现供血动脉开口、分叉部等走行的全程,选择眼动脉-筛前动脉为栓塞入路时,还需要充分显示视网膜中央动脉的开口位置。另外,还需选择更多的工作角度,以便及时观察栓塞材料是否向对侧眼动脉过度弥散。双平板DSA可以同时观察两个工作角度,有利于保障手术安全,提高效率。

3. 微导管到位选择 Marathon微导管等适用于远端超选的微导管,在0.010in或0.008in微导丝导引下超选时尽可能接近瘘口处。选择眼动脉为栓塞入路时,常因其开口与颈内动脉的成角过大而阻碍微导管向远端超选,采用球囊临时阻断眼动脉开口以远的颈内动脉,可为微导管进入眼动脉提供支撑,使其更容易通过迂曲血管至供血动脉远端。

4. 液体栓塞材料及"楔入"技术　微导管尽量超选至供血动脉远端,"楔入"供血动脉会导致远端血流停止,此时可选用 NBCA 或 Onyx 等液体栓塞材料栓塞。当采用 NBCA 栓塞时,使用葡萄糖水冲洗微导管及供血动脉远端后,供血动脉远端就成了"楔入"的微导管的延伸,缓慢注射 NBCA 可以通过供血动脉远端弥散至静脉起始端,并有效避免胶的反流,最终完全闭塞引流静脉起始端。Onyx 是目前更为常用的栓塞材料,采用"固化 - 推注"技术,在微导管头端形成"塞子"后更易于弥散至引流静脉起始部,治愈率更高。栓塞过程中,可多次通过对侧留置的造影管评估瘘口的栓塞情况,避免栓塞材料过度弥散;通过眼动脉栓塞时,需密切注意栓塞材料的反流情况,以免闭塞视网膜中央动脉。

5. 拔管　术中应当根据微导管的性质、头端位置和栓塞材料的种类、浓度,控制微导管头端栓塞材料的反流,以减少导管留置体内的可能。对于头端可解脱微导管,栓塞材料应避免反流超过解脱点;对于普通微导管,应根据栓塞材料的种类和浓度决定。对于 Onyx,一般反流不超过 1.5cm。拔管时均可采用缓慢给予张力的方式进行,直至微导管头端脱离栓塞材料或解脱。

6. 术后造影　注意观察双眼脉络膜的染色情况,确保双眼视网膜血供不受损,若出现因拔管导致的眼动脉痉挛,应及时采用扩张血管药物灌注。

(三) 围手术期处理

1. 术前应充分告知患者及其家属手术的必要性和相应风险,并签署知情同意书。

2. 术前应做详细的神经查体作为基线,供术后查体时对照。

3. 手术在气管插管全身麻醉下实施。

4. 手术应常规在全身肝素化下实施,合并颅内血肿时应在无肝素的情况下实施。

5. 术后应动态观察患者的视力情况,若有视力下降要考虑视网膜中央动脉受累,必要时给予相应处理。

(四) 并发症防治

1. 视网膜中央动脉栓塞　该并发症在经动脉入路栓塞术中最常见,由栓塞材料反流进入眼动脉主干并进一步阻塞视网膜中央动脉造成。此外,栓塞材料可能会弥散进入对侧筛动脉、眼动脉,甚至阻塞视网膜中眼动脉。因此,对于前颅窝底 DAVF 栓塞,无论采用经眼动脉还是经脑膜中动脉 - 前镰动脉入路,均应双侧穿刺置管,术中不仅通过同侧颈动脉导管造影注意栓塞材料的弥散情况,还应时刻注意栓塞材料向对侧眼动脉的反流情况,通过对侧颈动脉置造影管观察瘘口栓塞的情况及眼动脉分支被弥散的情况。视网膜中央动脉栓塞引起的视力丧失通常是不可逆的,应尽一切可能避免该并发症。另外,拔管后应仔细观察双侧眼动脉血流及双眼脉络膜的染色情况,拔管导致的眼动脉痉挛也可能损害视网膜中央动脉,应尽早处理。

2. 微导管留管 当使用不可解脱微导管时,可能发生微导管留管。该并发症更多发生在使用 Onyx 栓塞的患者。术中注射时,应通过注胶—弥散—凝结—停顿—注胶的方法,更好地控制 Onyx 的反流。

3. 动脉破裂 当供血入路迂曲时,导管超选可能造成血管破裂,术前应当仔细观察动脉的走行情况,选择合适的入路,并选择头端柔软、跟进性好的微导管及合适的微导丝。

(五) 典型病例

患者男性,51 岁。因既往脑梗死行脑 MRI 及 CTA 检查,发现额叶异常血管流空影及多发血管瘤,脑血管造影明确为前颅窝底 DAVF,由前镰动脉、双侧筛前动脉及筛后动脉供血,经过皮质静脉向上矢状窦引流,引流静脉迂曲扩张,为 Cognard Ⅳ 型(图 4-23 A、B)。完善术前常规检查,术前禁食、水,全身麻醉后行手术治疗。双侧股动脉穿刺置管,5F 的造影管超选至右侧颈内动脉起始处准备造影,6F 的 Chaperon 导引导管超选至左侧颈内动脉岩骨段,Marathon 微导管在 Mirage 微导丝辅助下超选至左侧筛前动脉,尽量接近瘘口,确认为 DAVF 供血动脉分支后(图 4-23 C~F),在路径图下缓慢注入 Onyx 18 胶,注胶过程前应明确视网膜中央动脉的起始位置,Onyx 18 注射过程中若发生反流应停顿 30 秒后再继续注射,并通过导引导管反复造影确认视网膜中央动脉不受累及,注胶 2.3ml 后双侧造影提示瘘口消失,原扩张的皮质静脉及上矢状窦均未见显影(图 4-23 H、I),Onyx 18 铸型显示前镰动脉、双侧筛前动脉、筛后动脉供血分支及引流静脉均注胶满意(图 4-23G),双侧 Dyna CT 示颅内无出血后,结束手术。

三、海绵窦区硬脑膜动静脉瘘经静脉入路栓塞术

(一) 造影评估

经静脉入路栓塞是海绵窦区硬脑膜动静脉瘘最常用的治疗方法。造影评估时应行全脑血管造影,包括双侧颈内、颈外动脉,时相包括动脉早期到静脉窦期,以达到以下评估目的。

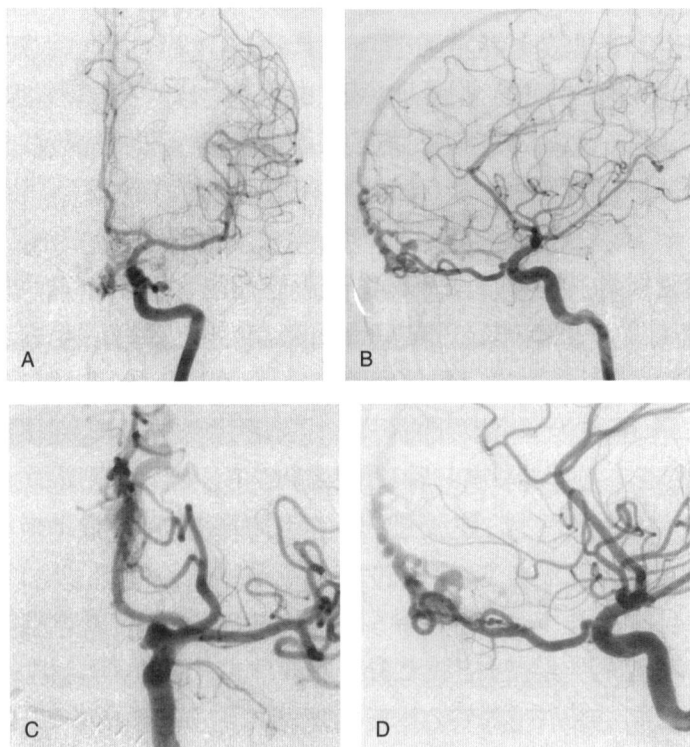

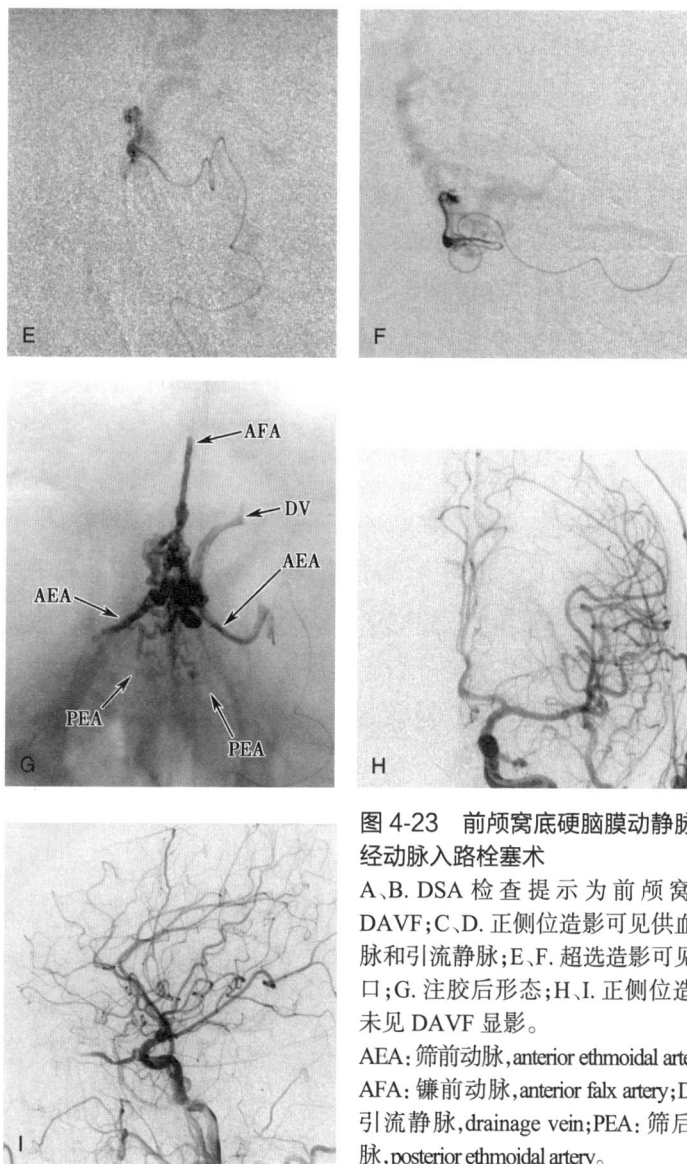

图 4-23　前颅窝底硬脑膜动静脉瘘经动脉入路栓塞术

A、B. DSA 检查提示为前颅窝底 DAVF；C、D. 正侧位造影可见供血动脉和引流静脉；E、F. 超选造影可见瘘口；G. 注胶后形态；H、I. 正侧位造影未见 DAVF 显影。

AEA：筛前动脉，anterior ethmoidal artery；AFA：镰前动脉，anterior falx artery；DV：引流静脉，drainage vein；PEA：筛后动脉，posterior ethmoidal artery。

1. 明确瘘口位置　海绵窦为多腔道结构,且双侧海绵窦由海绵间窦连接,瘘口可以位于海绵窦的前、中、后部,甚至海绵间窦,最常见的部位为海绵窦后内侧壁。通过仔细对照双侧颈内、颈外动脉造影的动脉早期图像可以精确显示瘘口的位置,有利于制定精准的栓塞策略。旋转造影及三维重建有助于更好地显示瘘口的位置。

2. 评估海绵窦引流情况　海绵窦的引流方向是术前造影评估最重要的内容,可以确定介入治疗的入路和治疗策略。经岩下窦、眼上静脉入路是最常用的经静脉入路途径,若存在上述引流,则可作为首选,并需进一步观察引流静脉下游的情况,如乙状窦、面静脉、颈外静脉、颈内静脉走行及其通畅性,包括头臂静脉走行及汇入上腔静脉的情况,以评估治疗入路的难度。另外,也评估其他静脉及未显影的岩下窦开通的可能性。

3. 评估供血动脉情况　经动脉入路栓塞并非海绵窦区 DAVF 治疗的安全方法,但是仔细评估供血动脉情况有如下目的:①明确瘘口位置,动脉汇集的部位即瘘口位置;②明确有无颈内动脉短干供血动脉,比如脑膜垂体干和颈内动脉下外侧干会因血流动力学改变而增粗,可能成为栓塞材料通过瘘口反流进入颈内动脉的潜在通道,应在术前造影中充分评估;③当没有合适的经静脉入路时,脑膜中动脉、脑膜副动脉、眼动脉之脑膜返动脉和咽升动脉亦可作为经动脉入路常见的栓塞途径,术前尚需要充分评估并识别危险吻合。

（二）技术要点

1. 通路建立　通常需建立双侧股动脉和一侧股静脉通路,分别穿刺置血管鞘。股静脉通路用于栓塞,常规置入 6F 血管鞘,6F 导引导管超选至颈内静脉;一侧股动脉通路作为球囊保护颈动脉用,置入 6F 血管鞘,置入 6F 导引导管至颈内动脉起始部;另一侧股动脉通路置入 5F 动脉鞘,内放置造影管,以随时在其他供血动脉内行血管造影以明确瘘口的栓塞情况。颈动脉导管到位后,作正侧位动脉晚期或静脉早期路径图,显示引流静脉的情况,并在 0.035in 超滑导丝导引下进一步超选静脉内导引导管。选择岩下窦入路栓塞时,导引导管头端应接近颈静脉球;选择面静脉 - 眼上静脉作为栓塞入路时,导引导管应尽可能经颈内或颈外静脉超选至面静脉内,可能需顺应性更好的中间导管。

2. 微导管到位选择　微导管、微导丝在正侧位静脉期路径图导引下超选至海绵窦内瘘口处。可采用双导管技术,一支导管位于瘘口处栓塞用,另一只导管放置在侧裂静脉起始处,用于首先栓塞侧裂静脉,防止栓塞不完全时静脉引流改道至侧裂静脉反流;另一支微导管也可以同样置于瘘口处,用于海绵窦瘘口处填塞弹簧圈。超选海绵窦以岩下窦入路为首选,颈内静脉的 3D 旋转造影或术前 CTA 均有利于确认岩下窦的位置,当岩下窦未显影时,可采用 0.035in 超滑导丝沿颈静脉球下方向前内侧海绵窦方向(岩下窦方向)探查,大多可进入不显影的岩下窦。空白路径图下撤出 0.035in 导丝,微导管沿该路径图指示在微导丝导引下进入海绵窦。对于合并眼上静脉充分动脉化的病例,面静脉-眼上静脉途径也容易进入海绵窦完成治疗,经该入路超选需要克服内眦处的静脉迂曲。

3. 工作角度选择　根据旋转造影和三维重建选择工作角度,通常选择瘘口的切线位为工作角度,以观察栓塞材料与瘘口的位置关系,防止栓塞材料经颈内动脉分支血管弥散入颈内动脉。

4. 栓塞瘘口　静脉入路可单纯采用弹簧圈或 Onyx 等非黏附性液体栓塞材料栓塞,亦可组合两者一起使用,结合 Onyx 使用可以提高瘘口即刻完全闭塞率。通常仅一根微导管填塞适量弹簧圈,随后通过留置在瘘口附近的微导管注射 Onyx,上述弹簧圈可能限制其过度弥散。采用前推—弥散—反流—停顿—前推的方法使其在瘘口周围弥散,直至安全闭塞瘘口。注胶过程中应注意监测双侧颈总动脉造影,一方面避免液体栓塞剂弥散进入颈内动脉,另一方面随时观察瘘口是否完全闭塞,防止过度弥散。

5. 颈内动脉内球囊保护技术　海绵窦包绕颈内动脉,该部位 DAVF 的瘘口亦常在颈内动脉投影上重叠,为防止栓塞过程中液体栓塞材料经由颈内动脉供血动脉逆流进入颈内动脉,可采用颈内动脉内球囊临时阻断技术保护颈内动脉。一般选用高顺应性球囊,根据血管直径选择合适的规格,长度尽可能覆盖颈内动脉海绵窦段、水平段和后膝;注射 Onyx 时完全充盈球囊。

6. 经眶入路　该入路亦属于静脉入路,包括眼上静脉穿刺、眼下静脉穿刺或经眶上裂穿刺海绵窦,对于合并明显的眼上静脉引流,却没有合适的面静脉可供微导管通过时,直接穿刺眼上静脉也可获得满意的治疗效果。

(三) 围手术期处理

1. 术前应充分告知患者及其家属手术的必要性和相应风险,并签署知情同意书。

2. 术前应做详细的神经查体作为基线,供术后查体时对照,关注患者的视力情况,若短时间内出现视力急剧下降,需行急诊手术。

3. 手术在气管插管全身麻醉下实施。

4. 手术应常规在全身肝素化下实施。

5. 若术中有栓塞材料通过瘘口进入颈内动脉,采用取栓或支架置入术,术后需给予抗血小板治疗。

6. 术后应动态观察患者的临床症状,尤其是视力情况,若有视力下降要考虑眼动脉受累或眼静脉急性血栓形成,必要时行抗凝治疗。

(四) 并发症防治

1. 三叉神经 - 心脏反射　在栓塞过程中,尤其是注射液体栓塞材料的过程中,要时刻注意患者的心率和血压变化。心动过缓是常见的情况,是由三叉神经 - 心脏反射导致的。液体栓塞材料对于海绵窦区硬脑膜的机械刺激或二甲基亚砜的毒性反应可能是诱发三叉神经 - 心脏反射的主要原因。

2. 异位栓塞事件　液体栓塞材料可进入颈内动脉

系统。必要时,可使用不可脱球囊在颈内动脉内充盈完全覆盖瘘口,并在注胶过程中仔细观察瘘口处是否有胶弥散入颈内动脉。如果发生栓塞物逃逸,栓塞应尽可能使用吸栓或取栓技术予以取出,如无法取出,可使用支架将其固定于血管壁以恢复正常的动脉管腔,并在术后予抗血小板治疗。

3. 脑神经麻痹 一方面,过多的栓塞材料,无论是弹簧圈还是液体栓塞材料对海绵窦壁形成机械压迫可造成脑神经麻痹;另一方面,液体栓塞材料经由瘘口向动脉端过度弥散,可能损伤脑神经的滋养血管,这些都可能是术后脑神经麻痹的原因。应在术中注意控制栓塞材料的量,防止过度栓塞和液体栓塞材料过度弥散。

4. 其他 切开穿刺时有切口感染、滑车神经损伤或眶回硬脑膜损伤的风险。

(五)**典型病例**

患者女性,73 岁。主因"搏动性头痛伴视物重影 6 个月"就诊。查体可见右侧眼球充血、外展受限伴视物模糊(图 4-24A),眶周听诊可闻及搏动性杂音,无外伤史。全脑 DSA 提示:左侧海绵窦区 DAVF,为 Borden Ⅰ型,由左侧脑膜中动脉及脑膜返动脉供血,通过岩下窦、眼上静脉及海绵间窦引流(图 4-25A~C)。术前行视力视野检查作为基线,完善其他术前检查,术前禁食水,在全身麻醉下行手术治疗。根据造影结果采用左侧岩下窦入路栓塞瘘口,双侧股动脉穿刺各置入 5F 的动脉鞘、5F 的单弯造影管超选至双侧颈内动脉开口处准备术中造影,右侧股静脉穿刺置入 6F 的动脉鞘,6F 的

Chaperon 导引导管在导丝辅助下超选左侧颈内静脉,逆向开通左侧岩下窦,2 根 Headway 17 微导管在 0.008in 导丝辅助下超选进入左侧海绵窦上内侧瘘口处,微导管造影确认位置后(图 4-25D、E),释放 Axium 3D 5×15 弹簧圈 2 枚,DMSO 冲管后,路径图下使用 Onyx 18 缓慢注胶(图 4-25F、G),充盈瘘口,中途多次行双侧颈内动脉造影了解瘘口情况,当注胶 3ml 后,造影提示瘘口未见显影,原扩张的眼上静脉未见早显(图 4-25H、I),Dyna CT 示颅内无新鲜出血后,结束手术。术后可见眼部症状明显缓解(图 4-24B)。

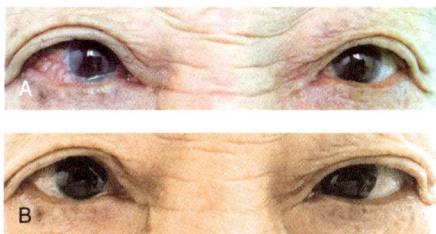

图 4-24 CSDAVF 患者眼部症状术前(A)、术后(B)对比

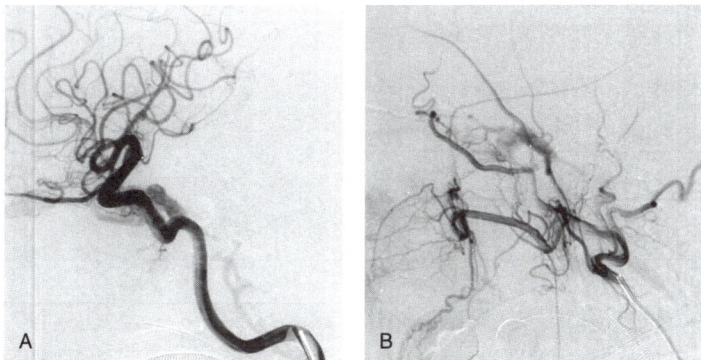

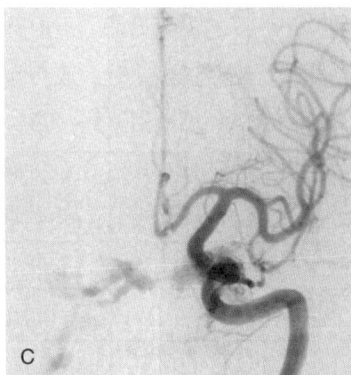

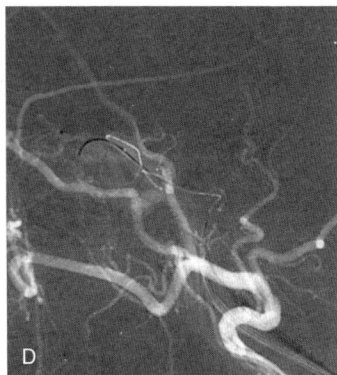

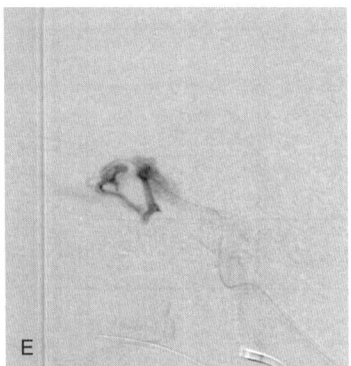

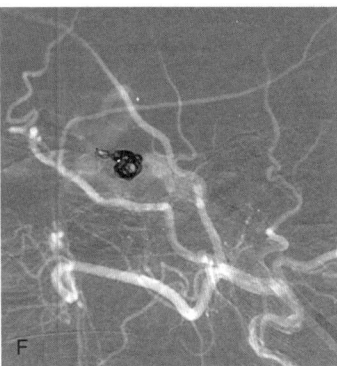

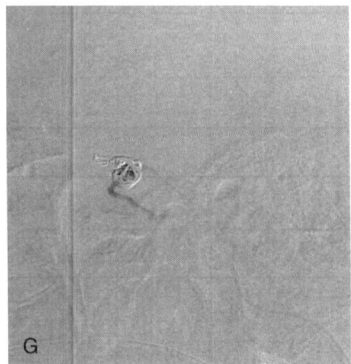

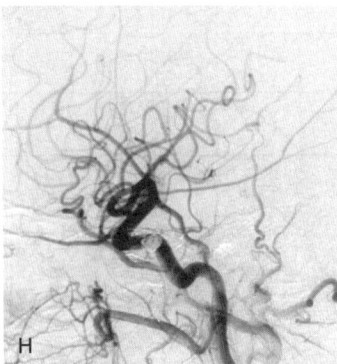

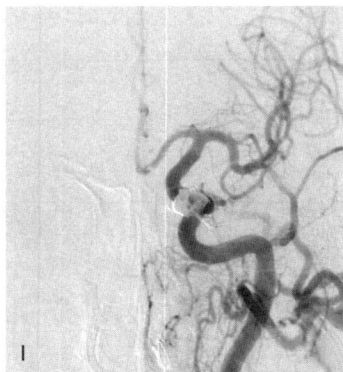

图 4-25 海绵窦区 DAVF 静脉入路介入栓塞

A~C. DSA 检查提示为 Borden I 型 DAVF；D、E. 微导管超选造影确认
瘘口和引流静脉；F、G. 注胶过程；H、I. 注胶后再行造影提示瘘口不显影。

四、横窦、乙状窦区硬脑膜动静脉瘘经动脉入路栓塞术

横窦和乙状窦区是 DAVF 的好发部位，随着介入治疗技术的进步和栓塞材料的更新，该部位 DAVF 的介入治疗经历了经动脉入路栓塞，经静脉入路栓塞再到静脉窦保护下经动脉入路栓塞及静脉窦重建的过程，每一种入路又因治疗方法、栓塞靶点和栓塞材料的不同而达到不同的治疗目标。对于低级别的 DAVF，着重在于缓解症状并保持静脉的引流功能；而对于中、高级别的 DAVF，治疗的目标则在于完全闭塞瘘口，并消除皮质静脉反流。随着材料的更新，总体上而言，该部位 DAVF 的治疗目标已经从姑息性治疗到闭塞受累静脉窦以治愈 DAVF，进展为完全闭塞瘘口的同时重建静脉窦和皮质静脉的引流功能。

（一）造影评估

该部位 DAVF 与其他部位的病变不同，可能并非单一瘘口，术前需要行多血管造影评估，通常应行包括双侧颈内、颈外和椎动脉的全脑血管造影，必要时需要加做甲状颈干等造影，时相包括动脉早期到静脉窦期，以达到以下评估目的。

1. 明确供血动脉来源和类型 脑膜中动脉、脑膜后动脉、咽升动脉和枕动脉的脑膜分支是横窦、乙状窦区 DAVF 的主要供血动脉。此外，在病理状态下，颈内动脉（ICA）和颈外动脉（ECA）的其他分支可供应横窦乙状窦（transverse sigmoid sinus, TSS）硬脑膜。耳后动脉的脑膜支和颞浅动脉（superficial temporal artery, STA），脑膜垂体干的小脑幕分支、小脑镰动脉、小脑后下动脉（posterior inferior cerebellar artery, PICA）和小脑前下动脉（anterior inferior cerebellar artery, AICA）。在正常情况下，这些小的硬脑膜分支在血管造影下可能不可见，但是当参与横窦、乙状窦区 DAVF 供血时，这些小分支可能变得粗大。

2. 明确瘘口位置和数量 与其他静脉窦区的 DAVF 相似，横窦、乙状窦区 DAVF 的瘘口通常位于静脉窦壁周围的静脉囊袋上，即供血动脉汇集的部位，多数情况下，该囊袋单一，并进一步汇入静脉窦。少部分患者该静脉囊袋并非单一，而是在静脉窦的不同壁上，并在相同或不同部位进一步汇入静脉窦。对于单一瘘口的患者，通常经一支供血动脉入路栓塞即可完全治愈；对于多瘘口（即多个静脉囊袋）的患者，可能需多个入路进行栓塞。40%~60% 的患者,囊袋供血动脉汇集的瘘口可为多腔道结构。通过仔细对照双侧颈内、颈外动脉造影的动脉早期图像,可以精确显示瘘口的位置,有利于制定精准的栓塞策略。旋转造影及三维重建有助于更好地显示瘘口的位置。

3. 评估静脉窦引流功能　闭塞瘘口及受累的静脉窦是既往 TSS-DAVF 经典的治疗方法。慢性狭窄闭塞的静脉窦由于长期的静脉高压和血液反流,其周围建立了良好的侧支循环,闭塞静脉窦不会在短期内造成严重的并发症,闭塞静脉窦在一定程度上缓解了静脉高压,使静脉内压力降低。但若受累的静脉窦仍然存在引流功能,或其为主要引流通道,完全闭塞病变静脉窦可能就会带来灾难性的后果,此外,闭塞静脉窦可能启动新的血管增生,导致原位瘘口的复发或远隔部位瘘口的新发。因此,术前评估静脉窦的引流功能还可影响到手术方式的选择:若静脉窦丧失引流功能,可行静脉窦闭塞术;若静脉窦尚存在引流功能,应在栓塞瘘口的基础上,进行静脉窦的保护或者重塑。

(二) 技术要点

1. 通路建立　通常需建立双侧股动脉和一侧股静脉通路,分别穿刺置入血管鞘。一侧股动脉通路用以微导管超选供血动脉,置入 6F 的血管鞘,置入 6F 的导引导管至颈内动脉岩骨段;另一侧股动脉通路置入 5F 的动脉鞘,内放置造影管,以随时在其他供血动脉内行血管造影以明确瘘口栓塞的情况。股静脉通路用于栓塞或球囊保护,常规置入 6F 的血管鞘,6F 的导引导管超选至颈内静脉,若用于球囊保护,则置入 8F 的血管鞘,8F 的导引导管超选至颈内静脉。颈动脉导管到位后,做三维旋转造影,选择合适的工作角度后,以动脉早期造影为路径图,若选择经静脉入路栓塞时,则选择静脉晚期路径图,因静脉走行较为固定,所以多以正侧位作为工作角度。

2. 微导管到位选择 Marathon 微导管等适用于远端超选的微导管,在 0.010in 或 0.008in 微导丝导引下超选应尽可能接近瘘口处。对于合并脑血管分支供血的情况,可选用头端可解脱的微导管进行超选,以降低拔管时造成血管破裂的风险。当选择经静脉入路时,可将微导丝塑形为角度较大的 J 形,以便于在静脉窦较宽处进入静脉端。

3. 工作角度选择 根据旋转造影和三维重建选择工作角度,通常以能较好地显示超选血管路径的工作角度为佳,以便于微导丝微导管在硬膜血管中超选,防止栓塞材料经颈内动脉分支血管弥散入颈内动脉。

4. 栓塞瘘口动脉入路 可单纯采用 Onyx 等非黏附性液体栓塞材料栓塞,由于静脉高压存在时间较长,静脉端或受累及的静脉窦常有不同程度的扩张,因此经静脉入路可采用弹簧圈联合 Onyx。在流速较快的情况下,弹簧圈可有效降低血流速度,更有利于 Onyx 局部弥散,以防止过多 Onyx 弥散进入到下游静脉系统。当瘘口数量较多时,应首先栓塞软膜血管供应的瘘口,以降低通过硬膜血管注胶时 Onyx 进入脑血管的风险。

5. 静脉窦内球囊保护技术　高顺应性球囊有利于在静脉系统内输送,并且可以多次充盈球囊。

6. 保护静脉窦　完全封闭静脉窦,阻止栓塞材料弥散进入静脉窦,对于流速较快、流量较大的瘘口,即使不能完全封闭静脉窦,也可降低瘘口及静脉端的血流速度,降低 Onyx 弥散进入静脉窦的风险。该技术保留了静脉窦的引流静脉功能,与传统闭塞静脉窦技术相比,可最大程度地缓解静脉高压,降低原部位瘘口的复发率及远隔部位瘘口的新发率。

(三) 围手术期处理

1. 术前应充分告知患者及其家属手术的必要性和相应风险,并签署知情同意书。

2. 术前应做详细的神经查体作为基线,供术后查体时对照。

3. 手术通常在气管插管全身麻醉下实施。

4. 手术应常规在全身肝素化下实施。

5. 根据术后所需给予抗血小板治疗。

6. 根据静脉窦内血流速度情况,必要时行抗凝治疗,对于合并广泛皮质静脉反流及假性静脉炎的情况,可预防性行抗癫痫治疗。

(四) 并发症防治

1. 肺栓塞　在术前造影评估时,对于流量大、流速快的瘘口,可以选择静脉窦内球囊保护,有效降低血流速度,有利于 Onyx 在微导管头端聚集,或先行弹簧圈填塞,也有利于将 Onyx 局限在病灶处。

2. 异位栓塞事件　因颈外动脉 - 颈内动脉危险吻

合的存在,存在液体栓塞材料可能进入颈内动脉系统的风险。对于颈内动脉参与供血的瘘口,应首先进行该供血动脉的栓塞,对于单纯硬膜血管参与供血的瘘口,应在造影评估时明确供血动脉分支有无向颅内供血。如果发生误栓,应尽可能使用吸栓或取栓技术予以取出。

3. 静脉性梗死 注胶过程中应避免栓塞材料向正常静脉内弥散,否则使静脉通路流出不畅导致局部静脉性梗死,造影评估时应准确定位深静脉、皮质静脉汇入静脉窦的部位,避免栓塞材料进入。

4. 其他 对于伴有皮质静脉广泛反流及假性静脉炎的患者,可在术后预防性使用抗癫痫药物。针对拔管困难的患者,若超选血管位于颅内,勉强拔管造成血管破裂风险及其严重性较大,建议体内留置微导管,可术后予以抗凝治疗。

(五)典型病例

患者男性,42 岁。主因"头痛 2 年余"就诊。查体:左侧眼球突出,左侧球结膜充血水肿,听诊左侧顶枕区吹风样杂音,无外伤史。全脑 DSA 提示:右侧横窦 DAVF。Cognard Ⅱa+b 型,由双侧枕动脉、脑膜中动脉、脑膜后动脉、大脑后动脉、颈升动脉及右侧脑膜垂体干供血,右侧大脑中动脉角回支软脑膜分支也参与供血,向右侧横窦引流,合并广泛皮质静脉反流、假性静脉炎,左侧横窦、乙状窦交界处中度狭窄(图 4-26A~D)。完善术前检查,术前禁食水,在全身麻醉下行手术治疗。左侧股静脉置入 6F 的动脉鞘,6F 的 Chaperon 导引导管在导丝辅助下超选左侧颈静脉孔处,Copernic 8/80 球囊超选至右侧横窦处备用;右侧股动脉置入 6F 的动脉鞘,6F 的 Chaperon 超选至右侧颈内动脉岩骨段。Sonic 微导管在 0.008in 微导丝辅助下超选至右侧大脑中动脉供应瘘口的软膜分支,微导管造影确认后行 Onyx 18 注胶,注胶 1.1ml 后,造影提示该处瘘口消失。6F 的 Chaperon 导引导管再次超选右侧脑膜中动脉,Marathon 微导管在 0.008in 微导丝辅助下超选右侧脑膜中动脉分支,尽量接近瘘口,微导管确认后,充盈 Copernic 球囊,路径图下使用 Onyx 18 缓慢注胶(图 4-26E),当 Onyx 18 过度反流或进入静脉窦时,暂停注射 30 秒后再继续注射,当注胶 8ml 时,造影提示瘘口未见显影,静脉窦及皮质静脉未见早显(图 4-26F),双容积重建提示右侧横窦保留完整(图 4-26G),Dyna CT 提示颅内未见出血,遂结束手术。该患者在术后 10 个月行 DSA 复查,提示 DAVF 未见显影,右侧横窦通畅,引流功能正常(图 4-26H、I)。

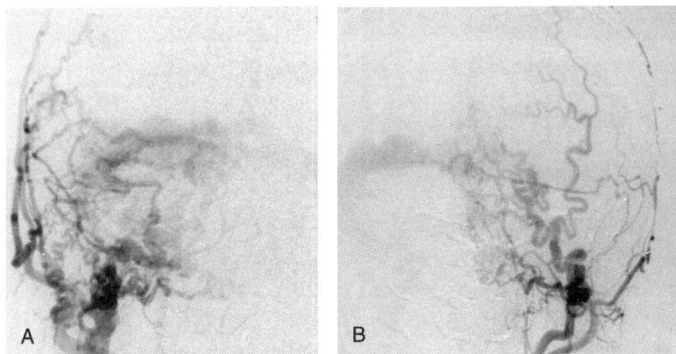

A   B

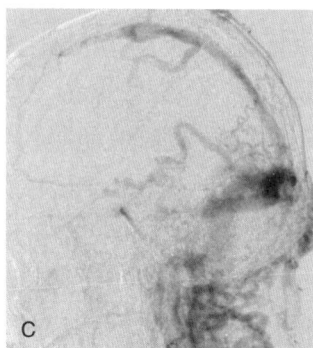
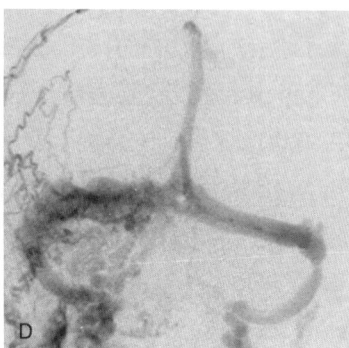
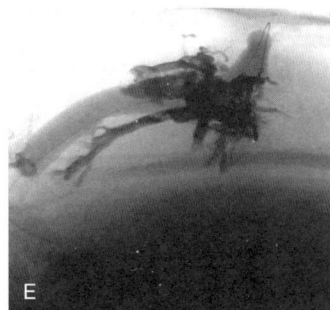
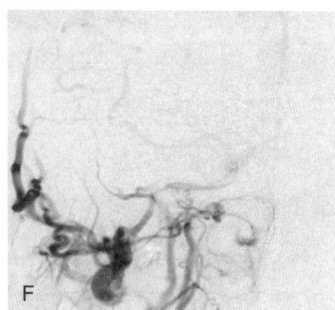
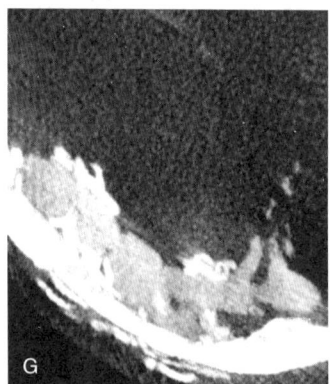
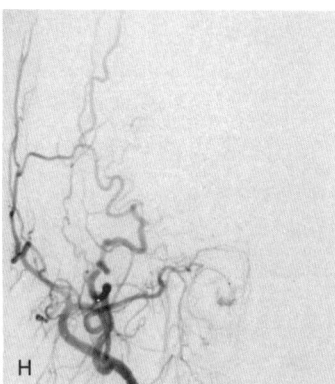

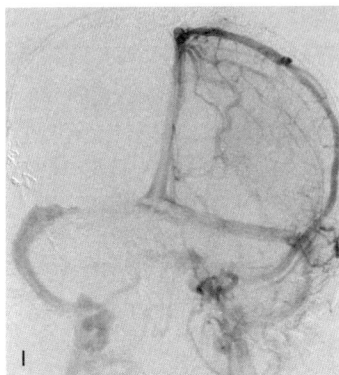

图 4-26　右侧横窦区 DAVF 球囊保护下介入栓塞
A、B. DSA 动脉期；C、D. DSA 静脉期；E. 注胶过程；F. 注胶完成后造影未见瘘口显影；G. 术后三维重建；H、I. 术后 10 个月复查提示 DAVF 不显影。

（李　强　吕　楠　尚成浩）

参 考 文 献

［1］ SATOMI J, SATOH K. Epidemiology and etiology of dural arteriovenous fistula [J]. Brain Nerve, 2008, 60 (8): 883-886.

［2］ 胡锦清, 林东, 沈建康, 等. 侧窦区硬脑膜动静脉瘘的血管内介入治疗 [J]. 中国微侵袭神经外科杂志, 2002, 7 (3): 136-139.

［3］ NEWTON T H, CRONQVIST S. Involvement of dural arteries in intracranial arteriovenous malformations [J]. Radiology, 1969, 93 (5): 1071-1078.

［4］ TERADA T, HIGASHIDA R T, HALBACH V V, et al. The effect of oestrogen on the development of arteriovenous fistulae induced by venous hypertension in rats [J]. Acta neurochirurgica, 1998, 140 (1): 82-86.

［5］ NISHIJIMA M, TAKAKU A, ENDO S, et al. Etiological evaluation of dural arteriovenous malformations of the lateral and sigmoid sinuses based on histopathological examinations [J]. J Neurosurg, 1992, 76 (4): 600-606.

［6］ E S M, IZUMI T, MATSUBARA N, et al. Mechanism of the formation of dural arteriovenous fistula: the role of the emissary vein [J]. Interv

Neuroradiol, 2011, 17 (2): 195-202.

[7] URANISHI R, NAKASE H, SAKAKI T. Expression of angiogenic growth factors in dural arteriovenous fistula [J]. J Neurosurg, 1999, 91 (5): 781-786.

[8] COOPER C J, SAID S, NUNEZ A, et al. Dural arteriovenous fistula discovered in patient presenting with recent head trauma [J]. The American journal of case reports, 2013, 14: 444-448.

[9] MATSUYAMA T, NOGUCHI H, KAKIZAKI T, et al. Hypothalamic hamartoma associated with dural arteriovenous fistula of the transverse-sigmoid sinus--case report [J]. Neurologia medico-chirurgica, 1997, 37 (6): 468-471.

[10] KIM M S, HAN D H, KWON O K, et al. Clinical characteristics of dural arteriovenous fistula [J]. J Clin Neurosci, 2002, 9 (2): 147-155.

[11] COGNARD C, GOBIN Y P, PIEROT L, et al. Cerebral dural arteriovenous fistulas: clinical and angiographic correlation with a revised classification of venous drainage [J]. Radiology, 1995, 194 (3): 671-680.

[12] DAVIES M A, TERBRUGGE K, WILLINSKY R, et al. The validity of classification for the clinical presentation of intracranial dural arteriovenous fistulas [J]. J Neurosurg, 1996, 85 (5): 830-837.

[13] NISHIMUTA Y, AWA R, SUGATA S, et al. Long-term outcome after endovascular treatment of cavernous sinus dural arteriovenous fistula and a literature review [J]. Acta Neurochir (Wien), 2017, 159 (11): 2113-2122.

[14] SINGH V, SMITH W S, LAWTON M T, et al. Risk factors for hemorrhagic presentation in patients with dural arteriovenous fistulae [J]. Neurosurgery, 2008, 62 (3): 628-635.

[15] DUFFAU H, LOPES M, JANOSEVIC V, et al. Early rebleeding from intracranial dural arteriovenous fistulas: report of 20 cases and review of the literature [J]. J Neurosurg, 1999, 90 (1): 78-84.

[16] MORPARIA N, MILLER G, RABINSTEIN A, et al. Cognitive decline and hypersomnolence: thalamic manifestations of a tentorial dural arteriovenous fistula (DAVF)[J]. Neurocritical care, 2012, 17 (3): 429-433.

［17］KIM W Y, KIM J B, NAM T K, et al. Cervical Myelopathy Caused by Intracranial Dural Arteriovenous Fistula [J]. Korean Journal of Spine, 2016, 13 (2): 67-70.

［18］POP R, MANISOR M, ALORAINI Z, et al. Foramen magnum dural arteriovenous fistula presenting with epilepsy [J]. Interv Neuroradiol, 2015, 21 (6): 724-727.

［19］FARB R I, AGID R, WILLINSKY R A, et al. Cranial dural arteriovenous fistula: diagnosis and classification with time-resolved MR angiography at 3T [J]. AJNR Am J Neuroradiol, 2009, 30 (8): 1546-1551.

［20］NISHIMURA S, HIRAI T, SASAO A, et al. Evaluation of dural arteriovenous fistulas with 4D contrast-enhanced MR angiography at 3T [J]. AJNR Am J Neuroradiol, 2010, 31 (1): 80-85.

［21］LAWTON M T, SANCHEZ-MEJIA R O, PHAM D, et al. Tentorial dural arteriovenous fistulae: operative strategies and microsurgical results for six types [J]. Neurosurgery, 2008, 62 (3 Suppl 1): 110-124; discussion 24-25.

［22］BORDEN J A, WU J K, SHUCART W A. A proposed classification for spinal and cranial dural arteriovenous fistulous malformations and implications for treatment [J]. J Neurosurg, 1995, 82 (2): 166-179.

［23］SATOMI J, VAN DIJK J M, TERBRUGGE K G, et al. Benign cranial dural arteriovenous fistulas: outcome of conservative management based on the natural history of the lesion [J]. J Neurosurg, 2002, 97 (4): 767-770.

［24］BROWN R D, WIEBERS D O, NICHOLS D A. Intracranial dural arteriovenous fistulae: angiographic predictors of intracranial hemorrhage and clinical outcome in nonsurgical patients [J]. J Neurosurg, 1994, 81 (4): 531-538.

［25］SIGNORELLI F, DELLA PEPA G M, SABATINO, et al. Diagnosis and management of dural arteriovenous fistulas: a 10 years single-center experience [J]. Clin Neurol Neurosurg, 2015, 128: 123-129.

［26］CHEN C J, LEE C C, DING D, et al. Stereotactic radiosurgery for intracranial dural arteriovenous fistulas: a systematic review [J]. J Neurosurg, 2015, 122 (2): 353-362.

［27］ KIURA Y, OHBA S, SHIBUKAWA M, et al. Transfemoral transvenous embolization of dural arteriovenous fistulas involving the isolated transverse-sigmoid sinus [J]. Interv Neuroradiol, 2007, 13 Suppl 1 (Suppl 1): 109-114.

［28］ ISHIHARA H, ISHIHARA S, NEKI H, et al. Dural arteriovenous fistula of the anterior cranial fossa with carotid artery stenosis treated by simultaneous transarterial embolization and carotid artery stenting [J]. Neurologia medico-chirurgica, 2010, 50 (11): 995-997.

［29］ SPIOTTA A M, HAWK H, KELLOGG R T, et al. Transfemoral venous approach for Onyx embolization of anterior fossa dural arteriovenous fistulae [J]. J Neurointerv Surg, 2014, 6 (3): 195-199.

［30］ ZHAO W Y, KRINGS T, YANG P F, et al. Balloon-assisted superselective microcatheterization for transarterial treatment of cranial dural arteriovenous fistulas: technique and results [J]. Neurosurgery, 2012, 71 (2 Suppl Operative): ons269-ons 273.

［31］ NELSON P K, RUSSELL S M, WOO H H, et al. Use of a wedged microcatheter for curative transarterial embolization of complex intracranial dural arteriovenous fistulas: indications, endovascular technique, and outcome in 21 patients [J]. J Neurosurg, 2003, 98 (3): 498-506.

［32］ ROBERT T, BLANC R, SMAJDA S. Endovascular treatment of cribriform plate dural arteriovenous fistulas: technical difficulties and complications avoidance [J]. J Neurointerv Surg, 2016, 8 (9): 954-958.

［33］ JAMOUS M A, SATOH K, SATOMI J, et al. Detection of enlarged cortical vein by magnetic resonance imaging contributes to early diagnosis and better outcome for patients with anterior cranial fossa dural arteriovenous fistula [J]. Neurologia medico-chirurgica, 2004, 44 (10): 516-520.

［34］ KLISCH J, HUPPERTZ HJ, SPETZGER U, et al. Transvenous Treatment of Carotid Cavernous and Dural Arteriovenous Fistula: Results for 31 Patients and Review of the Literature [J]. Neurosurgery, 2003, 53 (4): 836-857.

［35］ MEYERS P M, HALBACH V V, DOWD C F, et al. Dural carotid cavernous fistula: definitive endovascular management and long-term follow-up [J]. Am J Ophthalmol, 2002, 134 (1): 85-92.

[36] FANG B, QIAN C, YU J, et al. Transarterial Embolization of Cavernous Sinus Dural Arteriovenous Fistulas with Ipsilateral Inferior Petrosal Sinus Occlusion via the Ascending Pharyngeal Artery [J]. World Neurosurg, 2018, 117: e603-e611.

[37] LV X, JIANG C, LI Y, et al. Results and complications of transarterial embolization of intracranial dural arteriovenous fistulas using Onyx-18 [J]. J Neurosurg, 2008, 109 (6): 1083-1090.

[38] SRINIVASAN V M, SEN A N, Kan P. Trans-superior ophthalmic vein approach for treatment of carotid-cavernous fistula [J]. Neurosurg Focus, 2019, 46 (Suppl_2): V4.

[39] PAMUK A G, SAATCI I, CEKIRGE HS, et al. A contribution to the controversy over dimethyl sulfoxide toxicity: anesthesia monitoring results in patients treated with Onyx embolization for intracranial aneurysms [J]. Neuroradiology, 2005, 47 (5): 380-386.

[40] GEIBPRASERT S, PONGPECH S, ARMSTRONG D, et al. Dangerous extracranial-intracranial anastomoses and supply to the cranial nerves: vessels the neurointerventionalist needs to know [J]. AJNR Am J Neuroradiol, 2009, 30 (8): 1459-1468.

[41] LEE S H, CHO W S, KANG H S, et al. Newly occurring cranial nerve palsy after endovascular treatment of cavernous sinus dural arteriovenous fistulas [J]. J Neurointerv Surg, 2019, 11 (11): 1168-1172.

[42] KLISCH J, HUPPERTZ HJ, SPETZGER U, et al. Transvenous treatment of carotid cavernous and dural arteriovenous fistulae: results for 31 patients and review of the literature [J]. Neurosurgery, 2003, 53 (4): 836-856.

[43] LV X, JIANG C, LI Y, et al. Intraarterial and intravenous treatment of transverse/sigmoid sinus dural arteriovenous fistulas [J]. Interv Neuroradiol, 2009, 15 (3): 291-300.

[44] JIANG C, LV X, LI Y, et al. Transarterial Onyx packing of the transverse-sigmoid sinus for dural arteriovenous fistulas [J]. Eur J Radiol, 2011, 80 (3): 767-770.

[45] DAWSON R C, JOSEPH G J, OWENS D S, et al. Transvenous embolization as the primary therapy for arteriovenous fistulas of the

lateral and sigmoid sinuses [J]. AJNR Am J Neuroradiol, 1998, 19 (3): 571-576.

［46］ HALBACH V V, HIGASHIDA R T, HIESHIMA G B, et al. Transvenous embolization of dural fistulas involving the transverse and sigmoid sinuses [J]. AJNR Am J Neuroradiol, 1989, 10 (2): 385-392.

［47］ ROY D, RAYMOND J. The role of transvenous embolization in the treatment of intracranial dural arteriovenous fistulas [J]. Neurosurgery, 1997, 40 (6): 1133-1141.

［48］ ERTL L, BRUCKMANN H, KUNZ M, et al. Endovascular therapy of low-and intermediate-grade intracranial lateral dural arteriovenous fistulas: a detailed analysis of primary success rates, complication rates, and long-term follow-up of different technical approaches [J]. J Neurosurg, 2017, 126 (2): 360-367.

［49］ GUO F, ZHANG Y, LIANG S, et al. The Procedure-Related Complications of Transarterial Onyx Embolization of Dural Arteriovenous Fistula Using Transvenous Balloon Protection [J]. World Neurosurg, 2018, 116: e203-e210.

［50］ VOLLHERBST D F, ULFERT C, NEUBERGER U, et al. Endovascular Treatment of Dural Arteriovenous Fistulas Using Transarterial Liquid Embolization in Combination with Transvenous Balloon-Assisted Protection of the Venous Sinus [J]. AJNR Am J Neuroradiol, 2018, 39 (7): 1296-1302.

［51］ LI J N, LI Q, FANG Y B, et al. Factors predicting de Novo formation of fistulas after dural fistula embolization using venous sinus balloon protection [J]. World Neurosurg, 2019, 136: e75-e82.

第四节 颈内动脉海绵窦瘘

一、概述

颈内动脉海绵窦瘘（carotid-cavernous fistula，CCF）是指海绵窦段颈内动脉或其在海绵窦内的分支破裂，与海绵窦之间形成的异常动静脉沟通。按病因可将其分为创伤性 CCF 和自发性 CCF。75% 以上的 CCF 由创伤引起,通常见于严重交通伤或高处坠落伤等致伤暴力较大的创伤,常合并累及鞍区的颅底骨折。在经蝶手术广泛开展的背景下,术中损伤颈内动脉导致的医源性损伤也是导致 CCF 的重要原因。血管内介入治疗也可引起创伤性颈内动脉海绵窦瘘(traumatic carotid-cavernous fistula,TCCF),包括导丝导管直接损伤海绵窦段颈内动脉,球囊成形术治疗颈内动脉海绵窦段粥样硬化狭窄,或使用 Fogarty 导管进行的血管内介入治疗等。自发性 CCF 多为颈内动脉海绵窦段的动脉瘤破裂所致,结缔组织疾病等其他导致动脉壁薄弱的疾病也可伴发自发性 CCF。

(一) 临床表现

CCF 形成后在瘘口处产生的高流量分流会显著增加海绵窦内压力,导致眼静脉、侧裂浅静脉等上游静脉内高压,以及岩上窦、岩下窦等下游引流静脉内高速血流而引起临床症状。

1. 颅内杂音 是 CCF 患者最常见的临床症状,特异性地表现为与心脏搏动一致的吹风样杂音。流量大时可用听诊器闻及,杂音出现的部位与 CCF 的引流方向有关,常见于乳突部位、眶部或颞部,如眼部症状明显而未闻及明显乳突部位杂音者,提示可能合并岩下窦的闭塞。

2. 眼部症状 是 CCF 患者最常见的就诊原因,包括如下:①搏动性突眼和球结膜水肿。由海绵窦内高压引起的眼静脉逆向引流所致。②视力下降。长时间眼球缺血,眼内压力增高,视神经萎缩,角膜溃疡和球结膜炎症,这些都可以导致视力障碍。部分患者因眶内压力急剧升高,可在数天内导致患者失明。由于海绵间窦的存在,眼部症状可出现在双侧,或在极少数患者以对侧眼部症状为主(图4-27)。③脑神经麻痹。以动眼神经和外展神经麻痹较常见,患者可出现复视,查体可见眼球活动障碍、瞳孔散大、对光反射消失等相关体征。脑神经麻痹的发生与海绵窦内高压对脑神经造成的机械性压迫或继发脑神经的缺血事件有关。

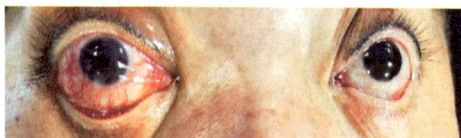

图 4-27 CCF 患者眼部症状

3. 口鼻大出血 可表现为致死性的口鼻大出血,多由 CCF 形成时合并的颈内动脉损伤出血破入蝶窦或筛窦,经其在鼻道的开口进入鼻腔导致。应与创伤时合并的颅底与软组织损伤引起的鼻出血相鉴别。

4. 神经功能障碍 如果 CCF 偷流减少了对半球的灌注,则会发生患者大脑半球缺血,甚至脑梗死继而导致神经功能障碍。少部分患者由基底静脉等深部静脉高压引起脑干引流障碍,导致神经功能障碍。

5. 自发性颅内出血 由血流经海绵窦向蝶顶窦、侧裂浅静脉逆流导致静脉高压、静脉性梗死并继发出血,以颞叶多见,多出现于 Labbe 静脉发育不良的患者。

（二）辅助检查

影像学检查是评估和诊断 CCF 的重要依据。

1. CT 头颅 CT 可显示海绵窦周围的颅底骨折，可同时评估合并的颅内血肿或脑挫伤。眼眶 CT 可显示眶内扩张的眼静脉。

2. MRI 对创伤的评估通常不如 CT，但可显示眶内和脑表面异常扩张的引流静脉，表现为 T_2 像上异常增粗的血管流空影，提示静脉高压的存在。

3. CTA 或 MRA 可用于 CCF 的筛查，表现为动脉期影像上海绵窦及其下游静脉的提前显影。

4. DSA 经股动脉插管行全脑血管造影是诊断 CCF 的"金标准"，可判断瘘口位置、流量大小、引流方式，为制定手术策略提供依据。

（三）诊断

根据病史、临床表现及辅助检查即可诊断。应注意与海绵窦区硬脑膜动静脉瘘相鉴别，尽管以往将这两种疾病都称为 CCF，但是目前认为两者的发病机制存在明显差异，治疗方案也有所不同，需加以鉴别。

（四）治疗原则

创伤性 CCF 的瘘口通常较大，介入手术治疗是其主要治疗方法。对于视力障碍进行性加重、脑梗死或出血，或口鼻大出血的患者应急诊治疗。根据选用的血管入路可分为经动脉入路和经静脉入路，一般首次治疗首选经动脉入路。弹簧圈栓塞或液体材料栓塞术也可由经静脉入路实施，通常仅用于经动脉入路失败的情况，最常见的静脉途径有经岩下窦入路和经面静脉、眼静脉入路。

1. 可脱球囊栓塞术　根据瘘口大小选择合适型号的球囊,球囊漂浮导管将可脱球囊经颈内动脉的瘘口导入海绵窦内,充盈球囊后可闭塞瘘口并保持颈内动脉通畅。术中需避免球囊突入颈内动脉引起狭窄或闭塞,否则会导致脑缺血或脑梗死。该技术操作简单,治愈率高,自 20 世纪 70 年代问世以来一度是 CCF 的首选治疗方法。但因其存在较高的复发风险,目前临床使用逐渐减少。

2. 弹簧圈栓塞术　将微导管超选进入海绵窦,使用弹簧圈从瘘口的静脉端进行填塞以促进窦内血栓形成。当瘘口较大时,单纯使用弹簧圈不易完全闭塞瘘口,可使用修饰弹簧圈或结合液体材料栓塞术治疗。

3. 液态栓塞术　需选择非黏附性液体栓塞剂,可单独使用或在部分弹簧圈栓塞的基础上进行。术中需在颈内动脉使用不可脱球囊临时封闭瘘口,防止液体栓塞剂散入颈内动脉。此方法操作较复杂,但疗效确切,治愈后极少复发,但应注意脑神经麻痹症状加重的风险。

4. 覆膜支架血管成形术　在血管内释放合适规格的覆膜支架完全覆盖瘘口,即刻重建颈内动脉。此方法操作简单,不产生海绵窦内占位效应,但有时难以完全覆盖瘘口,术后需要进行抗血小板治疗,并存在支架内狭窄或颈动脉闭塞等风险。

5. 颈内动脉闭塞术　使用可脱球囊或弹簧圈直接闭塞颈内动脉。此方法目前临床已较少应用,只有因各种原因无法重建血管时才会使用。闭塞前必须行球囊闭塞试验,显示代偿血流充分才能实施。术中应注意同时闭塞瘘口及其远近端,避免逆向血流持续充盈瘘口。

二、颈内动脉海绵窦瘘栓塞术

(一) 造影评估

造影评估时应行全脑血管造影,达到以下评估目的。

1. 明确瘘口位置及大小　通过患者颈内动脉造影显示瘘口位置,旋转造影及三维重建有助于更好地显示瘘口的位置。由于 CCF 通常流量较大,造成偷流,瘘口的远端边界往往显示不清。此时可通过对侧颈内动脉或椎动脉造影,观察经过前后交通动脉进入瘘口的造影剂。如显示不清可在造影时行患侧压颈,以更好地显示瘘口远端边界。

2. 评估海绵窦的引流情况　造影时应仔细评估海绵窦的引流情况,尤其当瘘口较大、闭合较困难时,应强调首先闭塞海绵窦上游静脉,即眼静脉和蝶顶窦,避免在瘘口没有完全闭塞的情况下闭塞岩上窦、岩下窦等下游静脉导致眼静脉和侧裂静脉高压加剧。

3. 测量瘘口远近端颈内动脉直径　预先测量瘘口远近端颈内动脉直径,评估必要时需使用球囊或支架辅助的可能性。

(二) 技术要点

1. 通路建立　常规选择 6F 导引导管,在 0.035in 泥鳅导丝导引下超选至颈内动脉岩骨段。

2. 工作角度选择　根据旋转造影和三维重建选择工作角度，通常选择瘘口的切线位为工作角度，以观察弹簧圈与瘘口的位置关系，防止弹簧圈突入颈内动脉。

3. 微导管到位选择　0.017in 微导管，根据三维重建对微导管头端进行塑形。在 0.014in 微导丝导引下将微导管经瘘口超选进入海绵瘘。准确稳定的微导管头端塑形有利于瘘口处的弹簧圈栓塞，避免在收尾阶段微导管不稳定。

4. 弹簧圈栓塞　根据测量选择合适大小的弹簧圈，栓塞过程中应尽可能自海绵窦上游静脉（眼静脉、蝶顶窦）处开始。栓塞过程中应注意微导管头的张力和位置，避免微导管在栓塞早期即因张力过大而退至近瘘口处，此时再超选至海绵窦深部会较困难，可能导致无法完全栓塞瘘口。

5. 双微导管置管　当瘘口较大时单纯弹簧圈栓塞可能无法完全闭塞瘘口，可预先在海绵窦近上游静脉（眼静脉、蝶顶窦）处预留第二根微导管。当第一根微导管退至近瘘口处仍未完全闭塞瘘口时，可通过第二根微导管栓塞弹簧圈或注射液体栓塞剂。

6. 液体栓塞剂使用　液体栓塞剂栓塞 CCF 时均使用非黏附性栓塞剂，注入液体栓塞剂应使用高顺应性球囊在颈内动脉内充盈充分覆盖瘘口，以避免液体栓塞剂弥散进入颈内动脉。

7. 静脉入路　以岩下窦入路为首选，使用静脉入路进行栓塞时注意微导管头端应靠近瘘口处，以保证在瘘口有较致密的弹簧圈。

(三) 围手术期处理

1. 术前应充分告知患者及其家属手术的必要性和相应风险,并签署知情同意书。

2. 术前应做详细的神经查体作为基线,供术后查体时对照。

3. 手术通常在气管插管全身麻醉下实施。

4. 手术应常规在全身肝素化下实施。

5. 术后应动态观察患者的临床症状,若重新出现症状需考虑瘘口再通。

6. 若术中弹簧圈在瘘口突入颈内动脉较明显,术后需给予抗血小板治疗。

(四) 并发症防治

1. 瘘口处血栓形成　栓塞物(可脱球囊、弹簧圈、液态胶)经瘘口突入颈内动脉,诱发局部血小板聚集导致血栓形成。应在术中尽可能避免栓塞物突出,如果无法避免,应在术后予以抗血小板治疗,降低术后血栓风险。若突出明显严重影响血流,应使用支架置入等挽救性技术维持颈内动脉通畅。

2. 栓塞事件　栓塞物逃逸导致远端动脉栓塞。使用弹簧圈时应选择大尺寸的弹簧圈,尤其避免在瘘口附近使用小尺寸的弹簧圈。使用液体栓塞剂时必须使用不可脱球囊在颈内动脉内充盈完全覆盖瘘口,并在注入液体栓塞剂的过程中仔细观察瘘口处是否有栓塞剂弥散入颈内动脉。如果发生栓塞物逃逸,应尽可能使用吸栓或取栓技术予以取出,如无法取出可使用支架将其固定于血管壁恢复正常动脉管腔。

3. 脑神经麻痹　使用各种栓塞物实施瘘口栓塞术时,因栓塞物海绵壁形成机械压迫,可导致术后一过性或永久性脑神经麻痹。应在术中注意控制栓塞范围尽可能集中于瘘口周围,尤其应避免在海绵窦外侧壁附近做致密栓塞。

4. 瘘口复发　是 CCF 球囊栓塞术后常见的并发症,多由于弹簧圈栓塞不够致密,术后弹簧圈移位导致瘘口再通。患者可表现为术后消失的颅内杂音和眼部症状重新出现,需再次接受治疗。

三、颈内动脉海绵窦瘘覆膜支架重建术

(一) 造影评估

造影评估时应行全脑血管造影,达到以下评估目的。

1. 明确瘘口位置及大小　通过患者颈内动脉造影显示瘘口位置,旋转造影及三维重建有助于更好地显示瘘口的位置。由于 CCF 通常流量较大,造成偷流,瘘口远端的边界往往显示不清。此时可通过对侧颈内动脉或椎动脉造影,观察经过前后交通动脉进入瘘口的造影剂。如显示不清可在造影时行患侧压颈,以更好地显示瘘口远端边界。

2. 测量瘘口远近端颈内动脉直径　因目前可用的覆膜支架型号有限,应首先评估是否有合适尺寸的覆膜支架可用。

(二) 技术要点

1. 双侧股动脉穿刺　患侧颈内动脉造影能清晰地

显示瘘口时无须行双侧股动脉穿刺,当瘘口流量较大、颈内动脉造影无法清楚地显示瘘口时,应行双侧股动脉穿刺。一侧置入导引导管于患侧颈内动脉实施治疗,另一侧置入造影管于对侧颈内动脉或椎动脉,用于造影以显示瘘口远端。

2. 通路建立　常规选择 6F 导引导管,在 0.035in 泥鳅导丝导引下超选至颈内动脉岩骨段。

3. 支架选择　根据测量选择合适直径和长度的覆膜支架,支架长度应充分覆盖瘘口;支架直径应参考瘘口远近端拟覆盖范围内的最大直径。

4. 支架到位　覆膜支架相对于常规支架顺应性和通过性较差,当患者颈内动脉异常迂曲时常规导引导管常无法将支架辅助到位。此时应使用 5F 或 6F 中间导管预先超选至瘘口以远,再通过中间导管将支架输送至瘘口以远,再回撤支架到位。到位后需造影确认支架远近端是否可以完全覆盖瘘口。

5. 支架释放　释放支架前应释放支架系统的张力,且在路径图下或在透视图像下根据骨性标志定位释放支架。在部分充盈球囊时,支架系统可因部分阻断血流而受血流冲击向前移位,此时可再次造影确认支架位置并通过释放或增加张力达到稳定支架系统的目的。应根据血管直径预先决定释放支架的压力,完全释放支架后应造影确认支架是否完全贴壁,瘘口是否完全被覆盖。若仍存在内漏,可重复充盈球囊使支架获得更充分的贴壁。若瘘口没有完全被覆盖,可考虑使用第 2 枚支架进行桥接(图 4-28)。

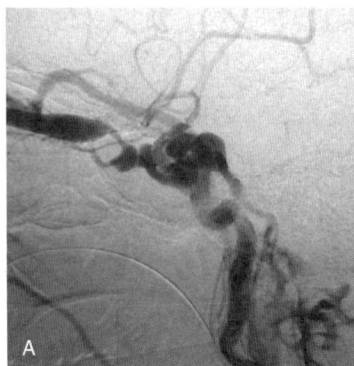
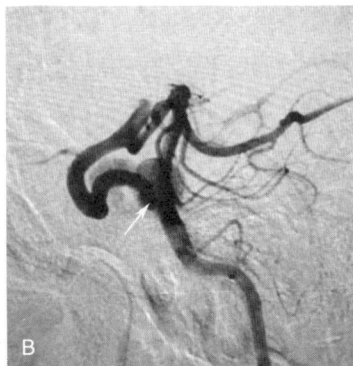
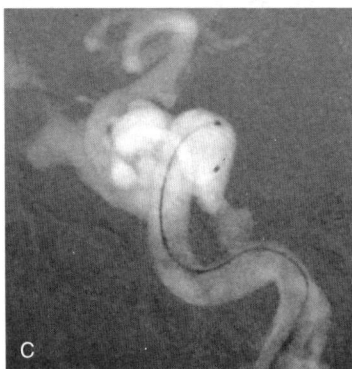
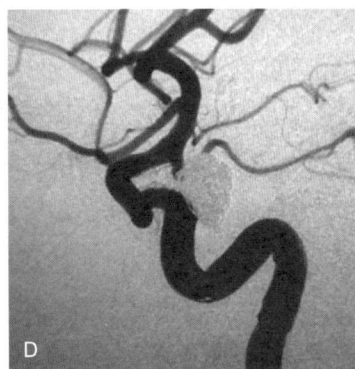
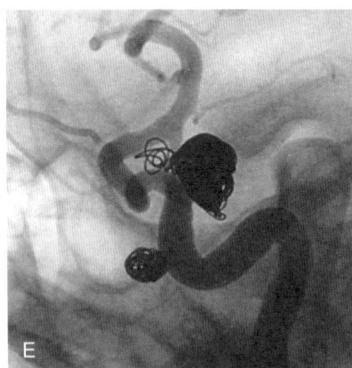
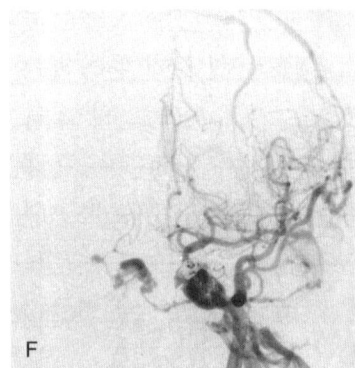

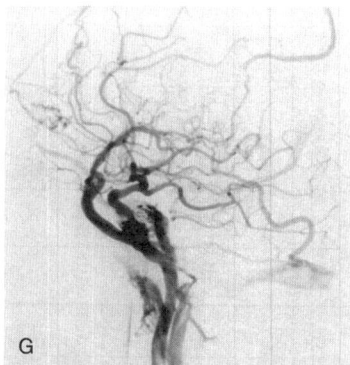

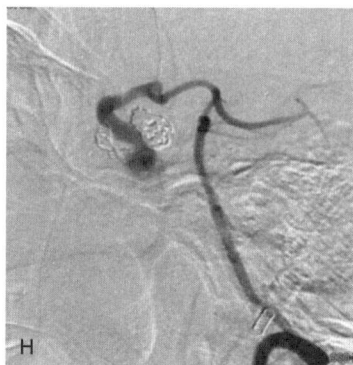

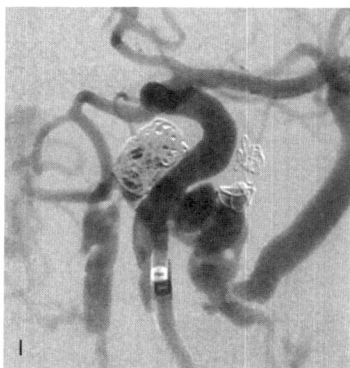

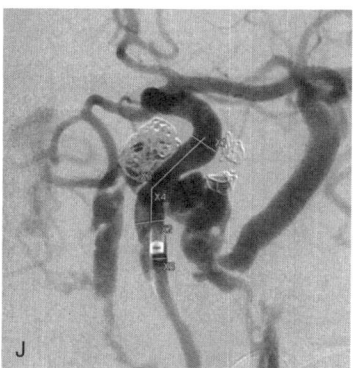

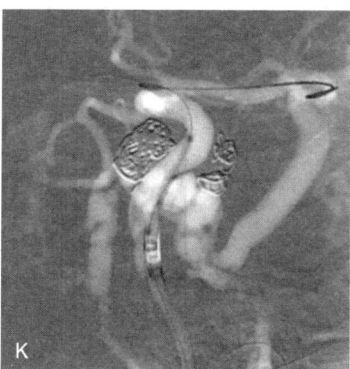

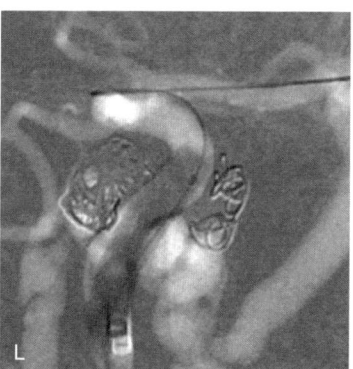

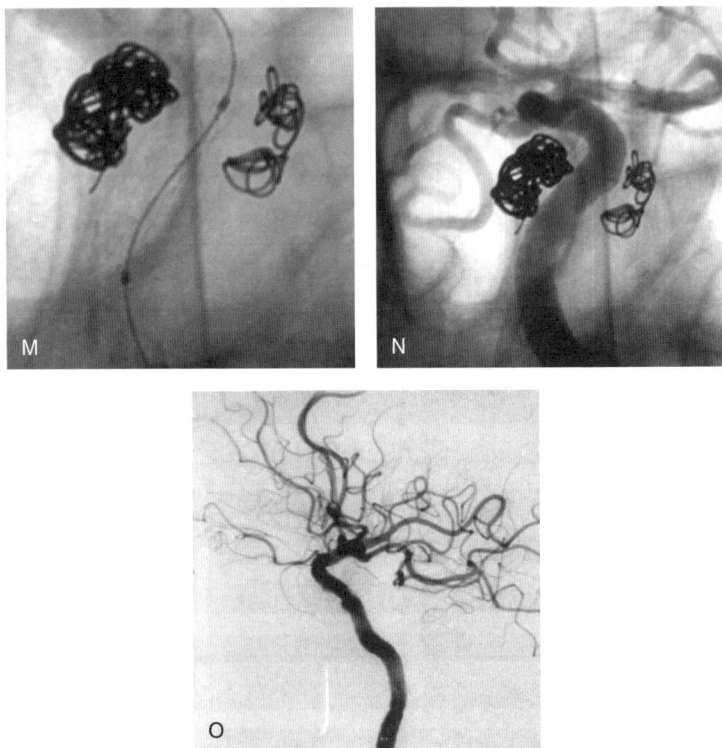

图 4-28　CCF 的介入治疗

A、B. 正侧位造影动脉期可见瘘口提前显影;C. 超选至瘘口;D、E. 进行弹簧圈填塞;F、G. 再次造影提示瘘口仍然显影;H. 椎动脉造影提示后交通开放良好,逆流至瘘口处;I. 瘘口流量仍较大;J. 测量血管内径与长度;K. 确认支架位置;L、M. 支架释放完全覆盖瘘口;N. 不减影提示支架与弹簧圈形态良好;O. 瘘口完全不显影。

(三) 围手术期处理

1. 术前应充分告知患者及其家属手术的必要性和相应风险,并签署知情同意书。

2. 术前应做详细的神经查体作为基线,供术后查体时对照。

3. 术前应进行头颅 CT 及头颅 MRI 检查,以排除患者合并有出血或新发缺血病灶。

4. 术前应按支架治疗进行抗血小板药物准备。

5. 手术通常在气管插管全身麻醉下实施。

6. 手术应常规在全身肝素化下实施。

7. 术后应动态观察患者的临床症状,若重新出现症状需考虑瘘口再通。

(四) 并发症防治

1. 支架内血栓形成　覆膜支架较常规支架有更强的致栓性,应保证充分的抗血小板药物准备。若术中出现急性血栓,可使用替罗非班等糖蛋白受体拮抗剂进行治疗。

2. 颅内出血　一方面,CCF 患者多合并有颅内损伤,若治疗时颅内损伤尚未愈合,可能因抗血小板及抗凝药物的使用而导致新发出血;另一方面,对于瘘口较大导致严重盗血的患者,术前可能存在患侧脑供血区的严重低灌注,甚至发生脑梗死,当瘘口完全闭塞,血流恢复后可出现供血区域的高灌注,严重者可出现高灌注性出血。故准备使用覆膜支架治疗的患者术前应常规进行头颅 CT 及头颅 MRI 的检查。

(方亦斌　许　奕　段国礼)

参 考 文 献

[1] BARROW D L, SPECTOR R H, BRAUN I F, et al. Classification and treatment of spontaneous carotid-cavernous sinus fistulas [J]. J Neurosurg, 1985, 62 (2): 248-256.

[2] KOMIYAMA M, NAKAJIMA H, NISHIKAWA M, et al. Traumatic carotid cavernous sinus fistula: serial angiographic studies from the day of trauma [J]. AJNR Am J Neuroradiol, 1998, 19 (9): 1641-1644.

[3] SERBINENKO F A. Balloon catheterization and occlusion of major cerebral vessels [J]. J Neurosurg, 1974, 41 (2): 125-145.

[4] DEBRUN G, LACOUR P, VINUELA F, et al. Treatment of 54 traumatic carotid-cavernous fistulas [J]. J Neurosurg, 1981, 55 (5): 678-692.

[5] GOTO K, HIESHIMA G B, HIGASHIDA R T, et al. Treatment of direct carotid cavernous sinus fistulae. Various therapeutic approaches and results in 148 cases [J]. Acta Radiol Suppl, 1986, 369: 576-579.

[6] HIGASHIDA R T, HALBACH V V, TSAI F Y, et al. Interventional neurovascular treatment of traumatic carotid and vertebral artery lesions. Results in 234 cases [J]. AJR Am J Roentgenol, 1989, 153: 577-582.

[7] JACOBS J M, PARKER G D, APFELBAUM R I. Defl ation of detachable balloons in the cavernous sinus by percutaneous puncture [J]. AJNR Am J Neuroradiol, 1993, 14 (1): 175-177.

[8] JUNG J Y, KIM S H, KIM D J, et al. Navigation-assisted transsphenoidal deflation of a detachable balloon in the cavernous sinus after embolization of a direct carotid-cavernous fistula [J]. Acta Neurochir (Wien), 2007, 149 (2): 207-212.

[9] KWON B J, HAN M H, KANG H S, et al. Endovascular occlusion of direct carotid cavernous fistula with detachable balloons: usefulness of 3D angiography [J]. Neuroradiology, 2005, 47 (4): 271-281.

[10] WEBER W, HENKES H, BERG-DAMMER E, et al. Cure of a direct carotid cavernous fistula by endovascular stent deployment [J]. Cerebrovasc Dis, 2001, 12 (3): 272-275.

[11] LEE C Y, YIM M B, KIM I M, et al. Traumatic aneurysm of the supraclinoid internal carotid artery and an associated carotid-cavernous fistula: vascular reconstruction performed using intravascular implantation of stents and coils. Case report [J]. J Neurosurg, 2004, 100 (1): 115-119.

[12] MORÓN F E, KLUCZNIK R P, MAWAD M E, et al. Endovascular treatment of high-flow carotid cavernous fistulas by stent-assisted coil placement [J]. AJNR Am J Neuroradiol, 2005, 26 (6): 1399-1404.

［13］ KERBER C W, BANK W O, CROMWELL L D. Cyanoacrylate occlusion of carotid-cavernous fistula with preservation of carotid artery flow [J]. Neurosurgery, 1979, 4 (3): 210-215.

［14］ LUO C B, TENG M M H, CHANG F C, et al. Transarterial balloon-assisted n-butyl-2-cyanoacrylate embolization of direct carotid cavernous fistulas [J]. AJNR Am J Neuroradiol, 2006, 27 (7): 1535-1540.

［15］ ZAIDAT O O, LAZZARO M A, NIU T, et al. Multimodal endovascular therapy of traumatic and spontaneous carotid cavernous fistula using coils, n-BCA, Onyx and stent graft [J]. J NeuroIntervent Surg, 2011, 3: 255-262.

［16］ CHUN G F H, TOMSICK T A. Transvenous embolizationof a direct carotid cavernous fistula through the pterygoid plexus [J]. AJNR Am J Neuroradiol, 2002, 23 (7): 1156-1159.

第五章
其他神经系统疾病的介入治疗

第一节　颅内静脉系统血栓形成

一、概述

颅内静脉系统血栓形成(cerebral venous and sinus thrombosis, CVST)包括静脉窦血栓形成和皮质静脉血栓形成,是一种少见的脑血管病,在脑血管病中占0.5%~1.0%。本病多见于育龄女性,文献报道男女比例为0.3∶1。多种疾病可引起CVST,包括中耳乳窦部位感染、口服避孕药物、水肿状态、血液系统疾病,以及自身免疫性疾病等。总体来说,75%左右的颅内静脉窦血栓患者临床预后良好,但小部分患者在急性期由继发脑水肿或静脉性梗死出血转化引起的颅内压升高,可导致死亡。

(一)临床表现

CVST起病形式以急性或亚急性起病多见,少数患者表现为慢性起病。临床表现各异,但主要为高颅压的表现和静脉引流区域神经功能障碍,缺乏特异性的诊断意义。

1. 高颅压　几乎所有患者均有头痛症状,其他常见症状包括恶心呕吐、视物模糊,甚至意识障碍。体格检查可发现有外展神经麻痹。病程较长的患者可在眼底检查时发现视盘水肿。当血栓位于上矢状窦前部或皮质静脉时可无明显的高颅压症状。

2. 癫痫发作　CVST 患者的癫痫多继发于弥漫性颅内压增高,多表现为癫痫大发作,若不能有效解除病因或降低颅压,癫痫往往难以控制。

3. 神经功能障碍　静脉系统血栓的形成可导致引流区域的静脉性梗死,甚至出血。当血栓位于上矢状窦中部时可出现一侧或双侧的偏瘫或感觉障碍;血栓位于上矢状窦后部进而可引起皮质盲;血栓位于优势侧横窦、乙状窦区时可导致颞叶梗死引起失语;血栓位于直窦时表现为严重的意识障碍。

（二）辅助检查

因静脉 CVST 的临床表现没有特异性,往往需要通过辅助检查来帮助诊断。

1. 血液检验　凝血功能检查在静脉窦血栓诊断中具有重要的临床意义,急性期往往伴有 D- 二聚体的显著升高,具有诊断价值。当病因不清时,血管炎指标及自身免疫指标检查可帮助发现潜在的病因。

2. CT　头颅 CT 平扫可表现为静脉窦内的高密度征(图 5-1),增强扫描后可见窦壁或硬膜结构强化,但窦内不强化,被称为"空三角征",具有诊断意义。病情较重者可查及与动脉分布不一致(与静脉引流区域一致)

的低密度梗死灶或合并出血灶,可发生于多个脑叶,甚至双侧半球(图5-2)。

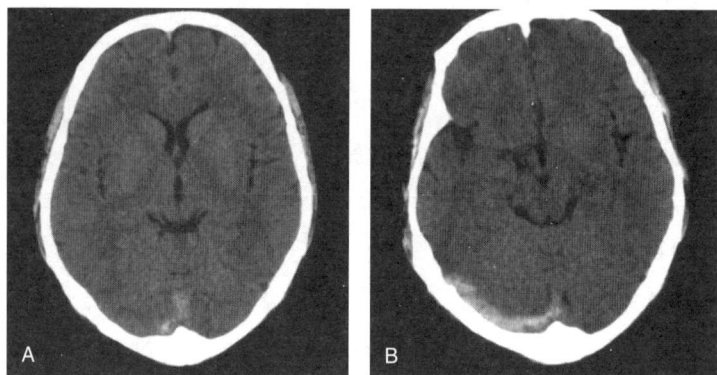

图 5-1　静脉窦内高密度征

A. 窦汇部高密度征;B. 右侧横窦高密度征。

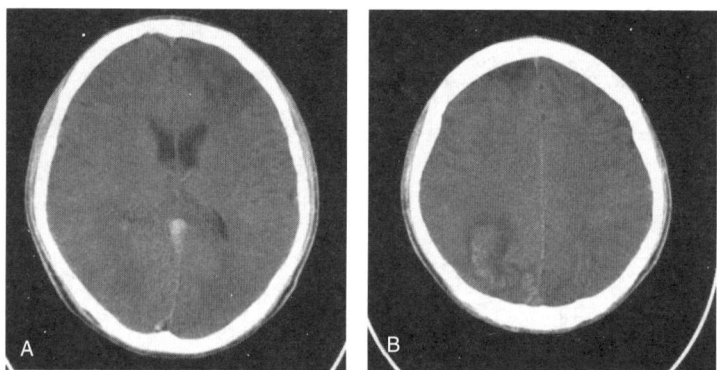

图 5-2　静脉性脑梗死

A. CT 提示直窦高密度影、双侧额叶低密度梗死灶;B. 右侧额顶叶低密度病灶合并块状高密度影。

3. MRI　头颅 MRI 相较 CT 能更好地显示脑组织和静脉窦的情况,上述 CT 提示的脑实质出血或梗死在

MRI 显示更清楚。还可根据血栓在 T_1 和 T_2 相的不同信号特点估计血栓的形成时间。磁共振静脉成像术（magnetic resonance venogram, MRV）对诊断 CVST 有很大的价值, 可表现为静脉窦信号不连续或完全不显影（图 5-3）。

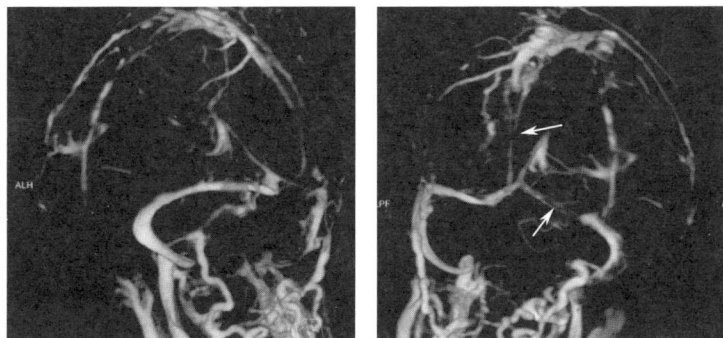

图 5-3　颅内静脉系统血栓形成

MRV 提示上矢状窦前 1/3 纤细, 后 1/3、直窦及窦汇部信号不连续, 残余管腔不规则。箭头所示为直窦、上矢状窦显影不清处。

4. DSA　经股动脉插管行全脑血管造影是诊断 CVST 的"金标准", 可表现为静脉窦内的充盈缺损或节段性不显影, 通常可观察到脑循环时间延长。同时可评估代偿的静脉引流通道的建立情况以判断患者预后及辅助制定治疗决策。

5. 脑脊液　腰椎穿刺检查测压通常可发现颅内压异常增高, 脑脊液可正常或呈淡血性或黄色。

（三）**诊断**

静脉窦血栓常因临床表现缺乏特异性而被误诊、漏诊。应结合患者的病史、临床表现及相关辅助检查综合判断。尽管 DSA 被认为是诊断 CVST 的"金标准",但文献报道 MRI 联合 MRV 检查阳性率可达 90%,且 MRI 还有助于鉴别静脉窦血栓和静脉窦先天不发育,因此常作为确诊静脉窦血栓的主要方法。而 DSA 通常用于临床表现及 MRV 不典型或需要评估是否需要介入治疗的患者。

(四)治疗原则

1. 抗凝治疗 可阻止血栓进展并促进静脉侧支循环建立,普通肝素或低分子肝素治疗仍然是 CVST 的一线治疗方案。即使对于合并出血的患者,抗凝治疗可能增加出血量,但总体获益仍显著大于风险。

2. 系统性溶栓治疗 血栓形成后可完全阻断血流,因此全身应用溶栓药物时药物可能无法有效作用于血栓部分因而收获甚微,反而增加了出血的风险。

3. 血管内介入治疗 对于重症或抗凝治疗无效的患者,使用血管内介入治疗是可选的方法。血管内介入治疗包括接触性溶栓治疗、支架取栓治疗、吸栓治疗等。

4. 对症治疗 降颅压治疗是保护脑功能、防止继发性脑损害的重要手段。对于有癫痫发作病史的患者应积极抗癫痫治疗,但对于无癫痫发作病史的患者是否需要给予预防性的抗癫痫治疗尚无定论。

5. 去骨瓣减压 对于颅内压升高显著、药物治疗无效者,可考虑行去骨瓣减压术。因静脉性脑损伤在恢复后遗留的神经功能障碍较轻,即使对于危重症患者,在急性期积极治疗后在远期仍可能获得良好的预后。

二、静脉窦血栓血管内介入治疗术

(一) 造影评估

因不同的静脉窦可分别引流不同区域的脑组织,造影评估时应行全脑血管造影,达到以下评估目的。

1. 血栓的部位及范围　通过双侧颈内动脉及椎动脉造影明确静脉窦血栓部位及范围,当静脉窦无明显闭塞但临床高度怀疑时,应通过双侧对比和仔细观察脑循环时间判断是否存在局限性皮质静脉血栓。

2. 静脉侧支循环情况　静脉窦血栓形成后,患者临床表现严重程度不一,除了血栓的部位及范围,还与静脉侧支循环建立的情况有关。当血流通过颈外静脉系统形成良好的侧支代偿时,患者症状往往不严重,可通过抗凝治疗使病情稳定。

(二) 技术要点

1. 通路建立　股动脉穿刺置入 5F 鞘,用于置入 5F 造影管在动脉端造影。对侧股静脉穿刺,置入 6F(单纯接触性溶栓)或 8F 的鞘(机械取栓或吸栓)。导引导管与 5F 的长度 125cm 造影导管形成同轴系统,在 0.035in 泥鳅导丝导引下超选至一侧颈静脉球部。因部分患者可合并静脉窦发育异常,双侧横窦分别引流上矢状窦和直窦,故当通过一侧横窦无法到达上矢状窦或直窦时,可尝试对侧入路。

2. 工作角度选择　尽可能在双 C 臂下进行治疗,正位球管可置于标准正位,侧位球管在斜位和反斜位可分别显示同侧和对侧的颈静脉球部的解剖结构,有利于微导管和导引导管超选进入乙状窦。当乙状窦部分显影时,可根据三维重建选择工作角度。

3. 微导管到位选择 微导管在 0.014in 微导丝导引下将微导管经乙状窦逆行超选至血栓最前端。由于静脉窦内存在大量的分隔或静脉瓣样的囊袋结构,当微导丝前行受阻时,应调整方向重新选择通路。超选过程中可间断行微导管造影以确认是否越过血栓到达正常静脉窦位置。在上矢状窦内走行时应特别注意避免误入皮质静脉而造成损伤,尽可能在标准正位下操作。

4. 接触性溶栓 微导管到位后将微导管头端回撤进入血栓内部,边退管边注射 t-PA 直至血栓近端。然后将微导管再次超选至血栓远端,留置微导管回病房后经微导管持续微泵 t-PA。部分中心采用退管时每退1cm 注射 1mg t-PA,术后持续微泵 t-PA 1mg/h 的方案。但目前对于 CVST 静脉接触性溶栓的 t-PA 用量尚无统一的推荐,一般按 24 小时内用量不超过动脉溶栓的标准推荐药量(0.9mg/kg)为准。

5. 中间导管的使用 使用中间导管时应尽可能使用内径最大、长度最长的导管,受限于产品的设计,即使使用目前最长的导管,可能在大部分患者仍无法将中间导管送至上矢状窦的最前端。使用 6F 的中间导管时需使用 8F 的导引导管或 6F 的长鞘。中间导管可在微导管导引下到位,也可在泥鳅导丝导引下直接到位。

6. 机械取栓 拟采用支架取栓时应使用 0.021in 或 0.027in 的微导管,尽可能使用大尺寸的长支架(如

6mm/30mm 的取栓支架)。静脉窦内单纯支架取栓效果较差,通常结合中间导管吸栓,二者同时进行。由于静脉窦内血栓负荷量大,因此需要反复操作,且部分患者虽经取栓治疗但仍无法获得静脉窦的即刻再通。通过支架取栓和抽吸取栓治疗一方面减少了血栓负荷量,另一方面在完整的血栓内形成潜在的通道,使经微导管持续微泵的 t-PA 能更好地作用于血栓而达到溶栓目的(图 5-4)。

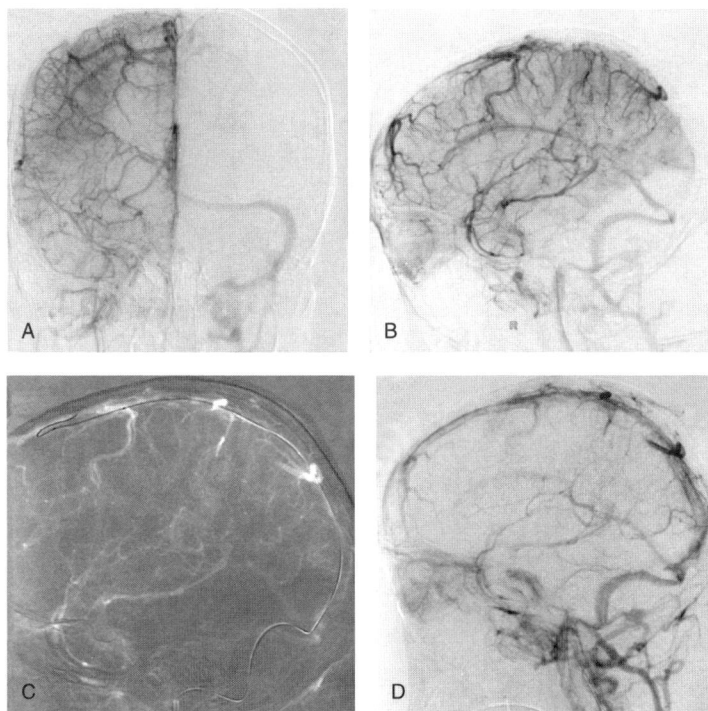

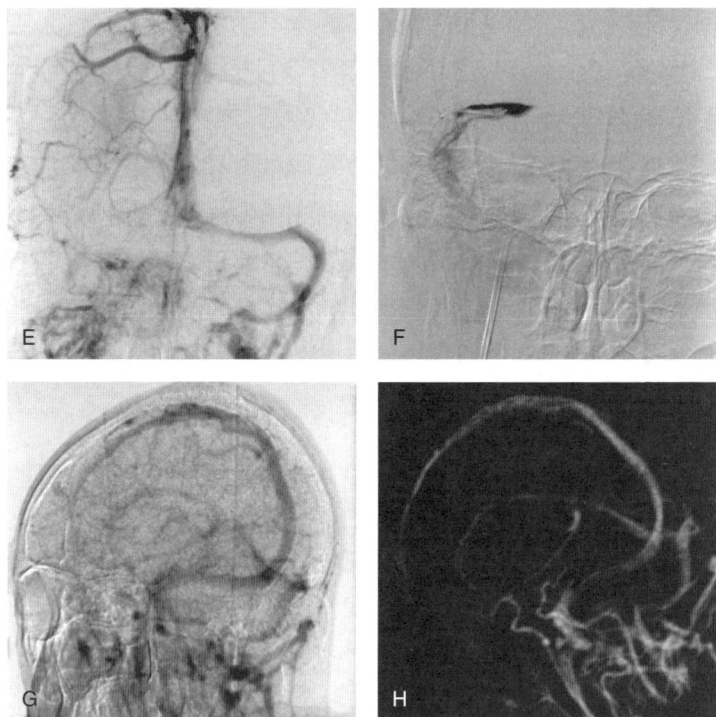

图 5-4 CVST 的介入治疗

A、B. 术前右侧 ICA 正侧位造影提示上矢状窦及右侧横窦不显影；C. 微导管在微导丝的辅助下超选至上矢状窦血栓以远，每隔 1cm 注射 t-PA 1mg；D. DSA 显示接触性溶栓治疗后上矢状窦基本再通；E. 但右侧横窦、乙状窦区仍未显影；F. 术后 48 小时复查造影，横窦、乙状窦区血流已完全恢复；G. 静脉注射旋转造影提示上矢状窦、右侧横窦、乙状窦区完全再通；H. 三维重建提示上矢状窦、右侧横窦、乙状窦区完全再通，MRV 提示双侧横窦、乙状窦交界部狭窄。

（三）围手术期处理

1. 术前应充分告知患者及其家属手术的必要性和相应风险，并签署知情同意书。

2. 手术通常在气管插管全身麻醉下实施。

3. 置管持续滴注 t-PA 期间应预防性使用抗生素。

4. 术后每隔 24 小时进行一次造影复查(通常通过微导管造影即可),并持续微泵 t-PA 直到血流完全恢复。对于术后多长间隔做影像学复查目前尚无统一方案。对于 t-PA 持续辅注后仍无法获得静脉窦再通的患者,何时终止治疗目前也未达成共识。

(四) 并发症防治

1. 静脉损伤　操作过程中可能出现导丝与导管引起的静脉窦或皮质静脉穿孔,因此操作应轻柔,遇到阻力应回撤导丝导管后重新选择方向,避免暴力操作。微导管在上矢状窦内前行时应在正位下进行,以避免误入皮质静脉造成损伤出血。若出现静脉穿孔,应通过微导管造影或 C 臂 CT 评估出血量,以决定是否需要使用弹簧圈堵塞破口。

2. 肺栓塞　血管内介入治疗后部分静脉窦内血栓可发生松动脱落,经颈静脉最终进入肺动脉导致肺栓塞。栓塞动脉较小时通常不出现明显的临床症状,大块血栓脱落栓塞肺部大动脉的可能性较小,且患者术中、术后均予 t-PA 治疗,因此通常不需要对肺栓塞做其他特殊处理。

3. 出血性并发症　全身应用抗凝和溶栓药物可能增加脑出血转化和血肿增大的风险。长期使用溶栓药物可能导致纤维蛋白原消耗和弥散性血管内凝血(DIC)。DIC 相关检测应每隔 12 小时重复一次,当发现纤维蛋白原急剧下降时,应停止溶栓。

4. 感染　静脉长时间留置导管会增加导管相关感

染的风险。

（方亦斌 左乔 吴一娜）

参 考 文 献

［1］AL-JEHANI H M. Cerebral Venous Sinus Thrombosis [J]. Saudi J Med Med Sci, 2019, 7 (3): 135-136.

［2］CHEN J G, LI Z X, ZHANG D F, et al. Cerebral venous sinus thrombosis complicated with acute development of dural arteriovenous fistula: A case report [J]. J Clin Neurosci, 2017, 44: 225-226.

［3］DABLA S, JUNEJA H, GARG A, et al. Cerebral Venous Sinus Thrombosis and Posterior Reversible Encephalopathy Syndrome Coexisting in a Woman: A Rare Coincidence [J]. The Journal of the Association of Physicians of India, 2017, 65 (4): 90-92.

［4］KHATIB K I, BAVISKAR A S. Treatment of cerebral venous sinus thrombosis with subdural hematoma and subarachnoid hemorrhage [J]. J Emerg Trauma Shock, 2016, 9 (4): 155-156.

［5］MIAO Z, ZHANG Z, CHEN J, et al. Cerebral Venous Sinus Thrombosis Following Second Transsphenoidal Surgery: Report of a Rare Complication and Review of Literature [J]. World neurosurgery, 2018, 110: 101-105.

［6］MUGUNDHAN K, MAYAN M C V, NIDHIN P D, et al. Dural Arteriovenous Fistula following Cerebral Venous Sinus Thrombosis [J]. J Assoc Physicians India, 2017, 65 (3): 84-85.

［7］MURAO K, ARAKAWA S, FURUTA Y, et al. Cerebral Venous Thrombosis in the Superior Sagittal Sinus as a Rare Cause of a Paroxysmal Kinetic Tremor [J]. Case Rep Neurol, 2016, 8 (3): 276-281.

［8］OKAMURA S, SAITO Y, MORI H, et al. Cerebral venous sinus thrombosis during superselective intra-arterial infusion of cisplatin and concomitant radiotherapy for maxillary squamous cell carcinoma [J]. BMJ case reports. 2017, 2017: bcr2017220591.

［9］SHI J, HUANG X, LI G, et al. Cerebral venous sinus thrombosis in Behcetf's disease: a retrospective case-control study [J]. Clin Rheumatol, 2018, 37 (1): 51-57.

［10］SIM S K, TAN Y C, GHANI A R I. Cerebral venous sinus thrombosis: review of cases in a single centre in Malaysia [J]. Med J Malaysia, 2020, 75 (1): 38-42.

［11］SINGH R K, BHOI S K, KALITA J, et al. Cerebral Venous Sinus Thrombosis Presenting Feature of Systemic Lupus Erythematosus [J]. J Stroke Cerebrovasc Dis, 2017, 26 (3): 518-522.

［12］SONI P, KOECH H, SILVA D, et al. Cerebral Venous Sinus Thrombosis After Transsphenoidal Resection: A Rare Complication of Cushing Disease-Associated Hypercoagulability [J]. World neurosurgery, 2020, 134: 86-89.

［13］SRIRAM N, SAIFEE T A. Cerebral venous sinus thrombosis [J]. Br J Hosp Med (Lond), 2017, 78 (7): C98-C102.

［14］VILLAMAR M F, LEE J D. Cerebral venous sinus thrombosis secondary to otomastoiditis [J]. Postgrad Med J, 2017, 93 (1103): 569.

［15］YAP S, ANNESLEY-WILLIAMS D, HARDIMAN O. Cerebral venous sinus thrombosis in homocystinuria: Dietary intervention in conjunction with anticoagulation [J]. SAGE Open Med Case Rep, 2017, 5: 2050313X17722289.

第二节 颅内静脉窦狭窄

一、概述

静脉窦狭窄被证实与特发性颅内压增高(idiopathic intracranial hypertension, IIH)密切相关。IIH是一种病因尚不明确,以头痛和永久性视力损害为表现,脑结构及脑脊液成分往往无明显异常的病症,又被称为良性颅内压增高或假脑瘤病。该病好发于肥胖的育龄女性,男性和儿童亦有少量报道,发病年龄主要为20~40岁,普通人群发病率为0.28~2.20/10万。静脉窦狭窄与 IIH 相关的病理生理机制至今仍不十分明确。目前有两种观点：一种观点认为，静脉窦狭窄是血管腔内占位性病变造成部分阻塞，如蛛网膜颗粒增大或静脉窦血栓机化附于窦壁造成窦道狭窄，引起窦内静脉压增高，从而引起颅内压升高；另一种观点认为，是其他因素造成了颅内压升高，升高的颅内压压迫静脉窦，导致静脉窦顺应性降低，出现窦壁塌陷形成外压性狭窄，而狭窄又进一步加重高颅压。这两种机制都支持解除静脉窦狭窄可使高颅压症状缓解。基于此，脑静脉窦狭窄的血管内介入治疗被越来越广泛地应用于 IIH 的临床治疗中。

（一）临床表现

头痛、搏动性耳鸣及眼部症状是合并 IIH 的静脉窦狭窄的常见临床表现。

1. 头痛 最为常见，发生率高达 92%~94%。典型者呈阵发性搏动性头痛，眼球运动、体力劳动、Valsalva 动作（紧张或咳嗽）可诱发，可伴眼眶后胀痛及颈、肩、手臂痛（44%~48%）。

2. 视力障碍 是另一常见的主诉，发生率为 20%~32%，可伴或不伴头痛。包括视物模糊、视物重影、视敏度下降等。视物模糊表现为单眼或双眼轻微的视物模糊、眼前发暗发黑，甚至无光感等，往往持续数秒即可完全恢复，可能与大脑血流变化影响视盘血流灌注有关。眼科检查可发现双侧视盘水肿。视物重影常为双眼水平性，由外展神经麻痹引起，颅内压正常后消失。一半以上的患者可伴有视野缺损。

3. 搏动性耳鸣 8%~60% 的患者可出现搏动性耳鸣,在部分患者可为首发症状,由血液经过狭窄处形成快速血流所致。当狭窄位于横窦、乙状窦交界部时,因解剖上毗邻内耳而更容易被患者察觉,解除狭窄后症状往往消失。

(二) 辅助检查

1. 脑脊液检查 腰椎穿刺测得的脑脊液压力超过正常上限(不肥胖者为 $200mmH_2O$,肥胖者为 $250mmH_2O$)即颅内压增高。对于持续头痛而无视盘水肿的患者应监测 CSF 压力,因 CSF 压力可呈间歇性增高,且常出现在睡眠中,单次腰椎穿刺检查可能漏诊。脑脊液生化检查无异常,无细胞数增多或糖含量异常,蛋白含量可正常或低于正常范围。

2. 神经影像学检查 诊断静脉窦狭窄前应先通过检查排除其他疾病继发的颅内压增高,通过影像学检查排除颅内压增高的继发因素。对于合并 IIH 的静脉窦狭窄患者,CT 和 MRI 可有一些特异性影像学表现,如脑室呈裂隙样、空蝶鞍、视神经鞘扩张或迂曲等。MRV 检查可发现静脉窦狭窄(图 5-5),但应注意 MRV 在显示静脉流出道梗阻方面的特异性和灵敏度并不高,其显影的假阴性率和假阳性率未知。

3. DSA 脑动脉造影可清楚地显示静脉窦的狭窄,但常规造影无法评估狭窄是否造成血流动力学障碍,因此,需行静脉窦测压以明确静脉窦狭窄是否有病理意义及是否需要进行进一步治疗。

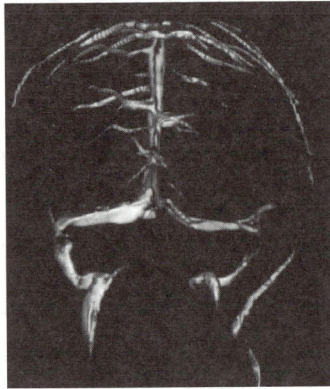

图 5-5 双侧横窦、乙状窦交界部狭窄

（三）诊断

目前，在临床上被广泛接受的成人 IIH 的诊断标准是依据 2013 年由 Deborah I.Friedman 等修订的标准,包括：①存在视盘水肿（图 5-6）；②除脑神经损伤外,其余神经系统无异常；③神经影像学检查显示脑实质正常,无脑积水、脑肿瘤和 / 或其他脑结构损伤,MRI 和 MRV 提示无异常脑膜强化和 / 或静脉窦血栓形成；④腰穿脑脊液压力 ≥ 250mmH$_2$O,但脑脊液成分正常。

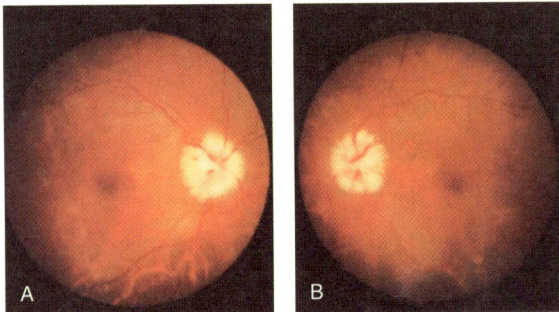

图 5-6 眼底摄影提示双侧视盘水肿

（四）治疗原则

1. 内科治疗 因 IIH 机制不清,对于合并 IIH 的静脉窦狭窄的治疗目的主要是降低颅内压,对于症状较轻的患者,仍首选内科保守治疗。内科治疗包括低热量饮食、减重、口服乙酰唑胺抑制脑脊液分泌、间断静脉应用甘露醇降低高颅压、使用止痛药缓解头痛等。

2. 外科治疗 在药物难治性或暴发型静脉窦狭窄伴有快速视力损害的情况下,可考虑行外科治疗。外科治疗包括脑脊液分流术、视神经鞘开窗术和静脉窦狭窄支架成形术。

（1）脑脊液分流术:包括脑室腹腔分流术、腰大池腹腔分流术和脑室心房引流术。治疗原理是通过排出脑脊液降低颅内压,通常对头痛的缓解作用较明显,但脑脊液分流术失败率较高,需要再次手术修复。常见并发症包括低颅压性头痛、感染和分流阻塞。

（2）神经鞘开窗术:通过打开视神经鞘,直接解除了颅内压向眼底的压力传递,被认为是缓解视力障碍的首选方案,同时脑脊液经切口被周围软组织吸收也可缓解高颅压。但总体来说,视神经鞘开窗在缓解头痛和搏动性耳鸣方面往往不令人满意。

（3）血管内介入治疗:对于合并静脉窦狭窄的患者,通过血管内介入治疗解除横窦和 / 或乙状窦狭窄可能是缓解头痛和保护视力的一种选择。目前常用的介入治疗方法有静脉窦狭窄支架成形术和球囊扩张术。球囊扩张术的结果往往不令人满意,主要是术后再狭窄率较高。静脉窦狭窄支架成形术后往往能提供长期的疗效。

2019 年的大型 Meta 分析结果表明,静脉窦狭窄患者行静脉窦狭窄支架成形术后 82% 的患者头痛改善,92% 的患者视盘水肿改善,78% 的患者视力改善。但患者需要在围手术期较长时间内使用抗血小板药物,可能增加潜在的出血风险。

二、静脉窦狭窄支架成形术

(一)造影评估

1. 狭窄部位　通过双侧颈内动脉及椎动脉造影明确静脉窦狭窄部位,应注意颈内动脉造影时来自小脑的血流可能导致横窦内的造影剂充盈缺损,不应误诊为狭窄。与真正的狭窄相比,这种充盈缺损通常会发生形态变化,通过椎动脉造影如发现局部存在小脑静脉汇入横窦可进一步排除狭窄。

2. 静脉窦测压　是评估静脉窦狭窄的一个重要组成部分,可为决定是否实施血管内支架成形术提供重要依据。尽管全身麻醉对颅内压的影响尚存争议,但为了更真实地反映静脉窦内压力,通常建议在局部麻醉下实施静脉窦测压。静脉窦狭窄两端压力差的测量多采用微导管进行测压,微导管直径较小时会影响测压的精确度。也有报道使用测压导丝进行静脉窦测压,但其敏感性太高,测压值受干扰因素较多,造成的误差与微导管测压相当,因此通常需做 3 次以上测压并求取平均值。当狭窄远端测得的压力明显高于狭窄近端时,认为该狭窄造成了血流动力学障碍,应予以治疗。但是对于需要进行外科干预的压力差阈值目前并没有统一的标准,较多文献认为压力超过 6~10mmHg 应予以血管内支架成形术。

3. 静脉窦测量　应测量狭窄远近端的静脉窦直径及狭窄段的长度，以便选择支架的尺寸(图 5-7)。

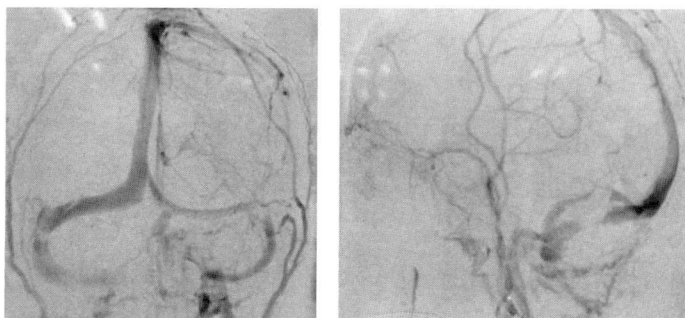

图 5-7　静脉窦狭窄压力测量

ICA 正侧位造影提示左侧横窦乙状窦纤细，右侧横乙交界部重度狭窄，狭窄远近端测压：远端 17mmHg，近端 5mmHg，压差等于 12mmHg。

(二) 技术要点

1. 通路建立　股动脉穿刺置入 5F 的鞘，用于置入 5F 的造影管在动脉端造影。对侧股静脉穿刺，置入 8F 的鞘或 6F 的长鞘。8F 的导引导管或 6F 的长鞘与 5F 的长度 125cm 的造影导管形成同轴系统，在 0.035in 泥鳅导丝导引下超选至狭窄侧颈静脉球部。因部分患者可合并静脉窦发育异常，双侧横窦分别引流上矢状窦和直窦，故当通过一侧横窦无法到达上矢状窦或直窦时，可尝试对侧入路。

2. 工作角度选择　尽可能在双 C 臂下进行治疗，正位球管可置于标准正位，侧位球管在斜位和反斜位可分别显示同侧和对侧的颈静脉球囊的解剖结构，有利于微导管和导引导管超选进入乙状窦。根据三维重建选择工作角度更有利于在最优的影像下进行血管内操作。

3. 微导管到位选择 尽可能使用大管径的微导管，在0.014in微导丝导引下将微导管经乙状窦逆行超选至狭窄远端。由于静脉窦内存在大量的分隔或静脉瓣样的囊袋结构，当微导丝前行受阻时，应调整方向重新选择通路。若狭窄位于上矢状窦，微导管在上矢状窦内走行时应尽可能在标准正位下操作，以避免误入皮质静脉而造成损伤。

4. 球囊成形术 对于大部分静脉窦狭窄患者，球囊成形术并非必需，但对于狭窄较严重的患者，直接行支架成形术可能存在支架通过狭窄受阻的情况，此时通过球囊成形术扩大管腔直径有利于支架通过狭窄段。

5. 支架成形术 目前尚无针对静脉窦狭窄设计的专用支架，临床多使用颈动脉支架进行治疗，以期获得更大的支架直径、长度和足够的径向支撑力。

6. 双侧狭窄的治疗 大部分合并IIH的患者均合并双侧静脉窦狭窄，尽管有学者尝试进行双侧静脉窦支架成形术取得了满意的效果，但目前尚没有证据证明双侧支架成形术的远期预后优于单侧支架成形术。

7. 术后测压 支架成形术后应重复测压，以狭窄远近端压力差消失为治疗成功的判定标准（图5-8）。

（三）围手术期处理

1. 术前应充分告知患者及其家属手术的必要性和相应风险，并签署知情同意书。

2. 手术通常在气管插管全身麻醉下实施。

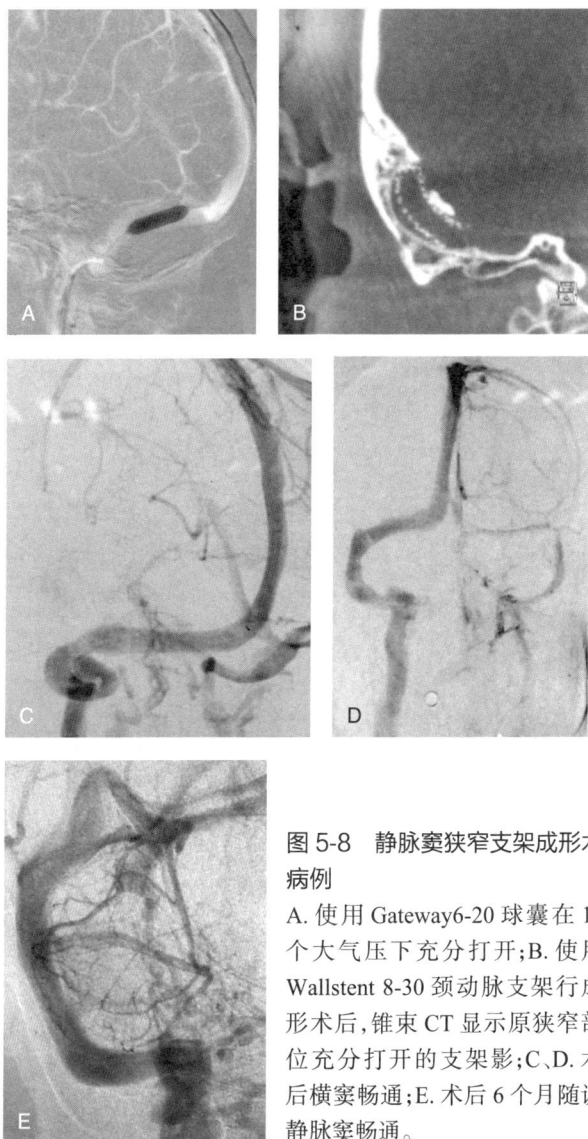

图 5-8 静脉窦狭窄支架成形术病例

A. 使用 Gateway6-20 球囊在 14 个大气压下充分打开;B. 使用 Wallstent 8-30 颈动脉支架行成形术后,锥束 CT 显示原狭窄部位充分打开的支架影;C、D. 术后横窦畅通;E. 术后 6 个月随访静脉窦畅通。

3. 围手术期药物治疗　支架成形术前应给予患者双重抗血小板治疗,术后在双抗一段时间后改为单抗。但具体的抗血小板方案差异较大,除了少数中心的报道外,大部分中心并不要求患者在支架成形术后终身抗血小板治疗。除有明确静脉窦血栓病史需要长期抗凝的患者外,静脉窦狭窄支架成形术后不需要给予抗凝治疗。

（四）并发症防治

1. 静脉损伤　操作过程中可能出现导丝与导管引起的静脉窦或皮质静脉穿孔,操作应轻柔,遇到阻力应回撤导丝导管后重新选择方向,避免暴力操作。微导管在上矢状窦内前行时应在正位下进行,以避免误入皮质静脉造成损伤出血。若出现静脉穿孔,应通过微导管造影或 C 臂 CT 评估出血量,以决定是否需要使用弹簧圈堵塞破口。

2. Labbe 静脉闭塞　有报道在横窦、乙状窦交界部狭窄支架成形术后 Labbe 静脉显影变差,在造影随访中发现 Labbe 静脉闭塞。

3. 静脉窦再狭窄　文献报道的静脉窦狭窄复发和再治疗的比例分别为 14% 和 10%。再狭窄通常发生于邻近支架处,一般认为是外源性静脉窦狭窄。对于再狭窄目前尚没有统一的治疗标准,干预策略上有的选择预先治疗支架邻近处的狭窄以防止正反馈回路再次发生,有的则选择对症状性患者进行对症治疗。

（方亦斌　于瀛）

参 考 文 献

[1] DAWSON R C, JOSEPH G J, OWENS D S, et al. Transvenous embolization as the primary therapy for arteriovenous fistulas of the lateral and sigmoid sinuses [J]. AJNR Am J Neuroradiol, 1998, 19 (3): 571-576.

[2] HALBACH V V, HIGASHIDA R T, HIESHIMA G B, er al. Transvenous embolization of dural fistulas involving the transverse and sigmoid sinuses [J]. AJNR Am J Neuroradiol, 1989, 10 (2): 385-392.

[3] ROY D, RAYMOND J. The role of transvenous embolization in the treatment of intracranial dural arteriovenous fistulas [J]. Neurosurgery, 1997, 40 (6): 1133-1141; discussion 1133-1141.